LES

EAUX MINÉRALES

DU

MONT-DORE

LES
EAUX MINÉRALES
DU
MONT-DORE

TOPOGRAPHIE, PROPRIÉTÉS PHYSIQUES & CHIMIQUES
CLINIQUE MÉDICALE

PAR

LE DOCTEUR BOUDANT

Inspecteur-Adjoint de ces Eaux,
Professeur à l'École de Médecine de Clermont-Ferrand, Médecin de l'Hôtel-Dieu,
Membre de plusieurs Sociétés médico-chirurgicales, de l'Académie de Clermont,
Lauréat de la Faculté et de l'Académie de Médecine de Paris,
Chevalier de l'Ordre de la Légion d'honneur, etc.

Observatione medicina crescit;
STOLL.

PARIS
LIBRAIRIE J.-B. BAILLIÈRE ET FILS, ÉDITEURS
19, RUE HAUTEFEUILLE

ET A LA LIBRAIRIE ARMET, AU MONT-DORE.
1877

LES EAUX MINÉRALES

DU

MONT-DORE

TOPOGRAPHIE, PROPRIÉTÉS PHYSIQUES,
CHIMIQUES, CLINIQUE MÉDICALE.

INTRODUCTION

Les Maladies chroniques de la poitrine, observées chaque année au Mont-Dore, sont nombreuses et variées ; il en est de même des affections de la gorge et du larynx, gênant plus ou moins la déglutition et la phonation ; si par leur nature et l'importance des organes qui en sont le siége, elles réclament une grande attention de la part du médecin, les douleurs rhumatismales et névralgiques des différentes régions pouvant conduire à l'atrophie ou à la paralysie, ne tiennent pas moins en éveil sa sollicitude : enfin les débilités de l'organisme, liées à un état anémique, lymphatique, herpétique, ou consécutives à des maladies consomptives, ne peuvent que vivement intéresser l'observateur, qui a non-seulement le désir d'être utile et de s'éclairer, mais encore de pouvoir contribuer aux progrès de la science.

Conformément au projet que je me suis proposé de suivre, j'ai tenu à ne vouloir rien généraliser, même à ne produire aucune publication de détail, avant d'avoir préalablement soumis à l'examen d'une analyse sévère, la part réelle et le degré d'action des eaux du Mont-Dore, appliquées au traitement des différents états morbides susceptibles d'être influencés par elles d'une manière plus ou moins avantageuse.

Fidèle à mon principe, je me suis livré à cette étude pendant vingt ans, et c'est d'après des documents nombreux, recueillis avec soin sur les lieux, que je me décide aujourd'hui à publier le résultat de mes observations sur cette station thermale, clinique féconde, aussi suivie qu'elle est utile, et dont les éléments m'ont été fournis par des malades de tous les âges, de toutes les conditions et des contrées les plus diverses.

Parmi les raisons qui peuvent justifier mon entreprise, dont je suis loin de me dissimuler les difficultés, ce n'est point la réputation, plus de quatorze fois séculaire des eaux qui doit être invoquée, elle est fondée sur des bases inébranlables et remonte à une époque même plus reculée, puisque les Romains possédaient au Mont-Dore un établissement grandiose, en rapport avec leur puissance, et, qu'avant eux, les Gaulois fréquentaient ces thermes, où ils avaient des piscines, sur lesquelles, après la conquête de Jules César, les constructions romaines avaient été établies ; sapées par les guerres et l'esprit destructeur des Barbares, on peut juger encore de leur importance, en considérant les ruines épargnées par la faulx du Temps et accumulées avec un certain art sur la promenade voisine du Panthéon.

Les vrais motifs de ma détermination, sont qu'il n'existe plus aujourd'hui d'ouvrages spéciaux sur cette station thermale ; toutes les éditions sont épuisées et il n'est plus possible de se renseigner que dans des articles de dictionnaires, souvent écourtés ou incomplets, ou dans des traités sur les eaux minérales en général, devant avoir les mêmes inconvénients. Nous remarquerons cependant parmi les récentes publications, celles de MM. Nivet et Rotureau et les Observations Cliniques de MM. Richelot et Mascarel : sans oublier diverses notes, ou mémoires édités chaque année, par plusieurs de nos confrères de la station.

D'ailleurs, à l'exception de l'ouvrage du docteur de Brieude en 1788, les écrits antérieurs n'offrent pas un grand intérêt, bien qu'analysés avec soin par Carrère dans son catalogue raisonné des eaux minérales, travail considérable, dont il fût chargé en 1780, par la société royale de médecine ; c'est tout au plus si ces publications, rares d'abord, peuvent satisfaire aujourd'hui la curiosité du bibliophile le mieux disposé. Sidoine Appollinaire au Ve siècle, en dit plus en quelques lignes dans sa quatorzième lettre, livre V, à son ami Appert, que ses successeurs dans des volumes.

Jean Banc lui-même, dans ses merveilles des eaux naturelles en 1605, n'est pas plus explicite.

C. Bompart, en 1699, parle des eaux du Mont-Dore en langage trop élogieux, pour croire à leurs miracles.

L'analyse chimique de Chomel, en 1702, et ses observations jointes à son traité des eaux de Vichy, 1734, sont actuellement sans utilité réelle.

Les appréciations de Lemonnier, 1739 et 1744 (Académie des Sciences), et celles de Lavialle du Masmorel (thèse 1768) DE AQUIS MONTIS AUREI, MONSPELII, quoique vagues et sous l'influence des doctrines de leur époque, offrent un certain attrait.

Le premier écrivain assure que les sueurs produites par les eaux, n'affaiblissent pas, et le second, pour prouver l'absorption cutanée, a fait l'expérience, qu'après le bain, le poids d'un homme a augmenté d'une livre un quart (625 grammes).

Le docteur Lavialle rapporte aussi vingt-une observations, parmi lesquelles, cinq sur les bons effets du traitement thermal, dans la vomique pulmonaire consécutive à la péripneumonie, la phthisie et la toux hépatique ; six, dans lesquelles leur influence a été nulle, de même que dans l'ulcère du pylore ; les autres ont trait à des affections rhumatismales goutteuses, à des luxations et à des atrophies, dans lesquelles les eaux ont été plus ou moins utiles.

Bien que le traité du docteur de Brieude soit déjà substantiel et beaucoup plus important; que ses observations soient plus nombreuses et ses déductions, celles d'un médecin judicieux, il faut arriver cependant à 1810 et 1823, époque où parurent les recherches du docteur Michel Bertrand, pour être satisfait et lire un ouvrage de fond, considéré à juste titre jusqu'à ces derniers temps, comme le code médical du Mont-Dore.

Seulement, la partie clinique du livre du célèbre hydrologue laisse beaucoup à désirer sous le rapport du diagnostic, et la thérapie thermale de cette station est bien changée.

Privé, comme ses devanciers, des applications de l'auscultation et de la percussion, du laryngoscope et autres moyens d'exploration des maladies de poitrine; dans les cas douteux, une confusion devenait inévitable.

Comment distinguer en effet une bronchite capillaire chronique, d'une affection tuberculeuse, un emphysème d'un œdème du poumon; impossible de caractériser sûrement la présence des tubercules crus, des cavernes ou cavernules, et encore moins des épanchements pleurétiques, des suffusions séreuses, des adhérences des plèvres ou des pneumo-thorax.

Les aphonies nerveuses pouvaient être confondues avec des ulcérations laryngées, des végétations polypeuses, ou autres productions hétéromorphes. Même difficulté pour constater la cause intime des dyspnées asthmatiques et des maladies du cœur, ou des gros vaisseaux, si souvent concomitantes ou consécutives de ces affections, et qui en sont quelquefois la cause directe.

Cependant, quand on lit avec soin les observations du savant maître, on est frappé de sa sagacité, de son tact médical et on reste étonné, qu'avec les simples moyens d'investigation de son temps, il n'ait pas commis d'erreurs plus manifestes.

Quand son habileté et sa finesse d'observation faisaient défaut, voyez avec quelle réserve il intitule ses observations ; et quand il s'agit de la phthisie, maladie dont il ne pouvait souvent avoir la certitude qu'au second et même au troisième degré, remarquez quel vague règne sur l'existence de l'affection principale, il n'ose se prononcer, LA MALADIE OFFRE LES CARACTÈRES ARTIFICIELS DE LA PHTHISIE, celà lui suffit.

Certes, il n'est pas douteux que, dans la majorité des cas, le diagnostic soit parfaitement établi ; mais, parmi ces prétendues phthisies, il en est sûrement qui, au fond, ne sont que de simples bronchites disséminées fort rebelles, des broncho-pneumonies, des épanchements, ou des affections pleurétiques plus ou moins graves, non entachées de tuberculose et par conséquent, plus susceptibles de guérison.

Il est facile d'acquérir la preuve de cette assertion, en lisant avec attention les chapitres des pages 190, 198 et 230 de son ouvrage, édition de 1823, et l'autopsie de la trente-cinquième observation.

Aujourd'hui, avec la précision pour ainsi dire mathématique de nos moyens d'exploration, contrôlés par des milliers d'autopsies, la médecine moderne ne peut plus se contenter d'énoncés si peu explicites, la phthisie existe ou n'existe pas, ses caractères sont réels, et ne doivent plus être artificiels, et si, dans l'espèce, des phénomènes morbides se manifestent du côté des organes thoraciques, il est bien difficile que la nature de leur cause puisse nous échapper. Gloire en soit rendue à l'immortel Laënnec, à Auenbrugger et aux savants et laborieux médecins qui ont perfectionné leurs découvertes.

Pendant le règne long et glorieux du célèbre inspecteur, dont la durée a été de 52 ans, c'est à son initiative et par ses constants efforts, qu'a été édifié l'établissement thermal actuel, trop petit aujourd'hui (il va être doublé, les travaux sont commencés), mais peut-être le monument en ce genre le plus complet de France, surtout depuis la terminaison, sous l'administration de son fils, M. Pierre Bertrand, de l'établissement destiné à la vapeur pour les douches, les inhalations et la pulvérisation, employées journellement comme médication la plus directe de certaines douleurs rhumatismales, névralgiques, ou des maladies chroniques de la gorge et des voies respiratoires.

Notre travail sera distribué en cinq parties.

Dans la première, il sera question à grands traits de la topographie du Mont-Dore, de son climat, de sa météorologie, des lieux qui méritent d'être remarqués, des productions du sol, etc.

Dans la deuxième, des établissements thermaux, des sources minérales, de leurs propriétés physiques et chimiques.

Dans la troisième, des divers modes d'administration des eaux et de leur action sur l'organisme.

Dans la quatrième, des diathèses qui peuvent être modifiées avantageusement, à cette station thermale.

Dans la cinquième, des considérations et observations cliniques.

Le lecteur trouvera peut-être qu'il existe quelques redites dans notre ouvrage, ce qui tient à ce que plusieurs chapitres sont en partie la reproduction de divers mémoires publiés antérieurement, mais quand il s'agit de la vie de ses semblables, QUOD ABUNDAT NON NOCET.

Avant d'entrer en matière, je me félicite d'avoir une occasion favorable, pour adresser mes sincères remercîments aux médecins distingués, qui ont bien voulu m'honorer de leur confiance ; non-seulement leur bienveillance m'a été agréable et utile, mais encore j'ai puisé, dans leurs consultations, de précieux documents qui m'ont servi dans la composition de cet ouvrage ; je me plais à le dire publiquement et à assurer des mêmes sentiments de gratitude, les savants et honorés confrères, avec lesquels j'ai toujours eu les relations les plus amicales.

PREMIÈRE PARTIE

ITINÉRAIRE DE CLERMONT-FERRAND AU MONT-DORE.
APERÇU DE LA CHAINE DES MONTS-DOME.
TOPOGRAPHIE DE LA VALLÉE DES BAINS ET DES ENVIRONS.

Il existe en France un très grand nombre de sources minérales: parmi les plus utiles en thérapeutique, les eaux du Mont-Dore ont toujours occupé le premier rang. Le témoignage des anciens s'accorde sur ce point avec l'observation moderne. Situées dans la région la plus élevée des montagnes de l'Auvergne, entourées de pics, dont la hauteur varie de 1,500 à 1,884 mètres au dessus du niveau de la mer, elles font partie du canton de Rochefort-Montagne, arrondissement de Clermont-Ferrand et se trouvent à 52 kilomètres de cette ville, chef-lieu du département du Puy-de-Dôme, qui, lui-même est à neuf heures de Paris par le chemin de fer.

En attendant la terminaison de la ligne ferrée, qui passera bientôt près du Mont-Dore et qui doit relier Bordeaux à Lyon, par Tulle et Clermont, cette dernière ville sera, pendant quelques années encore, le centre d'arrivée de toutes les directions et le point de départ pour cette station thermale.

Six diligences et deux courriers par jour se chargent du service, non compris les voitures particulières, ou calèches à location spéciale.

Trois routes y conduisent: une passant par Royat, l'autre par Beaumont et le tunnel, une troisième, par la Barraque et Rochefort; les deux premières aboutissent à Randane, pour suivre après la même voie par le lac de Guéry; la dernière, qui passe au pied du Puy-de-Dôme et par Rochefort, est un peu plus longue et moins suivie. Toutes traversent la chaîne des Monts-Dôme, situés à l'ouest de Clermont, qu'ils dominent de toute leur hauteur.

Souvent interrompue par des intersections et des soulèvements de volcans éteints, cette chaîne présente un grand nombre de pics, dont le plus remarquable et le plus élevé, 1,470 mètres, est le Puy-de-Dôme, à jamais célèbre par l'expérience de Pascal qui, en 1646, y fit démontrer, d'une manière péremptoire, la pesanteur de l'air par son beau-frère Perrier, et sur lequel est établi, depuis un an, un observatoire météréologique de la plus grande importance.

Pour arriver sur ces plateaux qui se terminent à Randane, les routes forment sans cesse des lacets; à chaque détour, le panorama change d'aspect, et, pendant le parcours, la vue se trouve frappée d'une nouvelle surprise. Au levant, tantôt apparaît et disparaît la ville de Clermont, qui domine à son tour sur la riche et plantureuse Limagne, autrefois un lac, aujourd'hui une plaine des plus fertiles, parcourue dans toute sa longueur par la rivière de l'Allier; dans cette même direction, se montre, avec ses cheminées fumantes, l'usine à sucre de Bourdon, entre Mont-Ferrand et le puy de Crouel, placé comme un fort d'avant-garde protecteur de la cité auvergnate et des ses nombreux monuments.

Au midi, l'œil contemple de riches et populeux villages, dominés par le puy de Mont-Rognon et le plateau où fut Gergovia, ancienne capitale des Arvernes; c'est là que César, malgré sa gloire et sa fortune, vint échouer devant la valeur de Vercingétorix et de sa courageuse armée. Tandis que, au nord, les regards reposent sur la végétation luxuriante des coteaux vignobles de Chanturgue et autres parties agrestes, toutes en culture et verdoyantes.

A Randane et à ses abords, quel contraste ! la nature est triste et désolée, si ce n'était deux ou trois modestes hôtelleries et le petit châtelet de M. de Montlosier, visité par les touristes pendant le relai des chevaux, le voyageur laisserait bien vite ces sites ingrats, autrefois embrasés, aujourd'hui convertis en pouzzolane, ou en sables inertes, sur lesquels végètent en certains endroits de chétifs bois taillis et sur d'autres plus en pente, des genêts et divers arbustes, entremêlés d'herbes servant de nourriture aux moutons.

C'est là que se termine la chaîne des Monts-Dôme.

Vers les roches Thuilière et Sanadoire, commence celle des Monts-Dore. Vingt kilomètres d'une plaine stérile et inculte les séparent. Le paysage est ce qu'il y a de plus triste. Pas une habitation ; steppes de toutes parts, ce serait un désert, si quelques rares troupeaux n'indiquaient cependant que cette contrée, couverte de neige six mois de l'année, n'est pas entièrement abandonnée ; il serait à souhaiter, pour l'agrément du touriste, qu'il put être engourdi par le sommeil pendant ce trajet d'une heure et demie.

Des roches Thuilière et Sanadoire, roches pho-
nolitiques, que l'art a semblé vouloir imiter dans
de minces proportions aux Buttes Chaumont, à
Paris, la perspective de la route jusqu'au Mont-
Dore est toute différente ; rien de plus majestueux
et de plus émouvant que cette nature si tourmentée. Ce parcours à lui seul mérite d'être vu. C'est
une petite Suisse au milieu de la France. Cependant, à l'aspect des roches qui surplombent, des
déchirures et des précipices qui bordent le chemin,
l'âme étonnée ne peut souvent se défendre de la
crainte d'accidents qui n'arrivent jamais, tant les
hommes et les chevaux ont l'habitude de ces lieux
difficiles, qui seraient périlleux pour des étrangers.

Plus en sûreté vers le lac Guéry, qui est à quelques kilomètres à droite, la montagne de la Croix
Morand, à gauche, 1,524 mètres d'élévation,
c'est alors que le panorama qui encadre la vallée
du Mont-Dore commence à être aperçu. Au nord,
Puy-Gros et les Monts du Rigollet, qui semblent
la clore à cet aspect ; au midi le pic de Sancy, ce
géant de l'Auvergne, 1,884 mètres, le puy Ferrand et Cacadogne ; à l'ouest, les pics de la Grange,
du Capucin et du Cliergue ; à l'est, le roc de
Cuzeau, Servielle, la Montagne-de-l'Angle et
plusieurs autres points moins élevés.

Ce qu'il y a de remarquable, c'est que, recouvertes d'un manteau de neige pendant l'hiver et le printemps, ces montagnes, d'un vert pré tout particulier en été, produisent des herbages d'excellente qualité, servant de nourriture et de pacage, depuis le mois de mai jusqu'en octobre, à de nombreux troupeaux de vaches et de moutons, et que dans leurs interstices, ou sur diverses parties de leurs flancs, se trouvent des forêts de sapins et de hêtres, de la végétation la plus luxuriante.

Enfin, après avoir laissé Prent-y-Garde à droite, les Cascades du Quéreiulh et du Rossignolet, on découvre la vallée des Bains, où on arrive en quelques instants, suffisants pour distinguer, au milieu du groupe de maisons, l'église et son clocher, les établissements thermaux et les principaux hôtels, sans oublier la grande Cascade et la Dordogne, qui n'est encore qu'un ruisseau, mais qui, à quelques kilomètres, devient déjà une puissance.

Quand le chemin de fer sera terminé, la ligne que nous venons de tracer sera pour ainsi dire abandonnée, les arrivées se feront au moyen d'omnibus, partant de la station de la Queille, passant près de la Bourboule, par Murat-le-Quaire, en suivant une route superbe, assez plate, sur laquelle un jour un tramway sera certainement établi.

VUE DU MONT-DORE. — ÉTABLISSEMENTS THERMAUX.

La commune du Mont-Dore[1], qui compte 1,240 habitants, est divisée en diverses sections, dont la principale est celle des Bains. Cette partie, essentiellement urbaine, se compose d'une centaine de maisons ou d'hôtels, en général fort bien tenus, destinés à recevoir les malades et les personnes qui les accompagnent, ou les touristes, aux prix de 6 à 12 et 15 francs par jour, (nourriture et logement), on y est fort bien; chaque année, les choses vont s'améliorant.

Une recommandation importante pour les malades surtout, est de s'installer autant que possible dans une chambre à cheminée; et de se munir de vêtements de laine, en cas de besoin. Au milieu des montagnes, les orages sont fré-

------

1 *Mons duranius* des anciens, mont de la Dore et non pas *Mons aureus*, comme il est écrit dans plusieurs ouvrages de médecine thermale. (Baron RAMOND, de l'Institut, ancien Préfet du Puy-de-Dôme. *Nivellements Barométriques*, 1808 et 1817.)

quents et la température variable ; une hygiène
bien entendue réclame ces précautions.

A la première sortie du nouvel arrivé, ses
regards se portent d'abord sur les établissements
thermaux, qui sont au nombre de deux : l'un est
destiné aux bains et aux douches liquides ; l'autre
à l'usage des inhalations, des douches de vapeur
et de l'eau pulverisée. Comme les sources, ils
appartiennent au département et sont affermés
à M. Chabaud, de Paris.

L'établissement des Bains, commencé en
1817, a été terminé en 1826 ; construit en grande
partie sur les sources mêmes, à la place qu'occupait l'ancien établissement romain, il est très-
complet, mais trop petit aujourd'hui, et ne répond
plus aux exigences du service ; on s'occupe,
en ce moment, de doubler les cabinets de bains
qui seront portés, au moins, au nombre de 120,
non compris les bains Ramond-Rigny, dont
le prix réduit, le soir, est à la portée des classes
peu aisées ; et les deux grandes piscines, qui sont
même livrées gratuitement, en juin et août,
aux besoins des indigents et des malades de l'hôpital.

C'est dans cet édifice, que se trouvent réunis
au premier étage, le casino, le cabinet de lecture

et autres annexes, qui vont bientôt être changés de place. En bas, sous la galerie, sont les buvettes, les bassins à gargarisme, les robinets pour la mise en bouteille de l'eau transportée, la pharmacie et les bureaux de l'administration.

Les bains du Pavillon, qui primitivement ont le plus contribué à la réputation du Mont-Dore, sont établis sur les sources Saint-Jean, qui émergent directement, par de nombreux griffons des roches trachytiques de la montagne de l'angle ; leur température est de 39 à 45 degrés, suivant les cabinets.

Un peu au dessous, est la grande salle, dont la vaste galerie communique à des cabinets spacieux, contenant des baignoires en lave, alimentées par les sources de César et Caroline.

Les galeries du nord et du midi sont au rez-de-chaussée ; dans la première, les baignoires à l'italienne sont en fonte émaillée, dans la seconde, en marbre et en lave ; l'eau minérale est fournie par l'abondante fontaine de la Madeleine, aujourd'hui source Bertrand.

Les bains Ramond-Rigny se trouvent entre ces deux galeries ; comme ceux du Pavillon, ils sont placés directement sur des sources qui ont jailli pendant l'exécution de travaux ordonnés par deux préfets de ce nom en 1812 et en 1817.

Les piscines sont à côté et pourraient être utilisées d'une manière plus avantageuse, si quelques changements étaient apportés à leur appropriation actuelle.

Toutes ces galeries communiquent entre elles, ce qui facilite singulièrement le service médical et la surveillance des employés.

Les salles d'inhalation, d'eau pulvérisée et les cabinets de douches à vapeur sont dans un bâtiment détaché, tout près de celui des bains. Construit en 1846 et 1847, il est commode, élégant et parfaitement adapté à sa destination ; comme l'établissement balnéable, il est aujourd'hui insuffisant, on le double actuellement, d'autant mieux que chaque année, ces médications prennent plus d'extension et que, malgré les précautions les mieux entendues, il est difficile à certaines heures d'éviter les encombrements ; l'eau de la source la Madeleine alimente cet établissement qui, aujourd'hui, est d'une importance extrême en thérapie thermale.

CLIMAT.

Comme dans les pays des hautes montagnes, le printemps et l'automne passent inaperçus, l'été succède brusquement à l'hiver, le temps est beau et n'a une certaine fixité que pendant la saison thermale ; cependant en juin, les orages sont fréquents, violents, mais de courte durée ; dès la première quinzaine de mai, quoique la température soit encore très-variable et les nuits souvent froides, de nombreux troupeaux garnissent habituellement les montagnes, dont l'herbe, suivant les pentes et l'exposition, a plus ou moins poussé sous la neige ; s'il en existe encore sur quelques points, principalement sur les endroits les plus escarpés, les pluies chaudes des premiers orages la fondent facilement ; seulement dans les déchirures et les anfractuosités septentrionales, où l'épaisseur est considérable, la neige, en se liquéfiant à l'insolation du jour, se convertit en glace pendant la nuit, de sorte que la fonte s'opère moins à la surface que par la couche profonde, sans cesse en rapport avec les eaux qui coulent à torrents des parties supérieures, entre la terre et ces espèces de ponts sur lesquels il serait imprudent de passer ; souvent ce n'est que vers la mi-juillet que ces glaciers disparaissent.

Quand les premières chaleurs sont tardives, il arrive que ces glaciers persistent d'une année à l'autre, même pendant plusieurs années, c'est ce que l'on observe au nord, dans la vallée d'Enfer, et dans les ravins les plus profonds du pic de Sancy, circonstance généralement fort appréciée par les limonadiers et les maîtres d'hôtel de la station.

Pendant les mois de juillet et d'août, la chaleur est ordinairement très-élevée, surtout dans le milieu du jour, mais elle est tempérée par une brise, qui loin d'engourdir, vivifie tout l'organisme ; cette température qui a quelques degrés de moins qu'à Paris, ou dans le centre de la France, se continue généralement jusqu'au 15 ou 20 septembre, alors les nuits deviennent fraîches, les premières pluies dans la plaine sont accompagnées de neige sur le sommet des pics ; cette légère couche disparaît ordinairement ; elle est bientôt remplacée par d'autres plus épaisses, occupant une plus grande surface ; une fois la plaine envahie, la neige persiste pendant six mois.

Certaines légendes rapportent qu'en plein hiver, on a vu, dans la vallée des Bains, l'épais-

seur de la neige s'élever quelquefois à deux
mètres et plus, de manière à cacher entièrement
les fenêtres du rez-de-chaussée des hôtels. Les
habitants restaient alors séquestrés dans leurs
maisons, s'ils ne faisaient pour en sortir de petits
passages, qui souvent étaient comblés du soir
au matin, heureux si les provisions ne faisaient
pas défaut ! et quand la neige était suffisamment gelée, ils établissaient des galeries allant
à l'église, aux fontaines, ou chez les fournis-
seurs.

VENTS, ORAGES, PLUIES.

A l'exception des vents d'ouest qui sont fréquents, désagréables, souvent suivis de pluie et
des vents d'est qui sont froids, mais accompagnés d'un temps fixe, rien de plus difficile de
savoir si c'est le vent du nord ou du midi qui
souffle ; la chaleur de ce dernier en est le principal indice, la topographie de la vallée est ainsi
faite que, fermée au sud par les montagnes les
plus élevées, Pic de Sancy, Puy Ferrand, Cacadogne et autres, le vent du midi passant au-dessus de ces montagnes escarpées, agite les couches

d'air dans la vallée à une certaine hauteur, de manière que. ses effets sont peu sensibles au niveau du sol.

Il n'en est pas de même de celui du nord, ce vent s'engouffre dans la vallée par la seule gorge étroite qui se trouve entre Puy-Gros et le plateau du Rigollet; alors il se fait sentir de deux manières, directement d'abord, puis en retour, après avoir été réfléchi par les montagnes ci-dessus indiquées qui lui font obstacle. L'air, ainsi battu en deux sens opposés, se trouve fort agité, aussi le vent est-il tournoyant et insupportable, excepté dans les grandes chaleurs de l'été; il n'est pas de girouette qui puisse indiquer sa provenance, pas même la fumée des cheminées, la marche seule des nuages peut fournir quelques données.

Le ciel du Mont-Dore est souvent couvert par la vaporisation de l'eau qui coule en abondance dans la vallée; comme elle est encaissée et entourée de montagnes fort élevées, cette vapeur ne peut se répandre au loin sans se condenser; arrivée à une certaine hauteur, elle se convertit en nuages plus ou moins épais. Poussés par les vents jusque sur le sommet des pics, où l'air est plus froid, ces nuages y sont retenus et les enveloppent en forme de bonnet ; si le temps est calme, la vapeur se raréfiant, ils disparaissent au soleil, à moins qu'ils ne soient emportés par une bourrasque ; si l'atmosphère est chaude et surtout électrique, un orage en sera le résultat.

Qui n'a pas vu un orage au Mont-Dore et entendu le tonnerre quand il gronde avec fracas, ne peut se faire une idée de la violence de ses coups, surtout quand ils se correspondent d'un pic à l'autre. Aussi les personnes qui entendent ces bruyants échos pour la première fois, redoutent à chaque instant un cataclysme et ne peuvent se défendre de la crainte d'être foudroyées.

Qu'elles se rassurent, la foudre n'est jamais tombée au Mont-Dore même ; les pics qui entourent la vallée sont des paratonnerres naturels, dont l'effet est de soutirer l'électricité des nuages, pour la rendre au réservoir commun. Par exemple, le danger serait imminent, si le spectateur en excursion se trouvait sur la cîme des pics, enveloppé par le nuage de la foudre, tandis qu'il ne serait exposé à aucun risque, si l'orage grondait à ses pieds ; plus élevé que lui, il pourrait jouir en toute sûreté d'un spectacle aussi rare qu'imposant.

OBSERVATIONS MÉTÉRÉOLOGIQUES PENDANT LA SAISON
DES EAUX.

Les bains du Mont-Dore se trouvent à 1,052
mètres au-dessus du niveau de la mer. Il résulte
de cette situation, que la pression barométrique
n'arrive que bien rarement à 680 mill. Ses oscillations varient entre 670 et 678 ; la hauteur
moyenne est de 675 à 677 mill. En général, plus
la colonne de mercure se rapproche de 680,
plus le ciel est beau et pur. Ordinairement cette
fixité n'est bien appréciable que du 10 juillet au
1er septembre ; d'ailleurs les indications fournies
par les baromètres du commerce concernant les
changements de temps, sont le plus souvent illusoires. Pour obtenir des indications assez justes,
il importe d'avoir des baromètres construits spécialement pour les pays de montagne.

Le degré moyen de chaleur du 10 juin au 10
septembre, est de 17 à 18° centigrades ; dans le
milieu du jour, j'ai vu plusieurs fois le thermomètre monter à 25 et 28°, pour retomber le même
soir à 12 et 15°. Les malades doivent être pré-
venus de ces transitions aussi subites, afin
d'éviter les promenades trop prolongées après

dîner : les refroidissements compromettraient l'efficacité des eaux et pourraient ainsi produire des recrudescences.

L'hygromètre de Saussure, marque, en moyenne, 71 à 72. C'est pendant la nuit que l'hygromètre a toujours été plus sensible ; avec de la potasse caustique placée sous une cloche de verre, le même morceau a pu servir souvent huit jours, si le temps s'est maintenu beau et fixe, tandis que par la pluie, un autre fragment exposé à l'air libre est, du soir au matin, plus ou moins pénétré d'humidité.

Si l'ozone a la propriété de purifier l'atmosphère, celui du Mont-Dore est dans les meilleures conditions. Hors le temps des orages et les instants qui les précèdent, l'ozonomètre, avec le papier de Schœnbein, n'offre que rarement une légère teinte bleuâtre, circonstance importante, parce que l'air trop ozonisé a, comme le chlore, une action irritante sur la muqueuse laryngo-bronchique, produit de la toux, augmente les sécrétions et aggrave les affections bronchiques ou pulmonaires qui réclament tant de précautions.

D'après les observations ci-dessus énoncées, il résulte que si le temps est variable au Mont-Dore, même en pleine saison thermale, l'air n'en est pas moins pur et vivifiant, que les malades y gagnent de l'appétit, de la force, du sommeil et un bien-être général qu'ils n'avaient point avant ; s'ils sont du midi, ils y trouvent une chaleur plus tempérée et plus agréable que sous leur latitude ; s'ils résident dans le nord, c'est le cas de dire qu'ils sont absolument comme chez eux ; quant aux habitants du centre de la France, ils ne peuvent établir une notable différence.

Ce qu'il faut éviter au Mont-Dore, c'est la fraîcheur du soir, au moment du coucher du soleil ; un peu avant, il est urgent de rentrer, autrement, durant le crépuscule, l'air vif, bien qu'imprégné de la vapeur résineuse des bois de sapins, pourrait influencer les organes respiratoires, dont les affections ont souvent de la tendance à s'exaspérer.

Les matinées ne sont point à craindre, elles sont employées aux diverses pratiques du traitement et le plus souvent en chaise à porteur ; le milieu de la journée n'est pas davantage à redouter, cependant les promenades au loin sont généralement défendues aux malades, par rapport aux orages, et il est toujours prudent de se munir d'un caoutchouc ; avec ces précautions, je ne crois pas qu'il y ait une station thermale où la santé soit plus en sûreté qu'au Mont-Dore.

TOPOGRAPHIE, APERÇU GÉOLOGIQUE.

Le mont Dore et ses environs sont généralement agréables à visiter et intéressants à observer. Les touristes et les amateurs de la belle nature trouveront dans « Jean de la Roche, » roman plein de charmes, de Georges Sand, une description aussi instructive que réelle de ces sites autrefois si tourmentés par les volcans, aujourd'hui imposants et calmes comme le sommeil qui succède aux plus violentes convulsions.

Les mœurs et le caractère des habitants y sont justement appréciés, de même que la complaisance et la discrétion intéressées des guides ; l'adresse et la sûreté de leurs petits chevaux ne sont point oubliées, quand il s'agit de gravir ces montagnes, ou d'en descendre au milieu des pierres roulantes, des ronces et des tourbières, souvent sans aucun chemin frayé ; tout enfin y est peint avec l'art et le talent d'un des plus grands esprits de notre époque.

Pour les personnes qui désirent des renseignements plus précis comme promenades ou excursions, ils leur seront fournis très-exactement par M. Louis Piesse, dans son « Guide aux Eaux du Mont-Dore, » livre dont l'utilité est incontestable et fait partie de la collection des Guides Joanne.

Considérés au point de vue de la géologie, de la minéralogie, de la botanique, les savants ne peuvent faire qu'une ample moisson de nouvelles connaissances, où confirmer celles qu'ils possèdent déjà. Leurs recherches sur les causes et la filiation des soulèvements du sol, l'examen des dépressions, déchirures et cratères, dont plusieurs constituent aujourd'hui des lacs, ne peuvent qu'éclairer certaines parties de la science, encore controversées.

Observateurs attentifs et compétents, ils expliqueront aussi comment les amas et les nombreux débris de roches épars çà et là sur les versants des monts, ont été produits, ainsi que leurs coulées ou leurs jetées. L'origine des cours d'eau et des sources minérales ne leur échappera pas; enfin, ils détermineront la nature des diverses substances qui entrent dans la composition de cette importante chaîne de montagnes qui, avec ses contours, n'a pas moins de 70 kilomètres et se trouve entrecoupée de vallons et de prairies, arrosés par la Dordogne, la rivière de Sioule, les Couses et divers ruisseaux.

.De nombreux écrits ont été publiés sur ces régions pittoresques, parmi les plus remarquables nous citerons spécialement les savants et intéressants ouvrages d'histoire naturelle et d'hydrographie minérale du regretté M. Lecocq, correspondant de l'Institut et professeur de la Faculté des Sciences de Clermont; ceux de M. Bouillet, directeur du Cabinet d'Histoire naturelle de la même ville, et pour compléter l'historique des volcans du plateau central de la France, nous ne devons pas omettre les éminents travaux de M. Poulett-Scrope, traduits de l'anglais par M. Vimont, bibliothécaire de la ville de Clermont.

A cet important ouvrage, se trouvent annexées des planches coloriées et lithographiées, qui donnent les indications les plus précises sur les points où ont éclaté les principaux embrasements terrestres du massif central de l'Auvergne, du Cantal et du Velais, ainsi que la composition chimique de ces diverses chaînes de montagnes.

Dans un ouvrage de la nature de celui-ci, il ne nous est pas possible de donner une analyse même succinte de ces précieux documents; qu'il nous suffise d'indiquer que la chaîne des montagnes du Mont-Dore repose sur un terrain volcanique, que de ses déchirures, de ses cassures, se sont répandues les coulées si nombreuses qui partout décèlent la présence de laves trachitiques, basaltiques et porphyroïdes.

Les matières en fusion vomies par les volcans sont composées d'un mélange collectif, non-seulement de basalte et de trachite, mais encore de coulées pyroxéniques et surtout de feldspathe à tous les degrés d'altération ignée, depuis les laves poreuses et pulvérulentes comme les ponces et les pouzzolanes, jusqu'aux coulées vitrifiées et feuilletées comme l'obsidienne, certains schistes bitumineux et les phonolites.

Quant aux nombreux conglomérats et aux scories fréquemment observés au pied ou sur le flanc des montagnes, ils ne sont qu'un mélange des diverses substances ci-dessus indiquées. Sur certains points, ces matières, autrefois en fusion, se sont refroidies, condensées, unies de manière que, par soulèvement des forces centrales, elles ont constitué des dicks plus ou moins élevés, sur lesquels plus tard, ont été bâtis des châteaux-forts, tels qu'à Murol, aux roches Veindeix et Sanadoire.

Au premier abord, la plus grande confusion semble régner dans la structure de cet immense amas de produits volcaniques, bien qu'elle soit très-complexe. D'après M. Poulett-Scrope, les substances qui dominent sont :

1° Les laves trachytiques et feldspathiques pour les pics de Sancy, Puy-Ferrand, roc de Cuzeau, cône du Tartaret, Capucin et Puy-Gros.

2° Basaltique, roche Vendeix, banne d'Ardenche, dick de Murol, nappe du Mont-Dore.

3° Granitique, Diane et l'Angle.

4° Lave phonolitique, roches Thuilière et Sanadoire.

5° Basalte sur tufs, montagne de Bessoles.

6° Basalte sur tufs et granite, plateau de Sausses.

7° Porphyrique, l'aiguillier du pic de Sancy, les bords de la gorge d'Enfer au midi, le contrefort du salon de Mirabeau et les nombreuses laves volcaniques, provenant des puissantes coulées du Tartaret, lancées çà et là sur les bords de la route de Murol à Saint-Nectaire, par Neschers et jusqu'à la rivière d'Allier.

8° Enfin, le plateau de la grande cascade serait un mélange de trachyte porphyrique, avec le tuf arénacé sur certains points, ponceux sur d'autres, enveloppant quelques fragments de granite traversé par des filons de basalte superposé.

La vallée des Bains, celle de la Cour et la vallée d'Enfer, bordées de tous côtés par les hautes montagnes déjà nommées, sont considérées comme un vaste cratère, qui va toujours en se rétrécissant au nord et se termine par un étranglement fort étroit, qui sert de lit à la Dordogne, entre Puy-Gros au levant et le plateau du Rigollet au couchant. Si, sur ce point, un soulèvement pareil à ces monts se fut produit, l'eau serait restée sans issue ; alors ces trois vallées eussent constitué un lac d'une profondeur extrême ; sa longueur eut été de cinq à six kilomètres, sur plus d'un kilomètre de largeur ; et les sources minérales si précieuses, mélangées aux eaux de ce lac immense, eussent été à jamais perdues.

La vallée de Chaude-Four, séparée à l'est de celle du Mont-Dore par une chaîne de montagnes très-élevées, dont les principales sont : Servielle, le roc de Cuzeau et le puy Ferrand, se serait trouvée dans le même cas et aurait constitué un lac immense en surface et en profondeur, si les puissantes coulées de laves sorties des deux cratères du Tartaret et de la Dent-du-Marais se fussent accumulées de manière à faire

barrage à la modeste échancrure par où s'échappe
l'eau du lac Chambon, tandis qu'elles ont été
projetées au loin du côté opposé, en suivant le
cours d'eau de la Couze.

C'est vers le bord septentrional de cette belle
nappe d'eau, sur les ruines du château de Varen-
nes que, d'après Michel Bertrand, devait exister
la maison de campagne de Sidoine Appollinaire.
Toutes les raisons invoquées par le célèbre docteur militent en faveur de cette opinion ; cependant beaucoup d'archéologues placent l'Avitacum dont parle avec tant d'attraits le savant et
saint prélat, sur les bords du lac d'Aydat,
mais, en ce lieu, il n'en reste pas la moindre
trace, et sa description dans ses lettres, se rapporte bien davantage au lac Chambon, avec ses
îles et son voisinage des eaux du Mont-Dore.

Quoi qu'il en soit, l'une et l'autre situation sont
très-pittoresques : Chambon, plus qu'Aydat. Ce
dernier lac est plus rapproché de Clermont, il est
vrai, mais la voie romaine qui conduisait de cette
ville au Mont-Dore, était très-bonne et passait
près de la montagne de Chansium, dont le lac,
bien plus considérable, offre encore les dimensions
indiquées par Sidoine Appollinaire à ses amis
Appert et Domitius ; en tous cas, ce n'est ni à

Sarliève, qui alors était un marais, ni à Aubierre
où il n'y a jamais eu de lac, qu'il faut chercher
le splendide AVITACUM.

FLORE DU MONT-DORE. — PRODUCTIONS DU SOL.

La végétation est tardive, par rapport aux gelées et aux neiges prolongées du printemps ; tout
à coup, elle s'active en juin, pour devenir vigoureuse et luxuriante en juillet et août ; d'ailleurs,
ses produits n'offrent rien d'exceptionnel à ceux
des pays de hautes montagnes.

Sa flore est à peu près la même que celle des
Alpes et de la Suisse, auxquelles viennent se mêler quelques espèces pyrénéennes ; pour en avoir
une idée exacte, il faudrait, à l'instar de M. Lecocq, établir diverses catégories et constituer un
groupe pour les végétaux des forêts, des prairies,
des eaux vives, des marais, enfin des rochers et
escarpements.

Un semblable travail nous éloignerait trop de
notre sujet, nous ne donnerons qu'un aperçu
succint de cette flore concernant quelques plan-

tes médicinales, parce qu'elles ont plus de vertu que celles qui végétent en plaine, telles sont :

La gentiane, la digitale, l'armoise, l'aconit, la bistorte, la centaurée, l'arnica, la potentille, la saponaire, la valériane, l'anémone, la fume-terre, l'angélique, la pimprenelle, la mélisse, la véronique, le veratrum, le phellandre, la pulmonaire, les lichens, les fougères et une foule de cryptogames.

Toutes ces plantes, disons-nous, sont infiniment actives en thérapeutique, et les alcaloïdes qui en sont retirés ont une énergie extraordinaire, soit comme médicament, soit comme poison.

Combien de fois ai-je vu des malades, à leur départ, emporter des provisions de lichen, de pulmonaire, de fougère mâle, de gentiane, du sirop de digitale, de valériane, de la teinture d'arnica, de l'alcoolature d'aconit, et nous donner l'assurance que ces médicaments leur produisaient un effet bien plus certain que ceux provenant des meilleures pharmacies de leur pays.

Parmi les arbustes, on distingue les noisetiers, le sureau à grappe rouge, les bouleaux, le houx, les genêts, les pommiers sauvages, les rosiers des Alpes, le nerprun, le chèvre-feuille, le daphnés, le genevrier, etc.

Les forêts sont composées particulièrement de sapins qui en général poussent avec vigueur, c'est sur les branches des plus gros et des plus vieux, que l'on aperçoit ces longues traînées de lichen plus ou moins chevelues, qui s'entrelacent sous forme de guirlandes ; en certains endroits où la terre est riche et fraîche, la végétation de ces arbres verts est si active, qu'ils peuvent acquérir les plus grandes proportions, en hauteur comme en surface.

Le hêtre vient souvent se mêler à ces sapins, ainsi que l'alizier, le saule pentandre et le sorbier des oiseaux, mais étiolés, étouffés même par l'ombrage dans le centre des bois ; c'est vers leurs contours, ou dans des clairières qu'on les rencontre frais et vigoureux avec leur grosseur naturelle.

Sur le bord de la route du Mont-Dore à la Bourboule et à Saint-Sauves, rien de plus joli que les plantations de sorbiers des oiseaux et de sureaux à grappes rouges qui dominent la rive droite de la Dordogne. En août, quand les fruits sont arrivés à maturité, le coup d'œil est ravissant ; je n'ai jamais vu d'étrangers revenir de cette promenade sans être satisfaits et en garder un agréable souvenir.

Les productions en céréales ne suffisent pas au quart de la consommation, elles se bornent à un peu de seigle et d'avoine ; le sarrazin, quand il arrive à maturité y réussit assez bien, la pomme de terre n'est cultivée que dans quelques parcelles de terre de choix, elle est petite, peu abondante, mais de bonne qualité.

Quant aux fruits, seulement des airelles ou myrtilles pour les pauvres gens qui pourraient en faire une espèce de boisson, des framboises et des fraises des bois, d'un parfum des plus agréable et d'un goût exquis. Autrement tous les fruits proviennent du marché de Clermont.

Le revenu des propriétés consiste principalement en bois, en bestiaux et fromages connus sous les noms de Fourme et de Saint-Nectaire, très-appréciés dans le Midi et jusqu'en Espagne ; ils sont confectionnés dans des burons qui se trouvent aux pieds des montagnes. Avec le petit lait on fait, pour l'usage du pays, une espèce de beurre qui est détestable, autrement les pâturages étant excellents, il serait de la meilleure qualité et pourrait rivaliser avec les beurres de Bretagne ou de Normandie. Mais les habitants trouvent plus de bénéfice à convertir le lait avec sa crème, en fromages dont la vente en gros est très-facile sur les marchés de Saint-Flour et de Clermont.

Au surplus, telle montagne est destinée à cette fabrication, telle autre à l'élevage, enfin une troisième catégorie est pour l'engraissement de vaches ou de moutons dont la viande est délicieuse, surtout celle des moutons dans les parages de Vassivières. Autrefois, on élevait beaucoup de petits chevaux qui étaient infatigables, agréables à monter, sûrs du pied et sans défaut de caractère. Cette race s'est perdue, elle est remplacée par de petits chevaux bretons amenés très-jeunes par les marchands qui émigrent en hiver ; ils se font vite et très-bien à ce pays de montagnes et ont aussi des qualités.

Les rivières et lacs sont très-poissonneux ; les espèces qui dominent sont quelques chabots, beaucoup de truites, de la perche et du brochet. Les truites des lacs Guéry, Chambon, Chauvet et de Pavin sont les meilleures et les plus saumonées ; il y a 25 à 30 ans, les eaux de ce dernier lac, n'ayant pas la moindre communication, étaient stériles ; ce n'est que depuis la mise en pratique de la pisciculture qu'il a été empoissonné ; la truite s'y trouve en abondance et elle prospère tellement que pendant la saison de 1874, on en a pêché deux pesant l'une 14 kilogrammes, l'autre 13 kilogrammes.

ENVIRONS DU MONT-DORE.
PROMENADES.

Nous engageons les malades à être sobres de promenades longues et fatiguantes, ils rechercheront de préférence celles de bois de sapins et devront s'y reposer longtemps sous leur ombrage, afin d'y respirer les émanations balsamiques qui s'en dégagent ; ces promenades seront faites à pied ou en fauteuil ; les moins souffrants pourront monter à cheval en allant doucement, ou se servir de voitures si la course est longue et les chemins carrossables.

Les personnes qui accompagnent les malades, ou les touristes ont pleine et entière liberté, et peuvent aller par monts et par vaux, à leur gré, ou mieux avec des guides qui, généralement, sont prudents, connaissent parfaitement le pays, donnent des renseignements utiles et rendent une foule de petits services.

PROMENADES A PIED.

Les principales sont celles du Parc, dont il faut se défier le soir par rapport à l'humidité. Nous ne conseillons pas celle du Mamelon Vert, il est trop escarpé.

La promenade du Salon du Capucin est charmante. Bordée de bois, le chemin, en forme de lacet, est ombragé quand il fait chaud. Distance 3 kilomètres. Le pic qui est un peu plus loin a 1,463 mètres de hauteur. Les valétudinaires se priveront de cette dernière ascension. Ce pic est ainsi nommé parce qu'il a une vague ressemblance avec un moine enveloppé de son capuchon.

La promenade sur la route de Latour, qui va en serpentant pendant trois ou quatre kilomètres, est fort jolie et très suivie. Il en est de même de celle de la vallée jusqu'à Prent-y-Garde, et de la nouvelle route de Clermont par les bois de la Chaneau.

Les visites aux cascades du Queureilh (vulgairement l'Ecureuil) et du Rossignolet sont des plus agréables (deux ou trois kilomètres). La première est très-curieuse : l'eau, qui vient du puy du Barbier, est d'une pureté de cristal. De midi à deux heures, l'arc-en-ciel est magnifique.

Le salon de Mirabeau (deux kilomètres), ainsi nommé parce qu'il était le rendez-vous des parties de plaisir de Mirabeau-Tonneau, frère du grand orateur, n'offre plus le même agrément depuis que les beaux arbres ont été coupés, il y a quelques années. Cependant, l'immense muraille de roche trachytique qui borne cette clairière au couchant, offre encore un grand intérêt.

Enfin, la promenade de la vallée de la Cour peut encore être faite à pied, mais elle est sans ombrage et serait bien monotone sans le cours de la Dordogne, au milieu, la grande cascade qui est au levant, à l'origine de laquelle il est possible de monter aujourd'hui en suivant les lacets du sentier sub-alpin nouvellement établi, et la cascade du Serpent, très-curieuse par son cours en zig-zag, dont l'eau argentée glisse à torrents sur les herbes fraîches qui en constituent le lit.

Il serait imprudent de prolonger cette promenade à pied jusqu'au ravin des Egravats et aux sombres et froides gorges d'Enfer, dont le fond n'est que neige et glacier. Ce parcours devra être fait à cheval, de même que les promenades suivantes.

PROMENADES A CHEVAL.

Parmi les plus remarquables, nous citerons l'ascension du pic de Sancy ; mais avant, les mines d'alun à sa base doivent être visitées. En montant, on aperçoit les sources de la Dore et de la Dogne, qui se réunissent vers le pré de Cacadogne ; de cette conjonction naît la Dordogne. Au bec d'Ambès, cette rivière unit ses eaux à la Garonne pour constituer la Gironde, qui va se jeter dans la mer.

Pour arriver au sommet du pic, la pente, pendant 200 mètres, est tellement rapide, que cet espace ne peut être franchi qu'à pied. A cette hauteur, 1,884 mètres, la vue est si étendue qu'elle se perd dans toutes les directions.

On aperçoit cependant distinctement les montagnes du Cantal, du Velay, les Cévennes, une partie des Alpes, les Monts-Dômes, sept à huit lacs environnants, toute la Limagne. Enfin, s'il faut s'en rapporter aux vues les plus perçantes, on distinguerait le panorama depuis Nevers jusqu'à Montauban.

C'est sur le point le plus culminant du pic que se trouvent une croix de bois renouvelée souvent et brisée chaque année par la foudre, ainsi qu'une pyramide en pierre orientée qui a servi aux officiers du génie pour dresser la carte militaire de la France centrale.

Revenir par le même chemin serait monotone. En passant près du puy Ferrand, par les crêtes qui dominent la vallée de Chaudefour, le lac Chambon, Murol et aboutir à Diane, je ne connais rien de plus majestueux et de plus ravissant que cette promenade, qui est de cinq à six heures. Un seul point peut offrir un danger réel, c'est un passage étroit, existant sur un escarpement, près du roc de Cuzeau et dominant des précipices d'une profondeur effrayante. A cet endroit, il est très-prudent, pour les femmes surtout, de mettre pied à terre : si un cheval venait à broncher sur la lave étroite et inégale, le malheur qui en résulterait serait irréparable.

Une autre promenade à cheval, qui a bien aussi son charme par la variété et la multiplicité des objets à visiter, est de passer par le salon de Mirabeau et le plateau du Rigollet, aller de là aux cascades de la Vernière et du Plat-à-Barbe, et revenir par les scieries.

Ou bien commencer, en passant sur la route de Latour, par les scieries, voir les cascades, la roche Vendeix, et revenir par la Bourboule. Cette promenade de trois heures n'a rien de fatiguant et n'offre aucun danger.

Personne ne se douterait que sur la roche Vendeix fut autrefois un château fort, il n'en reste pas la moindre trace aujourd'hui. D'après Froissard, cette place fut rasée en 1390, après la prise de son chef Amérigot Marcel, surnommé le Roi des Pillards, dont les déprédations journalières ruinaient toutes les contrées environnantes. Après tant d'exactions, livré par son cousin Tournemine à la justice du roi Charles VI, il fut, au pilori des Halles, décapité et écartelé. Ses membres furent accrochés aux quatre portes principales de Paris.

PROMENADES EN VOITURE.

Ces promenades sont plus éloignées ; il vaut mieux les faire en voiture qu'à cheval, d'ailleurs les routes sont excellentes.

La plus suivie, sans contredit, est celle de St-Sauve, par Murat-le-Quaire, avec retour par la Bourboule, et *vice versa* (trois heures). Route en plaine avec tous les agréments. Cours d'eau, grands arbres, ombrage, air pur et embaumé, paysage exceptionnel.

Ensuite celle de Latour-d'Auvergne. Cette petite ville, patrie d'une famille illustre, n'offre rien d'important à observer, si ce n'est les pâturages de ses environs et leurs nombreux troupeaux. Mais la route, en côte, est délicieuse avec ses lacets en pente douce et les bois qui la bordent. Pour revenir, il faut passer par Saint-Sauves et la Bourboule, alors la promenade est complète. Le parcours est de six heures.

La promenade au lac Guéry, aux roches Thuilière et Sanadoire, n'est pas aussi fréquentée que les précédentes, parce qu'en venant au Mont-Dore, on voit de la route le cratère qui constitue le lac à 1,240 mètres au-dessus du niveau de la mer. Les roches qui sont très près ont 1,296 mètres. De ces deux phonolites, sur lesquels des châteaux forts existaient autrefois, on aperçoit la belle église romane d'Orcival avec sa Vierge, vénérée par de nombreux fervents qui vont en pélerinage implorer ses miracles, surtout les femmes stériles. La roche Thuilière fournit une grande quantité de pierres plates que l'on taille comme de l'ardoise pour couvrir les toitures de tout ce pays de montagne.

Monter à Diane par le bois de la Chaneau, en suivant la nouvelle route, véritable allée de jardin anglais, et prolonger l'excursion jusqu'aux ruines du château de Murol est une des plus intéressantes promenades, surtout si le retour s'effectue après avoir examiné le lac Chambon, la vallée et les contreforts de Chaudefour. Alors, la journée est bien remplie.

Chez le concierge du château féodal de Murol, dont plusieurs parties sont assez bien conservées, et qui rappellent tant de souvenirs, on trouve un résumé historique très-bien fait et fort instructif de cette redoutable forteresse et de ses seigneurs, dont l'auteur est M. Mathieu, savant professeur du Lycée de Clermont.

Le chemin qui conduit à Saint-Nectaire est près de la base du dick de Murol. Si le temps est beau, la course peut être prolongée jusqu'à cette station thermale renommée par ses eaux minérales abondantes et salutaires, par ses incrustations, qui reproduisent si exactement la représentation de toute espèce d'objets ; enfin, par sa belle église romane. Mais il vaut mieux réserver cette visite pour le départ, s'arrêter à Saint-Nectaire pour déjeûner, et aller prendre ensuite le chemin de fer à Issoire.

L'excursion de la chapelle de Vassivières et au lac Pavin est le plus souvent interdite aux malades, à plus forte raison la visite de Besse et des grottes de Jonas. En voiture, il faut une longue journée pour parcourir ce trajet, qui exige de grands détours. En ligne droite, à cheval, passant entre le col du Sancy et le puy Ferrand, la course est bien plus courte, 18 à 20 kilomètres pour se rendre à Vassivières, 3 kil. de plus pour aller au lac Pavin.

Sauf la chapelle de Vassivières, dont la Vierge est encore plus en vénération que celle d'Orcival, cette visite, qui est fatiguante, pénible même, n'offre d'attrait que par la dévotion qui se rattache aux légendes et aux miracles de la Vierge, dont la statue en bois d'ébêne passe l'hiver à Besse et l'été à Vassivières. Chaque année, elle est transportée processionnellement, le 25 mars, jour de l'Annonciation, de l'église de Besse dans sa chapelle champêtre, pour être reportée en ville à l'automne. C'est le 2 juillet qu'un immense concours de fidèles vient se rendre à Vassivières pour y célébrer la fête de la Visitation.

Nous avons déjà parlé du lac Pavin, vaste cratère qui est à 1,198 mètres d'élévation, dont la source est inconnue, à moins qu'elle ne provienne, selon quelques géologues, du creux de Soucy, autre cratère situé au-dessus, près du puy de Montchalme. Son trop plein, qui constitue le ruisseau du Gélat, sort par une échancrure qui se relie aux contours du lac. Sur certains points, ces bords en laves ont plus de 100 mètres de hauteur et forment des corniches fort irrégulières.

Cette immense pièce d'eau a été mesurée, par un temps de forte gelée, en 1726, par M. Godivel de Besse. L'étendue du nord au midi est de 1,666 mètres; de l'est à l'ouest, de 1,545. Sa profondeur, constatée par M. Chevalier, en 1770, est de 90 à 100 mètres, suivant les endroits. Nous avons dit que c'est seulement depuis environ vingt-cinq ans qu'il a été empoissonné.

La nature est si prodigue de tant de merveilles dans les environs du Mont-Dore, que les plus ardents touristes et les savants pourront prolonger leurs excursions plus loin. Ils verront avec plaisir la petite ville de Besse, bâtie sur une coulée de laves, l'église Saint-André, la tour du Beffroi et la maison, aujourd'hui bien modeste, dont savait se contenter Marguerite de Valois, première femme de Henri IV, puisqu'elle l'habitât à diverses reprises.

L'intérêt sera plus grand en examinant avec attention les volcans et les lacs environnants. Parmi les plus remarquables, nous citerons le lac Chauvet presque aussi étendu et aussi beau que le lac Pavin, et plus facile à aborder, ses bords étant en pente douce. Le lac et le puy de Montsineire, la Godivelle et son lac.

Au village de St-Pierre-Colamine se trouvent les grottes de Jonas creusées dans le vif du rocher immense de Colamine. Au temps des Templiers, c'était une grande caserne avec pont-levis, ou plutôt une véritable citadelle à quatre étages, communiquant par un escalier tournant, taillé dans le roc. En voyant encore à peu près intactes les chambres des chevaliers, la salle d'armes, la chapelle, les cuisines, les écuries avec les auges des chevaux, on reste étonné, comme le dit justement M. Piesse, devant ce travail de géants. Cette place de guerre, autrefois si redoutable, sert aujourd'hui de grenier à foin.

Tels sont les principaux lieux qui méritent d'être remarqués, mais nous ne saurions trop recommander la prudence et l'assistance des guides. Autrement, n'ayant pas la moindre connaissance des endroits dangereux, les plus intrépides pourraient être victimes de leur entraînement. J'ai vu arriver plusieurs accidents fort graves, pour avoir négligé de prendre cette précaution.

Il y a quelques années, deux personnes avaient voulu monter en droite ligne à la grande cascade : arrivées au milieu des masses de laves mal assujetties et voulant les franchir, plusieurs ont coulé sous leurs pieds et ont failli les écraser, l'une de ces osées curieuses s'est cassé un bras en roulant dans le ravin, l'autre en a été quitte pour de nombreuses contusions et quelques foulures.

Une autre fois, toujours sans guide, un mari complaisant voulut, sans descendre de cheval, mettre en ordre les rênes de la bride de la monture de sa femme; s'étant trop penché, il perdit l'équilibre et se fit une luxation du coude avec fracture du radius.

Dans d'autres circonstances, ce sont des sangles qui se brisent ou se relâchent, des selles qui tournent, des tourbières ou des passages difficiles que l'on ne sait éviter, etc. C'est ainsi qu'arrivent les chûtes et les accidents. J'ai vu une dame se casser trois dents, une autre la clavicule, un homme d'un certain âge, deux côtes.

L'accident qui aurait pu avoir les plus graves conséquences, est celui arrivé en août 1868 à un Américain qui, ne doutant de rien, comme un véritable Yanck, et voulant tout voir et juger par lui-même fit seul, sans guide, dans le lieu le plus désert, l'ascension du pic de la cascade Noire, ainsi nommée parce que l'eau qui sort de la lave calcinée est de couleur noirâtre. Au milieu de son ascension, son bâton ferré ne put le retenir, ses pieds glissèrent sur des herbes mouillées, il tomba dans un ravin profond et se cassa une jambe.

Malgré ses cris de douleur, il resta une demi-journée sans secours par une chaleur brûlante. Enfin, dans cet endroit, qui est le repaire des oiseaux de proie et des bêtes sauvages, au milieu des bois, où il ne passe pas âme humaine six fois par an, le hasard veut que deux bûcherons entendent des cris plaintifs, ils se dirigent du côté de la catastrophe. Quelle ne fut pas leur surprise en voyant un homme au fond de cet abîme où personne du pays n'a jamais pensé descendre.

Ayant appris ce qui s'est passé, vite le plus jeune court au Mont-Dore chercher des aides, des cordes, des draps et autres pièces de sauvetage. Après des peines infinies, ces braves gens sortent le blessé de cette espèce de fosse non pas aux lions, mais aux loups, qui auraient pu le dévorer, s'il n'avait été la pâture des oiseaux de proie. Enfin, il aurait infailliblement succombé, abandonné à toutes les angoisses de la douleur, de la soif et de la faim.

Ramené à l'hôtel et soigné convenablement pendant six semaines, M. X... est parti guéri, se promettant bien de revenir l'année suivante juger par lui-même de la disposition des lieux et déterminer si l'ascension de la cascade Noire ne pouvait pas être effectuée sûrement dans un autre sens. Je ne l'ai pas encore revu !

DEUXIÈME PARTIE

DES SOURCES MINÉRALES.

A l'ouest de la base de la montagne de l'Angle (1,544 mètres), sortent par de nombreuses fissures trachytiques les sources minérales.

Leur nombre est de huit :

Sources de César et Caroline ;

     Id   Saint-Jean ou du Pavillon ;

     Id   La Madeleine et Boyer ;

     Id   Ramond et Rigny ;

     Id   Sainte-Marguerite.

En réalité, le nombre peut-être réduit à six, parce que la Source Caroline, qui coule un peu au-dessus de celle de César, paraît n'être qu'un griffon de la même nappe d'eau ; à leur émergence elles se mêlent ensemble. Cette source est ainsi nommée parce qu'elle fut découverte en 1821, pendant le séjour de Madame la Duchesse de Berry au Mont-Dore.

La source Boyer, qui est près de l'hôtel de ce nom, découverte en 1833, est dans le même cas. Elle n'est qu'une dépendance de la Fontaine de la Madeleine. La preuve c'est que l'élévation du niveau de cette dernière, nécessitée pour la buvette, augmente le volume de la première (*et vice versa*). La source Boyer est réservée pour deux destinations spéciales, la mise en bouteille de l'eau minérale pour l'exportation, et le service de la galerie des bains de pieds pris par les femmes.

Quatre de ces sources sourdent dans l'établissement même.

Celles de Saint-Jean ;
—   de la Madeleine ;
—   de Ramond
— et Rigny.

Le puits de César et la fontaine Sainte-Marguerite sont en dehors et au-dessus de l'établissement.

L'année dernière, en faisant des travaux dans le sous-sol de l'Hôtel Boyer, une petite source minérale s'est fait jour. 45 litres à la minute, température : 38°. Très-probablement cette eau vient de la même origine que la Madeleine. Comme le débit de cette dernière n'a pas diminué jusqu'à ce jour, elle n'est pas utilisée.

FONTAINE SAINTE-MARGUERITE

Toutes les sources sont thermales, à l'exception de la Fontaine Sainte-Marguerite qui est froide et dont la température est de 11° centigrades. Située dans un bouquet de bois, à vingt mètres, au-dessus de la source de César, sa minéralisation est nulle, elle est très-gazeuse, d'une saveur acidule et piquante ; c'est une eau de table très-recherchée et fort agréable dans le genre de celles de Seltz ou de Saint-Galmier. Cette eau est généralement défendue aux personnes dont la poitrine est délicate, parce que sa fraîcheur et le gaz acide carbonique, qui s'y trouve en excès, irritent les bronches et provoquent la toux.

Le débit de cette fontaine, qui était de 28,800 litres en 24 heures, a de beaucoup diminué depuis les nouveaux travaux de captage, qui ont été faits il y a quelques années ; les fuites d'eau et de gaz doivent être réparées prochainement ; cette eau est employée pour refroidir les bains de la grande salle.

<hr>

PUITS DE CÉSAR. — CAROLINE.

Cette double source, située entre Sainte-Marguerite et l'établissement qu'elle domine, sort de la montagne de l'Angle, en produisant un bruit saccadé très-fort, qui décèle la présence du gaz acide carbonique en très-grande quantité. Au moment des orages, ces sortes d'éructations sont tellement prononcés et les bonds si accentués, qu'ils sont entendus à trente ou quarante pas de distance. Il paraît qu'il en était de même, à l'époque où vivait Sidoine Appollinaire, il dit en effet : *Scabris cavernatim, ructata pumibicus aqua sulphuris.*

La masse d'eau qui provient de cette source, (près de 100 litres à la minute) se jette dans un puits de construction romaine, enfermé dans une grotte voûtée en forme d'hémicyle, dont la façade carrée est surmontée d'un fronton triangulaire. A l'entrée, est une porte grillée en fer, afin de laisser échapper le gaz, qui se dégage en abon-

dance ; toute cette eau bouillonnante est recueil-
lie à l'abri du contact de l'air, dans deux vastes
réservoirs, pour l'usage des bains et des douches
de la grande salle.

La température de cette source est de 43° 7",
d'après M. Rotureau ; de 43° 1", selon M. Lefort. Dans ses recherches, Michel Bertrand dit
45° ; il est probable que son thermomètre n'était
pas étalonné justement, autrement, depuis 1823,
la température aurait baissé de près de 2°, ce qui
est fort douteux.

SOURCES DU PAVILLON OU DE SAINT-JEAN

Les sources du Pavillon St Jean, situées dans
l'intérieur de l'Etablissement et à sa partie supérieure, alimentent cinq cabinets, sous forme de
piscines. Autrefois on les appelait « les grands
bains, » par rapport au puits de César, qualifié de
« petit bain. »

L'eau minérale de cet espèce de bassin a été
considérée de tout temps comme ayant des propriétés plus efficaces que les autres sources, dans
le traitement des maladies internes, de nature

rhumatismale, cependant la minéralisation est à peu près la même : cette vertu serait alors le résultat d'une plus grande chaleur et de l'action plus directe de l'électricité dynamique ; les bains comme nous le verrons plus tard, étant pris sur les griffons mêmes.

D'après nos remarques, la température des bassins pleins, un et cinq, est de 39 à 40° ; celle des numéros 2, 3 et 4, est de 41, 44 et 43°.

Le débit provenant de la réunion de tous ces griffons, est de 38 décimètres cubes par minute.

Depuis les observations de Michel Bertrand sur le jaillissement de ces eaux, par les fissures des roches trachitiques, sur lesquelles sont placées les baignoires, qu'on nomme aussi les cuves, rien a été changé. Les eaux, dit ce grand hydrologue [1], sourdent en filets épars, à travers les interstices que présentent, non les pans, mais les angles des prismes ; il n'est peut-être pas un de ces angles, qui ne laisse passer un peu d'eau, ou de grosses bulles de gaz acide carbonique.

« Disposés en quinconce, presque tous ces filets
« ont une température et un volume particuliers ;
« je ne crois pas que les plus abondants, don-
« nent au-delà de cinq litres par minute ; leur

[1] Recherches, 1823.

« température est en raison directe de leur vo-
« lume, les plus maigres ne soutiennent guère
« le thermomètre, qu'à 20 ou 21° , il monte à
« 50°, dans quelques uns des plus puissants.
« Avant qu'ils ne traversent la coulée, il est pro-
« bable que leur chaleur est uniforme, chaque
« filet se refroidit d'autant plus dans ce trajet
« et par son contact avec les piscines, qu'il est
« plus exigu. Enfin, le même auteur fait obser-
« ver avec raison, que c'est vers le milieu de la
« plate-forme basaltique, que se trouvent les
« prismes les plus chauds et les filets les plus
« riches.

______

SOURCE DE LA MADELEINE
AUJOURD'HUI SOURCE BERTRAND

Cette source, qui est la plus chaude, 45°, qui est
aussi la plus abondante, (140 litres à la minute,
unie aux sources Boyer et Pigeon) se trouve située à l'extrémité de la galerie du midi ; son volumineux griffon est au rez-de-chaussée, enfermé
dans une lave creuse de forme carrée, d'un mètre 20 centimètres de hauteur. A sa base existe
une soupape d'argent massif, donnée par madame

la duchesse du Berry, pendant son traitement à cette station ; lorsque cet espèce de robinet est fermé, l'eau minérale monte pour se rendre aux buvettes ; s'il est ouvert, l'eau se diverse dans un vaste réservoir, destiné au service des bains des galeries du nord et du midi ; enfin, l'eau de cette fontaine minérale sert aussi à l'usage des salles de pulvérisation, d'inhalation et dès douches de vapeur.

Avant la construction de l'établissement, l'eau jaillissait sur la place du Panthéon, au milieu d'une marre boueuse, qu'on appelait le Bain des Chevaux.

Cette source importante, qui produit chaque année de nombreuses guérisons, constitue avec les bains de César et du Pavillon, les principaux éléments de la thérapeutique du Mont-Dore.

Nous avons déjà dit que la source Boyer était une dépendance de celle de la Madeleine, il en est de même d'une petite source voisine, découverte par l'ingénieur Pigeon et qui porte son nom.

SOURCES RAMOND-RIGNY

Au rez-de-chaussée de l'établissement, sous la voûte de la grande salle des bains, se trouvent, au fond d'une galérie un peu sombre, cinq bassins sous forme de baignoires, alimentés par les sources Ramond-Rigny, ainsi nommées parce qu'elles furent découvertes en 1812 et 1817 sous l'administration de deux préfets de ce nom.

Les deux puits, dont le premier est au nord, le second au midi, sont parfaitement conservés, et de construction romaine ; ils ont été retrouvés au milieu des décombres nécessités pour la construction de l'établissement actuel. Le puits Ramond est de forme hexagonale, sa profondeur est de 1 mèt. 60 c. et sa largeur d'un mètre. Le puits Rigny est moins profond, de forme carrée, tous les deux étaient scellés d'un couvercle à charnières et en lave à leur partie supérieure, aujourd'hui ils sont couverts d'une voûte en berceau.

Ces deux sources fournissent 25 décimètres cubes d'eau par minute, leur température est de 43°. Les Bains sont employés de la même manière que ceux du pavillon St-Jean.

RÉSUMÉ DU DÉBIT DES SOURCES.
TEMPÉRATURE ET MINÉRALISATION.

D'après les observations de Michel Bertrand, pendant 52 ans, il est démontré que le volume des sources est toujours le même, que les saisons soient sèches ou pluvieuses; que la température ne varie jamais, soit en hiver, soit en été, et qu'il en est de même de la minéralisation.

Une autre remarque de M. Lefort est que le débit des sources est d'autant plus grand que la température est plus élevée et que la somme des principes minéraux est plus forte.

D'après ces deux savants observateurs, ces sources fournissent :

	lit. par heure	lit. par 24 h.	températ.	résidu par lit.
La Magdeleine..	6,000	144,000	45°	1,408
César-Caroline ..	5,040	120,960	43° 1'	1,388
Pavill. St-Jean..	2,280	54,720	44°	1,404
Ramond et Rigny	1,500	36,000	43°	1,380
Boyer	1,200	28,800	45°	1,408
Ste-Marguerite..	1,200	28,800	11°	0,010
Totaux.....	17,220	413,280		

Nul doute que le débit des sources Ramond-Rigny et du Pavillon serait beaucoup plus considérable, si les bains, au lieu d'être placés sur les griffons mêmes, étaient à une certaine distance de leur émergence. Par la pression de l'énorme volume d'eau contenue dans ces sortes de piscines, le jaillissement des sources se trouve notablement diminué. J'estime que la différence en plus serait de 2,000 à 2,500 litres par heure. Si un jour, qui n'est peut-être pas éloigné, un autre aménagement est donné à ces bains, mon calcul ne sera pas au-dessous de la vérité, alors toutes les sources réunies donneraient un débit d'environ 19,000 litres par heure, ce qui ferait 456,000 en 24 heures.

Quant aux variétés de température signalées dans les expériences de MM. Bertrand, Longchamp, Chevalier, Rotureau et Lefort, elles ne peuvent être expliquées que par des nuances dans la graduation de leurs thermomètres. J'en ai pour preuve, depuis 18 ans, mes essais renouvelés à chaque saison avec le même thermomètre ; je n'ai jamais constaté la moindre différence.

PROPRIÉTÉS PHYSIQUES.

Prises dans un verre, à la source, ces eaux sont limpides, claires, transparentes, sans odeur et très-gazeuzes.

Leur saveur est légèrement acidule, puis salée, et laisse dans la bouche un arrière-goût styptique d'encre.

Exposées à l'air libre, elles se couvrent, en se refroidissant, d'une mince pellicule irisée d'oxide de fer. Tous les puits, tuyaux et baignoires en contact avec cette eau sont enduits d'une couche d'oxide rouge de fer mélangé de silice, de carbonate et de sulfate de fer.

Elles sont très douces au toucher. Essayées au papier bleu de tournesol, il rougit faiblement.

Les meilleurs réactifs ne décèlent pas la moindre trace d'acide sulphydrique ou de sulfure.

Par exemple, la présence de l'arsenic y est facilement démontrée.

Quand à la matière huileuse de couleur irisée, constatée par M. Rotureau, elle n'existe que dans l'eau du l'avillon St-Jean ; bien mieux, j'ai vu souvent arriver à la surface de ces bains des flocons limoneux de matière végéto-animale de couleur grisâtre et très-onctueuse, ayant de l'analogie avec la nérisine et la barégine.

Les autres sources en sont dépourvues, notamment celle de la Magdeleine, aussi, mise en bouteille, et transportée au loin, l'eau de cette fontaine se conserve parfaitement pendant plusieurs années. Seulement, comme le fait remarquer M. Lefort, le bi-carbonate de fer s'est décomposé, tout l'oxide de fer s'est précipité, alors, il ne faut pas oublier la recommandation importante qui consiste à faire chauffer l'eau au bain-marie avant de la boire, c'est la meilleure manière de réveiller les propriétés physiques et les réactions chimiques. A l'aide de ces précautions, l'eau exportée, bue à domicile, n'en produit pas moins ordinairement des effets aussi remarquables qu'avantageux.

DENSITÉ

La pesanteur spécifique de ces eaux est un peu supérieure à celle de l'eau distillée. *A priori*, avec leur minéralisation, on croirait quelle devrait être bien plus grande ; mais, comme elles contiennent beaucoup de gaz acide carbonique libre qui augmente leur volume, la différence en poids est minime.

Au surplus, avec de l'eau à 15°, voici le résultat obtenu par M. Lefort :

Source de la Madeleine. . . .		1,0012
Id.	Pavillon, n° 3. .	1,0011
Id.	César.	1,0013
Id.	Rigny..	1,0012
Id.	Ramond.	1,0010

ELECTRICITÉ DYNAMIQUE

Parmi les propriétés physiques des eaux du Mont-Dore, il en est deux dont il faut tenir le plus grand compte, la chaleur et l'électricité. Cette dernière propriété, soupçonnée par Michel Bertrand, dans un Mémoire adressé à l'Institut en 1817, à savoir que l'électricité qui se dégage des eaux du Pavillon tout spécialement, est une des causes principales de leur efficacité immédiate, est aujourd'hui une vérité facile à constater avec le galvanomètre de Nobili, comme nous l'a démontré M. Scoutetten, au Mont-Dore même. Du reste, les procès-verbaux des séances, auxquelles assistaient tous les médecins de la station, ont été publiées dans la *Gazette des Hôpitaux*, juillet 1865.

1° Une expérience très-curieuse a constaté que l'immersion d'une partie du corps seulement dans l'eau minérale, suffit pour déterminer instantanément des phénomènes électriques que la déviation de l'aiguille rend manifestes ;

2° Que les électropodes en platine, mis dans l'eau commune, ne recueillent aucune trace d'électricité dynamique, et que l'aiguille restait immobile ;

3° Que la même expérience, répétée avec de l'eau minérale à sa température native, déterminait à l'instant une déviation considérable· de l'aiguille ;

4° Que la même eau minérale, examinée à des époques plus ou moins éloignées du puisement à la source et à des degrés variés de température, donnait des manifestations électriques différentes ;

5° Que ces manifestations faiblissaient par l'abaissement de la température de l'eau, ce qui s'explique par la diminution, puis par la cessation des actions chimiques ;

6° Que l'eau mêlée au lait marque moins au galvanomètre ;

7° Enfin que, mélangée avec le sirop, les effets électriques sont encore plus faibles.

D'après ces expériences et autres que je passe sous silence, le savant et respectable docteur Scoutetten établit que les eaux minérales diffèrent très-notablement des eaux ordinaires de puits ou de rivière. Ce sont des eaux actives, vivantes, elles sont à l'état DYNAMIQUE ; les eaux de rivière, au contraire, sont à l'état STATIQUE, les actions chimiques y sont éteintes et, par celà même, les effets électriques ne se manifestent plus.

De là, les conclusions suivantes qui, au point de vue clinique, ont tenu si longtemps en éveil la sollicitude et l'observation des médecins des stations thermales :

1° Que les eaux minérales, lorsqu'elles émergent de la terre sont dans un état d'activité exceptionnelle ;

2° Que celles qui sont très-chaudes, empruntent leur calorique à de grandes profondeurs, et que là, dans les anfractuosités terrestres, il s'y opère sans cesse des combinaisons et des réactions chimiques, causes des phénomènes électriques observés à leur émergence ;

3° Que, dans les eaux du Mont-Dore tout spécialement, l'électricité dynamique y est extrêmement prononcée ;

4° Que c'est à cette circonstance principale que doivent être attribués les effets primitifs de la surexcitation thermale pouvant aller jusqu'au mouvement fébrile, que les eaux soient prises *intus vel extra*.

5° Que les effets secondaires et durables sont le résultat des propriétés chimiques qui exercent sur l'organisme une action altérante et substitutive ;

6° Que, douées de propriétés très-actives, elles doivent être surveillées avec soin dans leur emploi ;

7° Enfin, que les modes variées d'administration de ces eaux contribuent aussi, puissamment à leurs effets salutaires.

COMPOSITION CHIMIQUE DES EAUX.

Les eaux du Mont-Dore sont composées de gaz et d'un grand nombre de substances minérales, mais toutes en assez mince proportion, ce qui rend leur classification difficile ; elles doivent être considérées comme des eaux bi-carbonatées, mixtes, ferrugineuses et arsenicales.

Les diverses analyses faites avant le docteur Bertrand sont fort incomplètes et sans utilité aujourd'hui. Pour mémoire, nous rappellerons celles de Duclos (1670 et 71), de Charles Bompart (1699), de Chomel (1702), de Lemonnier (1739).

Pour trouver un travail sérieux, digne de la science moderne, il faut arriver à 1810, époque de la publication des recherches du célèbre inspecteur déjà cité.

Voici le résultat des analyses de M. Bertrand. Un litre d'eau de la Madeleine et du Pavillon contient :

	Source de la Madeleine.	Source du Pavillon.
Acide carbonique libre.....	0,265	0,132
Carbonate de soude........	0,286	0,408
Chlorure de sodium........	0,292	0,300
Sulfate de soude..........	0,128	0,102
Carbonate de chaux........	0,237	0,282
Carbonate de magnésie.....	0,077	0,096
Alumine	0,126	0,061
Oxide de fer.............	0,022	0,008
Silices	traces	0,079
Totaux..........	1,533	1,468

Depuis les analyses de M. Bertrand, et celle de M. Berthier, en 1821, concernant la source de César, aucun travail d'ensemble et complet n'a été entrepris. Plusieurs chimistes, dit M. Jules

Lefort (*Etudes chimiques,* 1862), se sont seulement livrés à des recherches sur quelques-uns des principes existant dans les eaux minérales en général, et qu'ils présumaient se rencontrer dans celles du Mont-Dore.

Ainsi, en 1844, MM. Pierre Bertrand et Aubergier ont constaté la présence des crénates et apocrénates de fer.

En 1848, MM. Chevalier et Gobley ont annoncé qu'un litre d'eau de la Madeleine leur avait donné un grand nombre de taches arsénicales.

Ce résultat fut confirmé en 1850 et 1852 par M. Pierre Bertrand, en opérant avec des dépôts que forment les eaux dans les points où elles sont captées.

Mais il était réservé à M. Thénard de chercher à évaluer la proportion de ce métalloïde, dans l'espoir d'expliquer certains phénomènes thérapeutiques jusqu'alors obscurs.

C'est ce qu'entreprit cet illustre savant pendant le séjour qu'il fit au Mont-Dore, pour sa santé, en 1852. En opérant avec le produit de 38 litres d'eau de la Madeleine, il obtint 0 gr. 0,172 d'arsenic, soit par litre :

0 gr. 000,45 d'arsenic métallique.

0 gr. 000,689 d'acide arsénieux.

0 gr. 0010,58 d'arséniate neutre de soude.

C'est sous ce dernier état que le célèbre académicien a supposé que l'arsenic se rencontrait dans les eaux du Mont-Dore.

En 1856, M. Gonod fils a signalé la présence de l'iode.

Enfin, en 1862, M. Jules Lefort y a découvert les oxydes de rubidium et de cœsium.

Tel est l'exposé des analyses et des recherches chimiques exécutées jusqu'au moment où M. Lefort lui-même fut chargé, par la Société d'hydrologie, de procéder à une nouvelle analyse de toutes les sources du Mont-Dore. Les meilleurs moyens dont pouvait disposer la science ont été employés par le savant et habile chimiste, même l'analyse spectrale, découverte par MM. Bunsen et Kirchoff, qui met en évidence les plus minces traces de substances.

Entrer dans tous les détails des nombreuses opérations exigées pour obtenir l'analyse la plus exacte et la plus complète qui ait été publiée jusqu'à ce jour, sur ces eaux, nous éloignerait beaucoup trop de notre sujet. Qu'il nous suffise de dire que cet important travail est consigné dans les annales de la Société d'hydrologie, T. VIII, 1862; nous en donnerons cependant le résumé dans le tableau ci-dessous.

Tableau comprenant les quantités des combinaisons salines attribuées à un litre des sources thermales du Mont-Dore.

	SOURCE de la Magdeleine	SOURCE du PAVILLON	SOURCE RIGNY	SOURCE CÉSAR	SOURCE RAMOND
Oxygène	0,65	0,77	0,71	0,98	0,73
Azote	8,64	10,45	9,25	14,22	10,01
Acide carbonique libre	0,3522	0,3810	0,3644	0,5967	0,4997
Bicarbonate de soude	0,5362	0,5452	0,5375	0,5361	0,5362
— de potasse	0,0309	0,0309	0,0232	0,0212	0,0212
— d'oxide de rubidium — d'oxyde de cœsium	Indices.	Indices.	Indices.	Indices.	Indices.
— de lithine	Traces.	Traces.	Traces.	Traces.	Traces.
— de chaux	0,3423	0,3142	0,3092	0,3209	0,2720
— de magnésie	0,1757	0.1676	0,1628	0,1676	0.1647
— de protoxyde de fer	0,0207	0,0235	0,0250	0,0258	0,0317
— de manganèse	Traces.	Traces.	Traces.	Traces.	Traces.
Chlorure de sodium	0,3685	0,3630	0,3599	0,3587	0,3578
Sulfate de soude	0,0761	0'0761	0,0761	0,0756	0,0737
Arséniate de soude	0,00096	0,00096	0,00096	0,00096	0,00096
Borate de soude — Iodure et fluorure de sodium	Traces.	Traces.	Traces.	Traces.	Traces.
Acide silicique	0,1654	0,1686	0,1653	9,1552	0,1560
Alumine	0,0112	8,0094	0,0101	0,0083	0,0065
Matière organique bitumineuse	Traces,	Traces.	Traces.	Traces.	Traces.
TOTAUX	2,08810	2,07776	3,03546	2,26736	2,11946

Depuis cette analyse, M. Truchot, professeur à la Faculté des Sciences de Clermont, a dosé la lithine qui s'y trouve dans la proportion de 8 milligr. par litre, à l'état de chlorure de lithium.

ANALYSE DES VAPEURS HYDRO-MINÉRALES
DANS LES SALLES D'INHALATION ET DE PULVÉRISATION.

Il était d'autant plus important de démontrer dans les salles d'inhalation et de pulvérisation, la présence des matières constituantes des eaux, ou du moins les parties les plus subtiles, qu'avant les travaux des savants qui se sont occupés de cette question, beaucoup de malades, quoique se trouvant fort bien de cette médication, ne manquaient pas de dire qu'ils respiraient seulement de la vapeur d'eau mêlée à du gaz acide carbonique. La gent maladive est défiante ! Devant les faits, les plus incrédules sont obligés aujourd'hui de se soumettre.

Dans l'eau pulvérisée, toutes les propriétés chimiques y sont conservées, les dernières analyses de M. Lefort en sont la preuve irrécusable, pas un atôme ne lui a échappé; ce qui pouvait accréditer l'erreur d'une décomposition, c'est que les eaux sulfureuses perdent de leurs caractères chimiques spéciaux, par l'effet du brisement de l'eau sur les disques, par conséquent, leurs propriétés médicinales sont moindres. Au Mont-

Dore, rien de pareil, les eaux ne contenant ni acide, ni gaz sulfhydrique.

Relativement aux salles d'inhalation, déjà MM. Pierre Bertrand et Thénard, s'étaient assurés que cette vapeur ne contenait pas seulement du gaz acide carbonique, mais encore des substances salines très-subtiles, des chlorures et des particules sublimées d'arséniate de soude.

Les analyses de M. Lefort sont parfaitement conformes à celles de ses devanciers, seulement ses instruments étant plus précis et ses méthodes meilleures, il a trouvé dans les vapeurs une plus grande proportion des principes constituants des eaux ; enfin, l'expérience du soigneux et attentif chimiste, lui a fait reconnaître que dans des eaux minéralisées à un certain degré, divers sels n'ont qu'une fixité apparente et qu'ils se volatilisent facilement. Sous ce rapport, il ajoute que les sources du Mont-Dore sont dans les conditions les plus favorables, pour abandonner à la vapeur aqueuse la plus grande partie de l'arséniate de soude qu'elles renferment et de quelques autres substances salines, d'une grande divisibilité ; la vapeur étant d'ailleurs forcée et condensée.

Preuves. — Présence du gaz acide carboni-

que, le papier bleu de tournesol rougit légèrement, avec l'eau de chaux, précipité de carbonate de chaux.

Chlorure de baryum. — Précipité immédiat et
très-notable de sulfate et de carbonate de ba-
ryte.

Présence des chlorures alcalins. — Dissolution de
nitrate d'argent, précipité blanc, pesant caille-
boté de chlorure d'argent, de sulfate et de carbonate d'argent.

Oxalate d'ammoniaque. — Liquide troublé par
la production d'oxalate de chaux.

Phosphate de soude ammoniacal. — Léger précipité de phosphate ammoniaco-magnésien.

Appareil de Marsch. — Gaz hydrogène, arsénié
par l'*acide sulfhidrique*, sulfure d'arsenic.

Enfin, le microscope démontre des traces de
matière organique qui, une fois chauffée à une
température élevée, a une odeur *sui generis* et
abandonne un léger précipité de silice.

TROISIÈME PARTIE

DES DIVERS MODES D'ADMINISTRATION
DES EAUX ;
DE LEUR ACTION SUR L'ÉCONOMIE ANIMALE.

Les prescriptions thermales au Mont-Dore consistaient, tout simplement, autrefois, dans l'administration des eaux minérales prises en boisson et en bain. Les écrits des médecins de toutes ces époques, n'en témoignent pas moins de l'efficacité de cette double médication dans le traitement des maladies chroniques de la gorge, du larynx, des bronches et des poumons eux-mêmes.

Depuis les nouvelles dispositions des établissements, elles sont employées, aujourd'hui, sous les formes les plus variées : boisson, bain, demi-bain, inhalation, pulvérisation, gargarisme, pédiluve, douche liquide, douche de vapeur, douche ascendante, irrigations gutturale, nasale, etc.

DE L'EAU EN BOISSON.

L'eau minérale est bue de préférence le matin ; elle est bien mieux supportée à jeun, surtout par les personnes dont l'estomac est délicat, capricieux, dyspeptique. En général, la dose la plus élevée ne dépasse pas quatre verres, rarement cinq ; trois le matin, à demi-heure de distance et un dans la journée, une heure ou deux avant dîner. Le plus souvent, on commence par des demi-verres, même des quarts de verre, suivant les cas ; dans la phthisie avec tendance aux hémoptysies, la quantité doit être surveillée avec attention, pour éviter la surexcitation pulmonaire et les crachements de sang.

Règle générale, l'eau doit être bue pure. Si elle n'est pas digérée avec facilité pendant les premiers jours, on y ajoute du lait, du sirop de gomme, de tolu, d'oranges, de digitale ou autres, suivant les symptômes dominants, et le plus vite possible on arrive à la boire sans mélange, afin d'obtenir une action plus efficace.

Quelques malades indociles et rudes de la campagne croiraient manquer leur saison s'ils n'en buvaient pas six et même huit verres par jour. Sur ces organisations fortes et robustes, il arrive quelquefois des accidents gastro-hémoptoïques, mais plutôt des coliques, avec de fortes diarrhées.

J'ai vu des sujets tellement sensibles à l'impression de l'eau minérale, qu'ils ne pouvaient en supporter que quelques cuillerées, et quelques autres point du tout. Je me rappellerai toujours un malade de M. Gendrin, affecté d'une bronchite emphysémateuse ; onze ans avant, il était venu au Mont-Dore : après plusieurs essais, il n'avait jamais pu digérer la plus minime quantité d'eau sans la vomir avec des efforts violents ; le docteur Bertrand s'était vu obligé de la suspendre.

Présumant que cette intolérance de l'estomac ne devait être que passagère, j'engageai M..... à boire deux quarts de verre seulement. Le premier jour, poids douloureux à l'épigastre ; le second, vomissements répétés. Suspension pendant trois jours. Nouvel essai avec du lait, même accident ; troisième tentative, le quinzième jour avec du sirop de gomme, encore des vomissements. Alors, comme la première fois, M.... se contenta de suivre le traitement externe, demi-bains, douches, inhalations et bains de pieds ; il survint néanmoins un grand soulagement dans le jeu de la respiration.

J'ai rencontré un estomac aussi réfractaire chez une dame affectée d'une pleuro-pneumonie. Six mois avant son traitement thermal, conseillé par le docteur Aguilhon de Riom, il était resté au sommet du poumon gauche un engouement suspect qui pouvait la conduire à la phthisie.

Impossible de faire supporter à cette dame une cuillerée d'eau sans vomir, l'eau minérale transportée produisait le même effet ; on sait pourtant que bue à domicile elle est moins active. Comme pour le premier cas, il fallut se contenter du traitement externe et surtout des inhalations.

A quelle cause attribuer cette répulsion invincible de l'estomac contre l'eau minérale ? A une disposition physiologique de l'innervation gastrique, sans conteste ! Mais aussi aux substances salines dissoutes dans l'eau et surtout à l'action des sels arsénifères qui agacent, irritent les houpes nerveuses de ce viscère et le font entrer en contraction.

Si je mentionne ces deux observations, c'est pour engager les praticiens à prescrire, au début du traitement, les eaux à boire en petite quantité, absolument comme il est recommandé d'agir pour les préparations opiacées, vis-à-vis des malades que l'on soigne pour la première fois ; si l'absorption s'effectue sans difficulté, même avec avantage, rien de plus naturel que d'augmenter les doses.

Le premier effet de l'eau en boisson est de produire ordinairement une chaleur douce dans l'estomac et les voies digestives, avec augmentation de l'appétit et plus ou moins de constipation. Quand l'eau passe bien, j'ai rarement remarqué la pesanteur de tête, l'affaiblissement des jambes et l'accélération du pouls, signalés par Michel Bertrand ; bien plutôt de la sédation avec bien-être général. Au bout de quelques jours, urines rares, moiteur continue, soif ardente.

Ces premiers phénomènes sont des indices d'une réaction franche, surtout quand de vieilles douleurs se réveillent. Si la tolérance de l'estomac ne s'établit pas franchement dans le cours du premier septénaire, non-seulement il se passe quelques malaises du côté de la tête, mais la langue se salit, il survient un léger embarras gastrique qui se dissipe ordinairement ; s'il résiste, quelques verres d'eau de Sedlitz ou de Pullna en font justice. Par exemple, arrivée vers le quinzième jour, la saturation commence à se faire sentir, le dégoût pour la boisson devient plus prononcé ; souvent, après le vingtième, impossible de continuer sans inconvénient ; l'arséniate de soude est très-probablement la principale cause de cette chimification organique, dont le plus grand bénéfice est ressenti par les organes pulmonaires, modifiés avantageusement, et par les membranes-muqueuses trachéo-bronchiques, préalablement affectées.

Tant que la surexcitation thermale ne dépasse pas le degré physiologique qu'il appartient au médecin de savoir apprécier, la dose doit être maintenue ou diminuée suivant les cas. Augmentée hors de proportion, une fièvre thermale, plus ou moins vive surviendrait ; même des congestions, des hémoptocées, des inflammations qui exigeraient un traitement particulier et avant tout la suspension des eaux.

Ces eaux sont plutôt sudorifiques que diurétiques ; quand elles sont bien supportées, c'est par les sueurs qu'elles agissent de préférence, si elles passent par les urines, c'est qu'il existe une disposition urémique ordinairement accompagnée de sables ou de graviers qu'elles font rendre.

Combinées avec les bains, elles sont très-utiles dans l'aménhorrée et la dysmenhorrée, avancent de plusieurs jours le retour de la menstruation et la rende plus abondante ; elles favorisent aussi le flux hémorroïdal et donnent plus de turgescence et de vitalité à la peau.

DES BAINS.

Il y en a de deux sortes : les bains d'eau minérale et les bains de vapeur.

Les premiers sont administrés de deux manières : chauds et courts à la température native, ou gradués et tempérés, selon l'appréciation du médecin.

DES BAINS CHAUDS.

Les bains chauds, à la température native, sont moins fréquemment mis en usage aujourd'hui qu'autrefois ; ils sont pris dans la galerie du Pavillon et dans les cuves Ramond-Rigny, le plus souvent en demi-bains. Dans ces sortes de cabinets, les malades sont placés sur les griffons mêmes, en contact avec l'eau qui émerge en bouillonnant des fissures de la montagne basaltique et reçoivent directement l'impression de l'électricité dynamique indiquée par Michel Bertrand, et dont les réactions vives, excitantes, nous ont été démontrées par les belles expériences de M. Scoutetten, en 1865.

Le plus ordinairement, durant le demi-bain, qui est de dix à quinze minutes, une douche variable en force et en durée (suivant les cas), est dirigée sur le rachis, les épaules et les bras ; alors les effets primitifs de ce mode de balnéation sont des plus remarquables et souvent très-accentués. D'abord chaleur avec picotement de la peau, excitation générale, accélération de la circulation, rubéfaction et turgescence de la face qui se couvre de sueur, gène de la respiration, puis révulsion subite, dégageant les parties supérieures, surtout les organes pulmonaires, le pouls se calme ; enfin sédation [1] suivie de moiteur et sueur au lit, dans lequel le malade est porté de suite ; au bout de quelques heures, sensation de bien-être et de force. Souvent, après huit à dix jours de traitement, poussée thermale, éruptions diverses, furoncles, amendement des symptômes maladifs. Ne pas être étonné cependant si, après les premiers bains, les douleurs rhumatismales s'étaient réveillées.

1. Surveiller avec soin la faiblesse ou la syncope.

Tel était le traitement externe de prédilection, institué par le célèbre inspecteur Michel Bertrand. Aussi, parfaitement convaincu, il écrivait d'un ton dogmatique, les lignes suivantes, pages 136 et 137 de ses recherches, 1823.

« L'utilité des bains tempérés est réelle, je
« n'en doute point, mais je doute bien moins
« encore que les eaux du Mont-Dore ne tombas-
« sent en désuétude, si jamais ces bains étaient
« mis en première ligne de secours et si l'usage
« venait à les faire prévaloir sur les bains du
« Pavillon Saint-Jean. Avec les premiers, tout
« irait doucement et sans encombre ; mais ce
« qui irait doucement aussi, ce sont les guéri-
« sons. Les bains du Pavillon et la fontaine de
« la Madeleine ont fait la réputation des eaux du
« Mont-Dore, ils constituent la médecine topi-
« que et spéciale du lieu ; on ne doit point le
« perdre de vue ; c'est par eux, que contre toute
« espérance, tant de rhumatisés ont recouvré
« l'usage de leurs membres, que tant d'affections
« chroniques de la poitrine ont été guéries. »

Malgré les sinistres prédictions du grand maître, ce n'est point la circonscription de l'emploi des bains du Pavillon, ni la surveillance active qu'ils exigent, qui font aujourd'hui donner le plus souvent la préférence aux bains tempérés de César ou de la Madeleine ; mais bien la faiblesse des tempéraments et l'état grave de nos malades. On trouve moins souvent à notre époque de ces constitutions assez robustes pour pouvoir les soumettre à la balnéation Bertrand.

Cet hydrologue distingué existerait encore, qu'il se verrait obligé de faire comme nous, tant nos sujets sont généralement débiles, énervés et peu disposés aux réactions physiologiques franches et promptes. Sans crainte d'être démenti, nous osons dire cependant, qu'avec nos nouvelles ressources de thérapie thermale, nous obtenons des résultats au moins aussi avantageux, et cela sans secousse violente, sans trouble, ni crises perturbatrices. En effet, avec les bains tempérés et les inhalations de l'eau en vapeur ou en poussière, nous faisons peut-être mieux, et l'installation des nouvelles douches nous est aussi d'un puissant secours. Au surplus, quand la balnéation du Pavillon peut être employée, nous pouvons donner l'assurance qu'elle n'est pas négligée.

DES BAINS TEMPÉRÉS.

Ils sont pris dans la grande salle, dans les deux cabinets de côté du Pavillon, dans la galerie du nord et du midi ; à l'exception des cabinets de cette dernière galerie, tous les autres sont munis de douches, et il est question, en ce moment, d'en établir dans cette galerie même.

L'eau de ces bains, dont la température est graduée à volonté, vient directement des sources chaudes de César et de la Madeleine ; l'eau froide est fournie en partie par la fontaine gazeuse de Sainte-Marguerite. Ils sont, avons-nous dit, employés beaucoup plus souvent qu'autrefois, et conviennent généralement mieux aux personnes dans un état de pléthore sanguine, ou faibles et impressionnables, surtout aux femmes ; leur durée est de trois quarts d'heure, avec ou sans douches.

Souvent ils servent à préparer les malades susceptibles de pouvoir passer au Pavillon, dans le cours d'un premier et surtout d'un second traitement.

Leurs effets primitifs sur l'économie sont bien moins marqués que ceux des bains du Pavillon, rarement le pouls s'élève, il se calme plutôt ; en place d'excitation générale, c'est une détente agréable. Le seul phénomène remarquable, est un peu d'oppression qu'il est possible d'éviter et qui, dans tous les cas, peut être moderé en entrant dans l'eau que peu à peu.

Quant aux effets secondaires, ces bains produisent à la peau une chaleur douce et moite sans sueur exagérée ; néanmoins comme le derme est congestionné chaque jour par les sels minéraux, il survient quelquefois des éruptions anormales et par exception une légère fièvre thermale.

Au moyen des inhalations ajoutées à cette balnéation tempérée, le traitement est prolongé de cinq à six jours de plus qu'au Pavillon. Arrivé vers le vingt ou vingt-unième jour, les effets de la minéralisation organique ne se font pas moins sentir, le traitement est suffisant ; par exception, il est continué, si, pendant son cours, il y a eu des jours d'interruption.

DES PISCINES.

Les piscines sont gratuites ; elles doivent être considérées comme des bains chauds, dans lesquels les malades ne peuvent rester qu'un temps très-court. Quoique ne se trouvant pas sur les sources elles-mêmes, la température de l'eau n'en est pas moins de 38 à 40°. Elles sont alimentées par les réservoirs de César, situés bien au-dessus ; aussi les douches sont-elles très-fortes. Ces deux piscines sont à gauche et à droite des bains Ramond-Rigny, chacune d'elle contient 6,454 décimètres cubes d'eau, vingt à vingt-cinq personnes peuvent s'y baigner en même temps.

Ce mode de balnéation, si recherché dans beaucoup d'établissements thermaux, n'est pas en faveur au Mont-Dore, il n'est pour ainsi dire suivi que par les malades nécessiteux et réservé pour les indigents de l'hôpital. Les effets sont à peu près les mêmes que ceux du Pavillon, seulement, ils sont moins accentués et n'exigent pas une aussi grande surveillance.

En laissant les douches telles qu'elles sont actuellement, si le trop plein des cuves Ramond-Rigny se déversait constamment dans les pisci-

nes, la chaleur serait bien moindre. Le volume
de ces deux sources n'est pas considérable il est
vrai, mais serait suffisant pour des bains tempérés ; alors l'eau serait constamment courante, toujours au même degré et les bains pourraient être
bien plus prolongés. Dans le traitement des affections de la peau, des maladies articulaires, des
suites de lymphatisme ou de scrofulose, ils ren-
draient les plus grands services ; les malades
pourraient sinon nager, du moins agir librement,
exécuter des mouvements ; souvent à leur avantage ; d'un autre côté, beaucoup de personnes,
convaincues avec raison qu'une masse d'eau courante a plus d'efficacité que celle d'une simple
baignoire, seraient satisfaites et elles pourraient
s'y plonger, ce qui ne se fait pas aujourd'hui.

DES BAINS ET DES DOUCHES DE VAPEUR.

Nous réunissons dans le même examen cette
double médication, parce qu'il est rare d'employer le bain de vapeur sans la douche ; les
cabinets servant à cet usage sont situés dans

l'établissement destiné aux inhalations et à la pulvérisation.

Réservés spécialement pour le traitement des affections rhumatismales, ces bains, et surtout les douches, sont utiles quand la maladie est ancienne, qu'il y a faiblesse et atonie. Dans les rhumatismes musculaire, fibreux, articulaire avec gonflement, engorgement des tissus; dans les tumeurs blanches, les raideurs des jointures, les ankyloses, l'hydarthrose, la coxalgie, les névralgies sciatique et intercostale, la pleurodynie, le lumbago et autres affections dépendant de ce principe maladif.

Dans certaines affections de poitrine, comme dans les bronchites sous forme d'asthme, les vieux catarrhes, c'est un puissant moyen de sudation et de dérivation pour dégager les voies aériennes, appeler le rhumatisme à l'extérieur; enfin conjurer ses effets quand les inhalations sont insuffisantes.

Cette pratique thermale réclame beaucoup de soin et d'attention de la part du médecin; afin d'éviter des accidents, il doit s'assurer d'abord qu'il n'existe pas de maladies du cœur ou de dispositions aux congestions cérébrales ou à l'apoplexie. Du reste, la durée de ces bains avec ou

sans douche est très-courte : dix à douze minutes, rarement un quart d'heure.

La douche a un avantage précieux quand domine l'élément douleur, qu'elle calme ordinairement, ce qui serait le contraire avec la douche
d'eau minérale qui, en tombant, frappe et contu-
sionne plus ou moins les parties sur lesquelles se
trouvent des nerfs en souffrance, comme dans la
sciatique, la névralgie intercostale, la pleurodynie précordiale ; dans cette dernière maladie, il
faut avoir grand soin que la douche ne soit pas
donnée perpendiculairement, mais bien très-obliquement, en coulant sur la région du cœur, absolument de la même manière que dans l'endocardite rhumatismale. J'ai vu plusieurs malades
de M. le professeur Bouillaud, envoyés pour remédier aux inconvénients de cette affection, qu'il
a su si bien faire connaître et je puis ici donner
l'assurance, que beaucoup s'en sont fort bien
trouvés.

DES DOUCHES MINÉRALES.

Les douches ont un avantage tellement remarquable dans le traitement de diverses maladies

externes, et de plusieurs maladies internes, qu'il serait impossible aujourd'hui d'exercer la médecine au Mont-Dore, sans leur concours.

Elles sont ascendantes ou descendantes; les premières se trouvent au fond de la galerie du nord et ne sont guères employées que dans des cas de constipation opiniâtre, ou pour corriger certaines faiblesses intestinales, entachées de diarrhée chronique. Quant aux douches vaginales, on ne se sert plus de l'ancien système, qui était défectueux et pouvait être dangereux. Actuellement, ces sortes d'irrigations, utiles dans la leucorrhée et le catarrhe utérin, sont données tout simplement dans le bain, avec un clyso-pompe ou à l'aide d'un long tube en caoutchouc adapté à l'ajutage de la douche; elles doivent être courtes et de force modérée, rarement prises à un seul jet, le plus souvent en arrosoir, avec une canule olivaire criblée de trous. Pour plus de sûreté, lorsque le col de l'utérus est béant et flasque, je fais boucher le trou du milieu de l'olive, afin d'éviter que l'eau soit projetée directement dans la matrice, elle pourrait traverser les trompes, pénétrer jusque dans le péritoine et déterminer une inflammation mortelle, comme on en rapporte des exemples.

Les douches descendantes sont placées au-dessus de chaque baignoire, leur pression est de trois mètres au Pavillon, d'environ sept mètres dans la grande salle et de neuf mètres dans la galerie du nord.

Comme les précédentes, le volume et la forme sont très-variables, tantôt à un seul ou plusieurs jets, d'autrefois en pluie, quelquefois à grand jet, en enlevant le dernier tuyau d'ajutage.

Au moyen du tube en gomme élastique adapté comme il a été dit et dont nous devons l'application à M. l'inspecteur Vernière, la douche peut être promenée dans toutes les directions, de perpendiculaire, on la rend oblique, latérale, ascendante, suivant les indications. Dans le traitement des angines granulées, des amygdalites avec hypertrophie, du catarrhe de la trompe d'eustache, du coryza chronique, des otites avec otorrhée, ces sortes de douches pharyngiennes, nasales et auriculaires, qui sont plutôt des irrigations, combinées avec la douche descendante sur la nuque, ont une grande valeur comme agent topique, agissant directement sur les parties malades et comme révulsives.

Les douches sont prises dans les baignoires; le plus souvent avant le bain qui détend et calme les parties qui ont été flagellées; dans le traitement des bronchites sous forme d'asthme, soignées ailleurs qu'au Pavillon, un demi-bain est pris d'abord un quart d'heure, afin de dégager promptement les voies respiratoires, ensuite la douche quinze minutes; pendant le dernier quart d'heure, le bain est entier.

La douche descendante est souvent employée avec un plein succès sur le rachis et les lombes, dans la spermatorrhée et la faiblesse qui précède souvent la consomption dorsale, dans le lumbago et les névralgies sciatiques avec engourdissement des membres.

Les effets des douches descendantes sont d'être toniques, révulsives et de produire sur la peau une rubéfaction qui ressemble à un violent coup de soleil; d'autrefois, à l'application de larges ventouses, la peau devient rouge comme violacée et sur quelques points comme ecchymosée; alors, pour ne pas dépasser le but, elles doivent être moins fortes, moins longues, éloignées, ou suspendues.

Les douleurs rhumatismales, goutteuses et surtout syphilitiques, sont souvent exaltées par les premières douches; si ce réveil est de nature rhumatismale, ordinairement il n'est pas de mauvaise augure, le traitement peut être continué sans inconvénient, mais avec plus de modération. Si le principe goutteux domine, les douches de vapeur sont mieux appropriées, en ce qui touche le réveil des syphilitiques ; comme dans la périostose, les gommes, les exostoses, elles sont plus nuisibles qu'utiles et doivent être supprimées. Dans ce cas, les bains seuls conviennent unis à un traitement particulier.

DES INHALATIONS DE VAPEUR.

Plus connues sous le nom d'aspirations, les inhalations sont employées au Mont-Dore depuis 1833. Avant cette époque, Michel Bertrand, observateur attentif, avait fait la remarque que la vapeur des bains chauds du Pavillon et des douches de César produisait un soulagement marqué à certains malades affectés de bronchite chronique sous forme d'asthme, de phthisie et de laryngite ancienne, avec plus ou moins d'altération dans le timbre de la voix. Aussitôt par ses soins, une pièce provisoire fut consacrée à la pratique des inhalations.

Ce vaporarium fut placé d'abord dans un espace circonscrit. Le succès dépassant toute espérance, des pièces plus spacieuses devinrent bientôt indispensables; enfin, sous l'administration de M. Pierre Bertrand, un établissement spécial fut édifié et mis en activité; trois grandes salles au premier étage sont destinées aux inhalations, et deux autres dans la partie la plus inférieure, sont consacrées aux malades de l'hôpital et aux classes peu aisées.

Dans ces salles, considérées comme un complément presque indispensable de la thérapeutique du Mont-Dore, que d'affections diverses et souvent très-graves, s'y trouvent réunies! Rien de plus satisfaisant, que d'assister au soulagement extraordinaire, ressenti par l'asthmatique ou l'emphysémateux, dont l'oppression et la suffocation se dissipent comme par enchantement; quelle bonne impression pour le malade affecté de bronchite sèche, irritative, spasmodique, de sentir ses voies respiratoires adoucies et humectées par cette vapeur bienfaisante; et celui qui, atteint de catarrhe chronique invétéré, ne pouvant qu'à l'aide de toux répétées et fatigantes, extraire péniblement quelques crachats visqueux et gluants, il est heureux d'expectorer avec abondance et facilité. Jusqu'aux malheureux phthisiques enfin, hâletants, épuisés par la fièvre et à bout de forces ! Quelques-uns se sentent renaître et sont rappelés à l'existence, au contact de ces inhalations, qui cicatrisent les cavernes de leurs poumons, pendant que chez d'autres moins avancés, l'action topique de la vapeur, combinée avec d'autres médications thermales, opère la résolution de l'irritation congestive et périphérique, entretenue par la présence de tubercules crus ou passant au ramollissement.

Ces manifestations physiologiques ne peuvent s'expliquer que par l'action directe, immédiate de la vapeur sur les parties affectées. Les substances dont elle est composée produisent ordinairement un soulagement instantané, souvent une amélioration voisine de la guérison et quelquefois des guérisons réelles dans des lésions organiques paraissant désespérées. Ce qu'il y a de certain, c'est que sur quatre à cinq mille personnes qui, chaque année, vont respirer dans ces salles, il ne s'en trouve pas dix qui en soient mécontentes ; mais il faut ajouter aussitôt que les plus grandes précautions sont prises pour atteindre le meilleur but et éviter les accidents. Les malades sont transportés en chaise à porteur à la buvette, de là dans les salles ; après y être restés le temps prescrit, ils sont rapportés de même à la fontaine, puis dans un lit préablement bassiné, où ils doivent rester une heure ou deux, pour avoir une diaphorèse modérée.

Le séjour dans les salles d'aspiration est de un à trois quarts d'heure. Comme pour les douches, les malades s'en trouvent si bien, que beaucoup, malgré notre défense, cherchent un subterfuge pour y respirer une heure et plus. Plusieurs croient aussi en retirer un grand avantage, en se plaçant tout près des tuyaux d'échappement de la vapeur : à la rigueur, les vieux asthmatiques et les catarrheux peuvent se permettre cette place, qui est impérieusement défendue aux phthisiques et aux hémoptoïques.

Autrefois, il y avait des gradins ; ils ont été enlevés, parce que des malades imprudents se plaçaient de préférence sur les plus élevés, où la chaleur et la vapeur raréfiés pouvaient leur nuire.

La température de ces salles est de 30° ; les inconvénients de la vie en commun s'y rencontrent chaque jour : les uns se plaignent d'une trop grande chaleur, les autres ne la trouvent pas suffisante ; de plus timorés, les femmes surtout, craignant les courants d'air, ne veulent pas supporter ouverts les deux vasistas, et insistent pour qu'il n'y en ait qu'un, il en est enfin qui tiennent à ce qu'ils soient entièrement fermés ; à chaque instant ce sont des réclamations : il y a trop de vapeur, il n'y en a pas assez. La seule réponse à faire est qu'il faut savoir se soumettre au réglement ; seulement, pour les personnes qui craignent une trop grande chaleur, la meilleure manière de l'éviter est de suivre les exercices de l'aspiration, vers quatre ou cinq heures du matin, ou de respirer dans les petites salles de côté.

Parmi les inconvénients des aspirations trop longues, il en est un qui serait beaucoup plus fréquent, s'il n'était empêché ou modéré par les bains de pieds, qui sont pris avec assiduité chaque jour. Je veux parler de quelques fumées du côté de la tête, comme un peu d'ivresse avec tendance au sommeil ; l'action du gaz carbonique en est la principale cause, de même que de la sédation des organes pulmonaires, qui cependant sont quelquefois excités. Ces épiphénomènes n'arrivent guère qu'après le premier septénaire, généralement ils sont sans gravité ; s'ils sont trop intenses, les aspirations sont plus courtes ou suspendues ; quelques grains de santé ou des pilules d'aloës peuvent être très-utiles s'il y a constipation.

Quelquefois aussi les aspirations disposent aux crachements de sang ; modérés, ils sont sans inquiétude et considérés souvent comme salutaires, cependant ils doivent tenir en éveil l'attention du médecin ; si l'expectoration rouge est assez abondante, les aspirations doivent être interdites ou remplacées par l'eau pulvérisée.

DE L'EAU PULVÉRISÉE.

A l'époque où sous les auspices de son auteur, M. Sales-Girons, la pulvérisation fit son apparition avec éclat dans le monde médical, le Mont-Dore était déjà en possession de moyens variés et puissants à opposer aux maladies des organes respiratoires, de la phonation et de la déglutition : elle n'en fut pas moins accueillie avec faveur et soumise avec empressement à l'expérimentation : pour réussir, il fallait qu'elle eut une valeur réelle, car les médecins comme les malades n'avaient qu'à se louer hautement des pratiques habituelles de cette station thermale.

Il n'en est pas moins vrai, comme je l'ai déjà dit, que les malades disposés aux hémoptysies, aux congestions cérébrales ou atteints d'une affection du cœur et des gros vaisseaux, se trouvaient réduits à boire simplement de l'eau et à prendre des pédiluves; impossible de songer à les soumettre aux inhalations, encore moins de les plonger dans l'eau, et pourtant les bains et les demi-bains, disait Michel Bertrand, en 1823, sont très-importants au Mont-Dore. Aussi la pulvérisation de l'eau minérale fut-elle aussitôt conseillée par tous les médecins de cette station, comme une ressource thermale qui devait être favorable aux personnes comprises spécialement dans ces trois catégories.

Les dispositions des deux salles étaient à peine terminées, que, déçus dans notre attente, nous acquîmes la conviction que ce procédé respiratoire ne pouvait être ainsi continué sans de graves inconvénients; malgré toutes les précautions pour se garantir du froid et de l'humidité, les malades, couverts de manteaux, chaussés de gros souliers ou de sabots, étaient à leur sortie mouillés, refroidis, gelés, il y aurait eu imprudence, danger même, de les engager à persister; cependant nous nous étions parfaitement conformés aux indications données par M. Sales-Girons, et on opérait avec son appareil instrumental. Bien mieux, la source de la Madeleine a 45°, celle de Pierrefonds, patrie de la pulvérisation, en a tout au plus 30°; malgré cette énorme différence de température, le refroidissement de chaque salle était tel, qu'il pouvait tout au plus être toléré par des personnes bien portantes.

De toute nécessité, il fallait abandonner l'eau pulvérisée ou trouver un moyen de la rendre supportable et avantageuse; après en avoir conféré, les médecins de la station décidèrent, par un *consensus* spontané, qu'il n'y avait qu'un seul moyen d'y remédier, c'était de faire parvenir dans chaque salle une bouche de vapeur d'eau minérale, de manière à pouvoir graduer la chaleur, et il fut procédé de suite aux travaux nécessaires à cet effet.

Toutes les difficultés se trouvèrent levées et vaincues avec bonheur, de sorte que maintenant, l'eau en poussière nuageuse est bien respirée pure, brisée soit sur les plaques ou les tamis, mais l'atmosphère de la salle est chaude, et dans les temps de repos, les malades peuvent aspirer une légère vapeur de même nature que celle des salles d'inhalation.

Par ces procédés, variés selon les besoins des malades et la température du dehors, à moins d'une complication extraordinaire, d'une dégénération au-dessus de toute ressource, si un traitement bien dirigé ne conduit pas à une guérison entière, du moins les malades sont assurés d'une amélioration notable.

Je ne crois pas devoir insister ici sur les diverses questions théoriques et pratiques soulevées il y a quelques années, dans la presse et à l'Académie, à propos de l'eau pulvérisée. M. Poggiale, dans son savant rapport, les a parfaitement résolues, et, en clinique, il est bien établi que la pulvérisation est utile.

Comme conclusions générales, il résulte:

1° D'après les expériences de M. de Marquay, que l'eau pulvérisée peut pénétrer au-dessous de la glotte, et doit être inspirée assez profondément dans les bronches ;

2° Qu'à l'aide des appareils de M. Charrière Mathieu et beaucoup d'autres, certains liquides médicamenteux sont employés avec avantage dans la pratique particulière et au lit des malades ;

3° Que dans un établissement thermal, où l'eau en poussière est répandue dans une salle plus ou moins vaste, le refroidissement qui résulte de la pulvérisation exige de toute nécessité des bouches de chaleur, sous peine d'exposer les malades à toutes les conséquences du refroidissement et de l'humidité ;

4° Que, par le fait de la pulvérisation, les eaux minérales sulfureuses sont plus ou moins décomposées, perdent leurs caractères chimiques spéciaux et par conséquent leurs propriétés médicatrices.

Revenant à notre sujet et ne voulant traiter la question qu'au point de vue du Mont-Dore, voici sans prévention ce que les faits et l'expérience nous ont appris :

1° Le brouillard qui résulte de la pulvérisation, contient tous les principes minéralisateurs de l'eau thermale de la Madeleine ;

2° Pour rendre cette médication facile et avantageuse, il est urgent d'échauffer à un degré convenable, la température de la salle ;

3° Que cette méthode ainsi modifiée, est d'une utilité réelle dans le traitement des maladies qui ont pour siége la gorge et la région sus-glottique, telles que les diverses espèces d'angines, simples ou granulées, même quand elles occupent la muqueuse glosso et péri-épiglottique ou intra-laryngée ;

4° Qu'elle est aussi très-avantageuse dans les affections du larynx et de la trachée, qu'il y ait altération ou perte de la voix, surtout si la maladie est idiopathique;

5° Que cette action est moins efficace et souvent insignifiante dans les bronchites sèches, spasmodiques, catarrhales, les tubercules crus ou ramollis, les cavernes; mais, dans ce cas, il est juste de tenir grand compte de la gravité des lésions, de leur nature, de l'importance des organes affectés, etc.;

6° Que l'eau en poussière peut être employée sans inconvénient dans la bronchite ou la phthisie, avec tendance aux hémoptysies et aux congestions cérébrales, et que les personnes qui sont en même temps dans l'obésité, la pléthore, ou affectées d'une maladie des centres de la circulation, la supportent facilement;

7° Que cette médication est nulle et peut être nuisible aux asthmatiques et aux emphysémateux; pour ces derniers, rien ne peut remplacer la vapeur dans les salles d'inhalation.

D'après cet exposé, la valeur médicale de la pulvérisation n'est plus douteuse, son application dans des cas déterminés est une véritable conquête; avec la modification qui lui a été imprimée au Mont-Dore, les médecins comme les malades ont un bon moyen de plus à leur disposition.

DES BAINS DE PIEDS.

Les bains de pieds sont ordonnés généralement aux malades qui suivent les exercices de salles d'aspiration ou de pulvérisation, pour prévenir ou dissiper les fumées et la pesanteur de tête qui peuvent se manifester. Comme révulsifs, ils sont aussi prescrits dans les affections de la gorge, ainsi que pour dégager la poitrine congestionnée et les gros vaisseaux ; répétés chaque jour une ou deux fois pendant six à sept minutes, ces pédiluves pris à la température native, échauffent la peau, la rendent turgescente et font quelquefois appel au principe rhumatismal ou goutteux qui siége sur des organes importants et gênent leurs fonctions.

Ils sont défendus, quand il existe des varices aux jambes, de l'œdème, lorsque la peau est ulcérée, calleuse, enflammée ; il en est de même dans les pertes utérines, la leucorrhée prononcée. Leur indication est au contraire formelle dans l'aménhorrée, la dysménhorrée, toutes les fois enfin que le sang se porte aux parties supérieures et que les pieds restent froids.

Combinés avec le massage de bas en haut, ils conviennent dans les suites d'entorse, les engorgements indolents des articulations de la jambe et des os du tarse ; unis au douches de vapeur, ils peuvent arrêter le cours des tumeurs blanches au début ; enfin les pédiluves minéraux sont ordinairement fort utiles, lorsqu'il s'agit de donner du ton et de la vitalité aux tissus. En favorisant la circulation capillaire, le gonflement atonique disparaît et les articulations acquièrent leur souplesse normale.

DES GARGARISMES ET DES IRRIGATIONS NASALES.

Rien n'est plus difficile que de savoir se gargariser convenablement. Ce moyen est recommandé dans toutes les affections de la gorge : quelques malades seulement savent le mettre à profit. En général, les personnes qui montrent le fond du gozier avec peine, même à l'aide d'instruments, sont aussi celles qui se gargarisent avec le moins de succès : c'est tout au plus si l'eau minérale touche le devant du voile du palais ; ces malades ont les piliers souvent trop charnus ou la base de la langue fort épaisse et très-contractile ; dans ce cas, malgré leur bonne volonté, elle se relève, obstrue l'isthme, et le liquide ne peut parvenir au pharynx ; pour eux, ce serait une étude très-importante à faire et facile à réaliser, en s'exerçant devant une glace. Il s'agit simplement de tirer la langue en arrière et de l'abaisser le plus possible à sa racine, alors l'isthme devient libre et le pharynx est à découvert.

Si cette difficulté peut être vaincue, ces malades pourront se gargariser comme les autres ; dans le cas contraire, plusieurs indications leur sont données et rarement suivies. C'est pourquoi je leur recommande tout simplement les aspirations d'eau par les narines, et cela avec d'autant plus de succès, que souvent l'affection est rétropalatine ; ou bien le procédé de Valsalva, qui consiste, une fois la bouche pleine d'eau, de faire une forte inspiration nasale ; puis la bouche et le nez étant fermés, d'opérer le mouvement de déglutition et aussitôt de faire une large expiration qui renvoie le liquide de manière a baigner toutes les parois de la gorge.

Ce procédé est difficile à exécuter et surtout à faire comprendre, c'est pourquoi je compte davantage sur les aspirations nasales et encore mieux sur le procédé Politzer, qui convient en même temps dans le catarrhe de la trompe d'eustache et l'hypertrophie de son pavillon.

Cette petite opération est pratiquée avec de l'eau minérale contenue dans un ballon de caoutchouc, ayant à son extrémité une canule en ivoire ou en gomme ; une fois introduite dans les narines à deux ou trois centimètres, la tête légèrement penchée en arrière, les ailes du nez sont rapprochées entre deux doigts, pendant que de l'autre main on presse sur le ballon, de manière à chasser l'eau avec plus ou moins de force ; par ce MODUS FACIENDI, le médecin est assuré que l'indication est bien remplie.

Je ne connais que les malades affectés de surdité catarrhale, pour savoir se soumettre sans contrainte à ces sortes d'irrigations ; les autres, plus rebelles, se gargarisent à leur manière ; à ces derniers, je leur indique une petite douche intra-nasale et gutturale avec le tuyau en gomme, pendant qu'ils sont au bain. En général, ils préfèrent cette méthode aux injections POLITZER et elle est très-utile quand il y a des granulations pharyngiennes ou sus-glottiques.

Les irrigations nasales, selon la méthode de Weber de Lepsig, modifiée par l'appareil plus commode de notre confrère, M. Alvin, sont aussi employées en pareil cas. Le docteur Constantin Paul a simplifié encore le procédé, en se servant d'un simple irrigateur Eguisier, auquel on adapte un long tube en caoutchouc, terminé par une canule assez volumineuse pour boucher l'ouverture extérieure du nez ; l'injection pénètre parfaitement, de manière à ce que le liquide revient facilement par la narine du côté opposé.

Beaucoup de maladies des fosses nasales sont traitées avec succès par ces irrigations, tels sont : le coryza chronique, les ulcérations herpétiques de la muqueuse, l'ozène avec punaisie, enfin le catarrhe du sac lacrymal et du canal nasal.

———

D'après ce qui vient d'être exposé, la matière médicale du Mont-Dore est réduite autant que possible à de l'eau minérale, employée sous les formes les plus variées. Mais, que de nuances dans l'application, les doses, la température, l'ordre et la durée des pratiques thermales ; impossible d'entrer dans tous ces détails : autant d'idiosyncrasies, autant de prescriptions spéciales ;

d'autre part, les maladies auxquelles s'adressent ces eaux, sont si faciles à dévier, à se compliquer d'accidents nouveaux, et leurs propriétés sont tellement actives, que leur emploi doit exiger une surveillance de tous les instants. Il n'y a pas de station thermale, où les malades soient plus gâtés sous ce rapport; une fois en traitement, ils ne s'appartiennent plus, et nous ne doutons pas que cette sollicitude continuelle et traditionnelle, ne contribue énormément aux succès obtenus.

DE L'ACTION SPÉCIALE DES EAUX SUR LES ORGANES PULMONAIRES ET SUR CERTAINES MUQUEUSES.

L'observation, de tous les temps, a démontré que ces eaux, tout en tonifiant et stimulant l'organisation entière, ont la vertu toute spéciale d'agir directement sur les organes de la respiration et sur les muqueuses, dont l'épithélium est à cils vibratils, de manière à y exercer une action moléculaire, qui modifie avec plus ou moins d'avantages leurs propriétés vitales, de même que leurs propriétés de tissu. Leur premier effet sensible sur le poumon et sur les muqueuses nasales, gutturales, laryngo-trachéales, bronchiques et

même utérine, est comparable à celui de la digitale sur le cœur, dés asperges sur les reins, du
seigle ergoté sur la matrice, etc.

Cette action, qui est le plus ordinairement résolutive sur la partie malade, est traduite à l'extérieur par une révulsion puissante. Que le traitement externe contribue pour une bonne part à
cette poussée, nous n'en doutons pas ! mais les
principes minéraux de l'eau en boisson, agissent
par substitution et comme altérants pour dégager
les parties en souffrance et favoriser l'absorption
des exsudats qui engouent leurs éléments anatomiques.

La dissolution thermale est si bien préparée
par la nature, ses composés nombreux ont une
combinaison chimique si intime, que les manifestations signalées semblent être l'effet d'une action unitaire. Abstraction faite de l'influence de
la chaleur et de l'électricité, si nous examinons
les principes minéralisateurs, ils nous donnent
l'explication détaillée des phénomènes physiologiques qui sont observés.

Le fer est un excellent tonique, lent dans son
action lorsqu'il est pris en substance ; s'il agit
promptement ici, c'est que, combiné avec les
crénates et les apocrénates, découverts par Berze-

lius et décrits par Liebig, il se trouve dans un
état de divisibilité extrême, et que l'absorption
en est très-rapide.

Les chlorures, les sulfates et les carbonates
sont les sels qui opèrent le plus sur le tégument
interne et externe ; en même temps qu'ils sont
les principaux agents de la résorption des blas-
tèmes morbides, disséminées dans les parties pro-
fondes du tissu pulmonaire.

L'arséniate de soude, altérant très-énergique,
est le modificateur le plus puissant du système
nerveux et le régulateur de l'innervation troublée ;
le gaz acide carbonique, en si grande abondance,
lui vient en aide. On sait depuis longtemps quelle
est son influence, quand il y a spasme dans les
fonctions respiratoires.

N'oublions pas que presque toutes ces substances, bien qu'à doses homéopathiques, se trouvent dans la vapeur des salles d'aspiration et que
par la voie de la respiration, l'absorption est aussi
directe que par l'estomac et même plus prompte.
Dès lors, rien de surprenant que les affections de
poitrine, attaquées en tous sens, ne puissent être
modifiées avec avantage.

La nature est encore aidée dans ce travail réparateur, par l'air pur des montagnes, les pro-

menades dans les bois de sapins, d'où se dégage une vapeur résineuse qui, se mêlant à l'ozone vivifiant du Mont-Dore, agit directement sur les organes de la respiration.

L'effet des eaux est quelquefois si prompt chez certains malades ayant une disposition toute particulière ou exagérant les pratiques du traitement, qu'ils doivent être surveillés de près, afin d'éviter la surexitation pulmonaire qui a souvent de la tendance à se produire. Si elle survient, la médication thermale est suspendue jusqu'à cessation de la crise. Ce qu'il y a de remarquable, c'est que généralement, après les soins donnés pour la combattre, la résolution de la maladie s'opère beaucoup plus facilement ; maintes fois, j'ai été à même d'observer des recrudescences de ce genre ; elles devront cependant être évitées autant que les circonstances le permettront, parce que, dans le nombre, il serait possible d'en trouver dont on ne pourrait peut-être pas se rendre maître.

Quelques malades imprudents semblent aussi les chercher, soit en faisant des courses qui dépassent leurs forces, soit en gravissant les montagnes les plus élevées ; quelquefois aussi, surpris par un orage, ils rentrent mouillés et refroidis. Les ascensions intempestives du pic de Sancy sont les causes les plus ordinaires des coups de soleil, des fièvres courbaturales, des hémoptysies, des bronchites aiguës et même des pleuro-pneumonies, que l'on observe quelquefois pendant la saison thermale.

***

DURÉE DU TRAITEMENT.

Terme moyen, la cure est de dix-huit jours; la durée est un peu plus longue aujourd'hui, parce que la médication du Pavillon est moins exclusivement employée.

Si cette balnéation est la seule mise en application, quinze à seize jours suffisent; combinée avec les bains tempérés, dix-huit jours; avec ces derniers seuls, vingt et un jours. Si des repos sont exigés pour une cause quelconque, le traitement va jusqu'à vingt-cinq jours, même un mois.

Sauf quelques modifications, la cure est effectuée sans interruption; très rarement en deux fois; à notre époque affairée, le temps fait défaut! Dans ce dernier cas, il faut mettre un intervalle de trois semaines à un mois, afin de ne point troubler le travail organique de la première saison, qui n'est alors que de douze ou quinze jours.

Cette manière de procéder est la meilleure pour les personnes faibles, débiles, ayant en même temps le système nerveux très-excitable. Je la conseille aussi souvent dans la surdité catarrhale, afin d'éviter la surexitation des nerfs acoustiques et les douleurs otiques qui peuvent en résulter, inconvénients passagers il est vrai, mais qui à leur tour, sont une nouvelle cause de bourdonnement et de dureté de l'ouïe.

Lorsque la chaleur est modérée et le temps un peu sombre, les eaux sont bien mieux supportées; s'il est lourd et électrique, elles doivent êtré bues à faibles doses et les bains moins prolongés, autrement, il survient de l'agitation, le sommeil se perd et des symptômes d'embarras-gastriques pourraient se manifester, circonstances dont il faut tenir compte pour la durée du traitement. En général, il vaut mieux qu'il soit un peu écourté que trop prolongé. Dans ce cas, vers la fin, toutes les pratiques thermales sont diminuées graduellement, afin d'éviter une surexcitation, qui pourrait aller jusqu'à l'éréthisme.

Les bains sont expressément défendus pendant la période menstruelle; les tentatives qui ont été

faites pour les continuer, sont loin d'avoir réussi ;
c'est pourquoi nous engageons les femmes qui
n'ont point de temps à perdre, à prendre leurs
précautions, de manière à venir immédiatement
après la cessation de cette fonction. Dans tous les
cas, l'eau en boisson et les aspirations sont continuées sans inconvénient.

RÉGIME.

Il est une circonstance dont on ne tient pas assez compte pendant le cours du traitement, je
veux parler du régime. Les malades mangent
trop, les tables des hôtels sont servies abondamment ; les mets, sinon recherchés, sont habituellement de bonne qualité et bien préparés. Le jeudi
et le dimanche sont des jours de fête : les filets,
les saumons, les belles truites, la marée et les fa-
meux gigots de Vassivière, sont exposés à la ten-
tation.

Pendant ces longs repas de table d'hôte, servis lentement, on se laisse aller, sinon à son appétit, du moins l'on touche à tous les plats pour
passer le temps ; l'estomac a un surcroît de travail

de ces aliments variés, il se fatigue, et les eaux passent moins bien ; je ne saurais trop engager les malades à la sobriété, éviter les sauces et manger moins de pâtisserie, qui d'ailleurs est d'excellente qualité.

Comme sur les tables, on ne sert ni poivre ni moutarde, pas d'acides et aucun condiment, il est inutile de les défendre. Pour les desserts, les confitures de cerises, de coings et d'abricots sont excellentes, de même que les pruneaux. Quant aux fruits de la saison, les fraises, les cerises et les framboises dominent ; les poires, pêches ou abricots, ne sont le plus souvent servis que pour la démonstration ; ils sont toujours cueillis avant leur maturité, afin de pouvoir les transporter de Clermont sans être meurtris.

Le vin habituel est bien mieux choisi et meilleur qu'autrefois ; il provient des côteaux du département du Puy-de-Dôme. Mêlé à l'eau potable qui est très-bonne, cette boisson convient à l'estomac et soutient les forces. Par exemple, quand il fait très-chaud, les malades se plaisent à couper le vin avec l'eau gazeuze de Sainte-Marguerite qui est très agréable et très-fraîche, mais défendue généralement, parce qu'elle fait tousser et agace la poitrine.

Les liqueurs sont défendues ; le café, depuis un temps immémorial, est recommandé, surtout aux asthmatiques et aux personnes qui en ont l'habitude ; il est très-bien préparé et de bonne qualité, à la rotonde du Parc et au café de Paris.

Dans la journée, beaucoup de personnes ont une soif ardente, et demandent au médecin ce qu'elles pourraient boire sans se faire de mal ; je recommande de l'eau sans sucre, avec deux cuillérées de café par verre, ou une cuillérée de curaçao. Bien entendu que nous ne parlons toujours que des malades, les personnes qui les accompagnent ou les touristes se conduisent à leur gré.

QUATRIÈME PARTIE

DES MALADIES AUXQUELLES LES EAUX DU MONT-DORE CONVIENNENT.

DES DIATHÈSES QUI PEUVENT ÈTRE MODIFIÉES AVANTAGEUSEMENT.

Les maladies observées au Mont-Dore tirent leur origine de plusieurs sources differentes : les unes sont accidentelles, ou survenues spontanément sans causes souvent bien appréciables, conservant leur caractère de simplicité et de bénignité : la constitution générale n'étant entachée d'aucun principe maladif déterminé.

Les autres sont liées à une disposition particulière de l'organisme, plus ou moins vicié par une cause morbide occulte, originaire ou acquise, de telle sorte que toutes les manifestations pathogéniques, quoique variables par leur siége, leur forme, leurs symptômes, n'en sont pas moins sous l'influence d'une cause commune, ayant une genèse spéciale. C'est ce qui constitue la diathèse.

Ce principe maladif qui est en germe dans les solides et les liquides, leur est tellement inhérent que, si par une occasion quelconque, une maladie locale vient à se révéler, elle réclame alors un double traitement. Heureux, quand nos moyens thérapeutiques peuvent dominer ou assoupir la diathèse; alors, qu'elle soit interne ou externe, la maladie locale finit par disparaître, si la texture de l'organe n'est pas trop altérée.

D'après certains auteurs, le nombre des diathèses serait considérable, les principales sont : les diathèses inflammatoire, anémique, lymphatique, rhumatismale, goutteuse, scrofuleuse, dartreuse, tuberculeuse, syphilitique, cancéreuse et scorbutique. Quant aux diathèses gangreneuse, hémorrhagique, purulente, nerveuse, séreuse, calculeuse, saccharique et autres, ces dispositions sont le plus souvent le résultat de maladies antérieures qui ont détérioré l'organisme, ou des conséquences des premiers états diathésiques, déjà précités.

Avec de semblables dispositions, innées ou accidentelles, il est étonnant que l'humanité ne soit pas plus fréquemment aux prises avec des maladies réelles ! Heureusement que souvent la diathèse est à un mince degré, ou que l'organisme est assez réfractaire pour réagir contre son influence et la réduire pour ainsi dire, à néant ; alors la santé n'est pas précisément assurée, mais avec quelques ménagements, l'existence n'est pas compromise, et la vie fournit une carrière assez longue.

Il n'en est pas ainsi pour les personnes faibles et délicates, ni pour celles qui ont des professions incompatibles avec la nature de leur tempérament ; ne pouvant réagir suffisamment, elles sont malades à chaque instant, ou valétudinaires. D'un autre côté, certaines diathèses sont incurables, du moins la thérapeutique a peu de prises sur elles ; à l'hygiène seule et à des attentions journalières, appartiennent les moyens de rendre l'existence supportable, tels sont : le cancer, la goutte invétérée, etc.

M. Bazin, médecin aussi distingué que bon observateur, auquel nous devons des considérations de la plus haute importance pratique sur les diathèses et les maladies constitutionnelles, établit une grande différence entre ces deux situa-

tions. Pour lui, un organisme scrofuleux, arthritique, syphilitique ou herpétique est déjà entaché d'une maladie occulte qui pourra se manifester par des affections variées, des produits dis-
semblables, et sévir indistinctement sur tous les
systèmes, tandis que, dans la diathèse, le produit
morbide sera toujours unique, constamment le
même, quoique variable par son siége, et il rapporte à trois classes les produits morbides diathésiques.

Cette classification nous paraît bien fondée, et
nous regrettons de ne pouvoir l'analyser ici. Pour
en revenir aux principes, que l'on considère ces
causes occultes comme des prédispositions, ou
des maladies déjà déclarées, il n'en est pas moins
vrai que plusieurs sont puissamment modifiées
par les eaux du Mont-Dore.

En première ligne, comme M. Bazin, nous
plaçons l'arthritis, la dartre, la scrofule, les suites
de la syphilis ; en seconde ligne, la tuberculose !
Nos eaux sont sans effet manifeste sur les autres
diathèses. Nous examinerons cependant avec soin
la chloro-anémie et le lymphatisme exagéré, bien
que ces états constitutionnels ne soient pas considérés comme de vraies diathèses.

DE L'ARTHRITISME.

L'arthritisme pour nous, comprend le rhumatisme, la goutte et le rhumatisme goutteux.

DU RHUMATISME DIATHÉSIQUE.

Ce principe maladif, inconnu dans son essence, appréciable par ses effets seulement, est très-généralement répandu dans toutes les classes de la société, souvent originaire, d'autres fois acquis ; ses causes les plus ordinaires dans ce dernier cas, sont tout ce qui peut suspendre le cours de la transpiration et principalement l'impression du froid et l'influence de l'humidité ; tantôt les douleurs ne se font sentir que sur un point déterminé. C'est ainsi qu'à la suite d'un courant d'air, on observe des névralgies, des douleurs musculaires, des arthrites partielles ; dans d'autres circonstances, la maladie se généralise sur tout un appareil ; tel est le rhumatisme polyarticulaire.

Les tissus affectés de préférence sont les systèmes fibreux et musculaires ; mais, comme le fait remarquer M. Andral, est-ce à dire que le rhumatisme développé sur le tissu musculaire et fibreux borne là son action? non. Si dans quelques cas, il en est ainsi, dans d'autres, il s'étend et se propage, et on ne peut mieux se le représenter qu'en le comparant à la marche de certaines névralgies.

Si dans les points où s'est développé le rhumatisme, existent du tissu cellulaire ou des membranes séreuses, il les envahira : c'est ainsi que le rhumatisme articulaire pourra se propager à la membrane synoviale, attaquer le tissu séreux du péricarde, et que le cœur lui-même ou sa membrane interne peuvent être envahis. La clinique nous en fournit des exemples chaque jour.

L'état aigu n'est pas de notre domaine ; c'est contre la forme chronique, que les eaux sont utiles. Celles du Mont-Dore ont de tous temps été réputées des meilleures contre le rhumatisme musculaire, fibreux et articulaire. Comme elles sont très-actives, elles doivent être employées avec beaucoup de ménagement contre le rhumatisme nerveux.

Lorsque la maladie est fixée sur les appareils de la vie de relation, les malades en sont quittes pour des ennuis plus ou moins pénibles ou quelques souffrances, surtout par les changements de

temps. A la longue cependant, les parties affectées perdent leur vitalité normale, les muscles
s'atrophient, les nerfs peuvent se paralyser, les
jointures se roidir, s'ankyloser, devenir le siége
de nodosités, d'hydarthrose, de luxations spon-
tanées, etc. ; il est donc urgent de prévenir ces
conséquences fâcheuses.

Ce qu'il y a de plus sérieux, c'est que par
métastase, le rhumatisme peut se porter à l'intérieur sur des organes d'une importance majeure,
et donner lieu aux maladies les plus graves, telles sont les rétrocessions sur le cœur, le péricarde
et l'endocarde ; les nouvelles et importantes recherches de M. Bouillaud, en sont une preuve
péremptoire. On observe aussi que ce transport
peut s'effectuer sur le diaphragme, la plèvre, les
bronches et leurs ramifications, parties constituantes des poumons, dans la structure desquel-
les se trouvent des anneaux cartilagineux et des
fibres musculaires ; alors se développent des bronchites, des broncho-pneumonies, des productions
tuberculeuses, des affections asthmatiques et autres, suivant les idiosyncrasies des malades.

C'est surtout contre cette dernière catégorie de
maladies internes, que les eaux du Mont-Dore
sont employées aujourd'hui. Autrefois, on y trai-

tait beaucoup plus de rhumatismes des membres: parmi ceux du tronc, la pleurodynie, le rhumatisme préabdominal, celui du diaphragme s'il est possible à constater. Les névralgies intercostales nous sont encore réservées. Quant au lumbago ou torticolis, au myositis du deltoïde, et les arthrites chroniques, ce n'est que par exception, ou bien il faut que ces états morbides soient liés à une maladie des voies respiratoires.

DU RHUMATISME NOUEUX.

Parmi les manifestations du rhumatisme, il en est une qui procède aussi de la goutte, et pour laquelle les eaux du Mont-Dore sont utiles; je veux parler du rhumatisme noueux. Cette affection, considérée généralement comme incurable, tient à une double diathèse qui se fixe particulièrement sur les articulations des doigts de la main; les femmes, arrivées à 40 ou 50 ans, y sont beaucoup plus exposées que les hommes; quoique les parties envahies aient peu de surface, néanmoins cette maladie est gênante, douloureuse, surtout la nuit, les mouvements sont raides, accompagnés de craquements.

Les parties affectées sont : le périoste, les ligaments et les surfaces articulaires qui sont gonflées et difficiles à mouvoir ; peu à peu, les articulations se dévient, se déforment, enfin il arrive une période où les nodosités s'opposent aux mouvements, les doigts sont comme ankilosés.

Parvenu à ce point, le mal ne rétrograde que très-difficilement ; il n'offre pas d'intermittence, seulement de courtes rémissions, et il peut se porter sur de plus grandes articulations ; à l'aide de la teinture d'iode, employée par M. Lusègue, ou de l'arséniate de soude, conseillée par le docteur Beau, un certain amandement a été obtenu dans la marche de la maladie qui a semblé s'arrêter. Ce qu'il y a de certain, c'est que nous avons réussi dans des cas semblables, en administrant nos eaux en boisson, bains et douches en pluie ou de vapeur.

L'arsenic des eaux est-il le seul agent efficace ? Il est probable qu'il y prend une grande part, mais les carbonates alcalins et le fer doivent avoir aussi leur influence. Pour obtenir un avantage plus prompt et plus assuré, il faut que la maladie soit au premier ou au second degré, que les mouvements ne soient point encore perdus ; dans presque tous les cas, les douleurs disparaissent

vers le milieu du traitement ; ensuite le gonflement, puis la souplesse revient dans les articulations ; enfin, si les malades ne guérissent pas
entièrement dans le cours d'une première saison,
ils partent très-soulagés et beaucoup mieux qu'à
leur arrivée.

DE LA DIATHÈSE GOUTTEUSE.

La goutte, ainsi nommée par les anciens qui
attribuaient ce principe maladif à une humeur
acre qui se déposait sur les parties atteintes, pos-
sède, comme le rhumatisme, une affinité toute
spéciale pour envahir les systèmes fibreux et musculaires. Les liens de parenté entre ces deux
états morbides sont si intimes et les manifestations de la goutte ont tant d'analogie avec celles
du rhumatisme, que dans la pensée de certains
médecins, ils n'en font qu'une seule et même
diathèse.

Tout en avouant que ces deux principes se
combinent souvent l'un et l'autre, il n'en est pas
moins vrai, cliniquement parlant, que les différences sont tranchées.

La goutte est bien héréditaire comme le rhumatisme, mais elle est plutôt l'attribut des gens riches, vivant dans les plaisirs, la bonne chère, l'oisiveté ou s'occupant de travaux de cabinet. Quoique pouvant affecter les grandes articulations, la goutte préfère d'abord attaquer les petites, surtout celles des pieds, des mains et de prédilection, le gros orteil.

Le rhumatisme est une affection très-commune chez les gens de la campagne, les cultivateurs, les hommes exposés aux intempéries, rien n'est plus rare que la goutte chez ces derniers qui travaillent beaucoup, se fatiguent et vivent mal ; il en est de même des soldats qui sont souvent rhumatisés, mais jamais goutteux que lorsqu'ils arrivent aux grades les plus élevés ; enfin les grandes articulations sont plutôt prises que les petites.

Voilà comme considérations préliminaires. Comme conséquences, les jetées du rhumatisme ont lieu de préférence sur le cœur, le péricarde et l'endocarde et peuvent y produire des dépôts de matière fibrineuse et rarement des concrétions calcaires, tandis que les tendances de la goutte sont plutôt de former, autour des jointures et dans les muscles, des concrétions tophacées avec prédominence d'acide urique ; aussi la gravelle et l'urémie sont presque toujours satellites de la goutte ;

enfin les nodus sont des résultats plus directs de cette dernière maladie.

Comme affection générale, la diathèse est plus invétérée dans les tissus, parce qu'elle tient à une perturbation de la nutrition dans laquelle se produisent, par désassimilation, l'acide urique ou des urates. Comme différence encore, la goutte est beaucoup plus rare chez les femmes et généralement sans conséquences fâcheuses.

Arrivés à un certain âge, les métastases de ces deux diathèses se portent facilement sur la poitrine, de manière à produire des affections catarrhales ou asthmatiques et quelquefois la phthisie. C'est dans des circonstances semblables, que nous observons les manifestations de la goutte atonique ou irrégulière, souvent combinée avec le principe rhumatismal, et, comme sur ce dernier élément morbide, les eaux ont une action puissante, en décomposant ces deux causes occultes, ou si elles sont rappelées à l'extérieur, il en résulte un avantage réel.

Une remarque cependant : si la goutte domine avec urémie prononcée, les eaux après quelques jours alcalisent les urines, les malades rendent beaucoup de sables ou de graviers d'acide urique et d'urates solubles, c'est le cas où les eaux agis-

sent plutôt comme diurétique que comme sudori-
fique ; si en même temps des douleurs sourdes se
font sentir dans les membres, on peut être assuré
d'une bonne cure thermale, les voies respiratoires seront dégagées. En parlant de chaque maladie entretenue par ces causes, nous en rapporterons des exemples.

DE LA DARTRE

DIATHÈSE HERPÉTIQUE, PSORIQUE, EXANTHÉMATOGÈNE.

Cette diathèse, considérée par M. Bazin comme
une maladie constitutionnelle, est très-commune,
surtout sur les sujets forts, sanguins, aimant à
bien vivre et se livrant aux boissons fortes et spiritueuses. Les habitants des campagnes et les gens
du peuple qui négligent les soins de propreté et
ne se baignent jamais, y sont aussi très-exposés.

Caractérisée par une peau échauffée et des
éruptions cutanées très-variées, la diathèse dartreuse est originaire ou acquise ; dans le premier
cas, elle est souvent liée à la scrofule et au rhu-

matisme, alors la guérison est plus difficile à obtenir; dans le second, bien que les manifestations extérieures soient quelquefois plus prononcées, la résistance est moindre, parce que la thérapeutique a plus de prise. Dans l'une et dans l'autre circonstance, la marche est lente ordinairement, continue ou intermittente et s'exaspère principalement en automne et au printemps.

Si le principe herpétique est à un léger degré, il est alors mobile au premier chef, et quitte facilement la peau pour se porter sur les membranes muqueuses. Les affections internes de cette nature que nous observons le plus habituellement sont: les coryzas, les ophthalmies et surtout des angines granulées ou des laryngites chroniques avec altération du timbre de la voix. Dans l'âge adulte et même plus tard, des bronchites chroniques, des affections asthmatiques, les catarrhes utérin ou vésical sont souvent aussi sous sa dépendance.

Lorsque ces éruptions cutanées se déplacent pour se porter à l'intérieur, il est rare que les malades n'éprouvent pas un certain malaise accompagné d'un mouvement fébrile éphémère et de quelques troubles digestifs! Au contraire, les manifestations reparaissant sur la peau, le soulagement en est la conséquence, surtout s'il survient des furoncles.

Ces éruptions, tantôt sèches, d'autres fois humides, n'en sont pas moins désagréables et quelquefois pénibles, suivant leur siége, par la rougeur, la chaleur, les démangeaisons et les cuissons qui les accompagnent, de même que par les produits sécrétés. Chez certains malades, c'est une éruption de boutons papuleux, LICHÉN, PRURIGO ; chez d'autres, des écailles, des efflorescences furfuracées, PITYRIASIS, PSORIASIS. Si les produits sont des vésicules, il en résulte des croutes, ECZÉMA, HERPÈS MILIARIS, ou bien ce sont des bulles comme dans le PEMPHYGUS, ou des pustules comme dans l'écthyma. Enfin l'éruption peut prendre un caractère ulcéreux, c'est alors la dartre rongeante.

Toutes ces manifestations, variables à l'infini, tiennent à une cause seule et unique, l'herpétisme ! Il est important de le détruire de bonne heure ou de le modérer extrêmement, parce qu'il ne peut qu'augmenter avec l'âge et que, par répercussion sur des organes de premier ordre, sa présence sera des plus fâcheuses et ne pourra aboutir qu'à une mauvaise fin : ordinairement 'est à une dégénération cancéreuse des viscères.

Parmi les formes extérieures de la dartre, les eaux du Mont-Dore sont seulement utiles dans le prurigo, le lichen, le pytiriasis, le psoriasis et l'eczéma. Il est rare que nous ayons à traiter ces affections cutanées seules, presque toujours elles sont concomitantes d'une maladie des muqueuses précitées, comme nous le verrons en parlant de chacune d'elles.

DE LA SYPHILIS CONSTITUTIONNELLE.

Il est surprenant, comme le fait judicieusement remarquer M. le professeur Teissier, dans son discours de Clinique médicale (Lyon, 1857), que des médecins d'un grand mérite comme Chomel, Grisolle, se soient refusés à considérer comme diathèse la syphilis, même originaire.

Beaucoup de maladies internes sont produites ou entretenues par ce principe maladif si généralement répandu et ordinairement si mal soigné ; en effet, les principaux symptômes de l'affection primitive une fois disparus, les malades se croyant guéris, suppriment toute médication, malgré les instances du médecin. Ainsi blanchis, comme on le dit vulgairement, rien de plus simple à

comprendre qu'une maladie intercurrente survenant, sa guérison radicale sera difficile à
obtenir, si la cause première n'est pas en même
temps attaquée.

A quels caractères sera-t-il possible de reconnaître la présence de ce germe de tant de maladies, de déceptions dans la génération et de la
qualité infime de ses produits?

Ordinairement ce sont des accidents tertiaires
qu'il faut accuser ou quelques restes d'accidents
secondaires. Ces phénomènes se produisent sur
la peau, les glandes, les muqueuses, le périoste,
les os, et donnent lieu souvent à des symptômes
bizarres de névropathie.

Sur la peau, quelques restes de syphilides combinées avec des éruptions dartreuses, des macules
et des végétations.

Sur les glandes sous-maxillaires, cervicales,
axillaires et des aines, des chapelets, des engorgements constituant une pléiade *sui generis*, très-
souvent unie à la scrofule et à l'aglobulie.

Du côté des muqueuses, des turgescences, des
follicules, des aphtes, des granulations dans la
gorge, des fissures, des excorations sur les piliers, sur les amygdales et les bords de la langue.
Dans le larynx, ces érosions dégénèrent facile-

ment en carie des cordes vocales et des cartilages pour constituer une phthisie laryngée.

On remarque aussi des empâtements, des engorgements douloureux du périoste, des gommes,
et, sur les os, des exostoses dures ou ramollies,
pouvant passer à la carie, enfin des douleurs nocturnes ostéocopes, qui dépendent d'ostéo-périos-
tite, privent les malades de sommeil et les con-
duiraient au marasme si on n'y portait remède.

Ces symptômes sont loin d'être toujours aussi
tranchés, le plus souvent cet ennemi est dans la
place à l'état latent et il n'existe que des névropathies, de la pâleur et de l'anémie; il arrive
aussi fréquemment que ces malaises sont attribués à tort à une autre cause, et il faut tout le
discernement d'un médecin exercé pour trancher
les difficultés et découvrir la vérité; les malades
se refusant à admettre la réalité d'un diagnostic
syphilogène. Combien de fois, ai-je vu des maux
de gorge, des laryngites chroniques, des phthisies laryngées, participer de cette nature et les
guérir quelquefois à l'insu des malades.

Nous avons déjà dit que les douches liquides
convenaient rarement dans le traitement de cette
affection, mais que les bains, l'eau en boisson,
étaient efficaces, ainsi que les douches de vapeur.

Enfin nous avons comparé les effets de cette médication à ceux de la tisane de feltz, essentiellement dépurative et reconstituante. Nous ferons remarquer que, pendant le cours du traitement, il ne faudra point s'étonner si de vieux écoulements reparaissent et s'il survient une poussée éruptive assez prononcée. Le seul incident qui doit fixer l'attention du médecin est l'élément douleur! qu'il est urgent de calmer par les opiacés et quelquefois par l'adjonction de l'iodure de potassium, du sirop de Ricord ou de Gibert, surtout quand il existe des gommes et des ulcérations dans la gorge.

DE LA DIATHÈSE SCROFULEUSE.

La scrofulose est souvent la compagne de la tuberculose. Dans la majorité des cas, elle est liée à la phthisie pulmonaire de l'enfance, surtout à la phthisie ganglionnaire, comme le fait remarquer avec raison M. Milcent. Cette disposition morbide mérite donc de fixer l'attention et il est urgent, par tous les moyens connus, de s'en occuper de bonne heure pour arrêter ses ravages,

ou tout au moins pour la modifier avantageusement.

La scrofulose n'est point le tempérament lymphatique exagéré comme ont pu le prétendre
certains médecins, et il ne faut pas confondre
le tempérament lympathique qui, dans de justes
proportions, est un état physiologique, avec la
scrofulose qui est une diathèse *sui generis*, une
pathogénie déjà établie. Chaque jour, nous voyons
des personnes lympathiques sans être scrofuleuses en aucune manière; aussi n'est-ce point à
cette constitution bien équilibrée que nos eaux
s'adressent.

Cependant il faut avouer que cette nature
d'organisation a plus de tendance que toute autre
à devenir scrofuleuse. C'est ce que l'on observe
quand par le concours de nombreuses causes d'é-
puisement et de mauvaises conditions hygiéniques, le sang s'appauvrit, que la lymphe domine ;
alors la constitution s'affaiblit, les malades s'étiolent, les ganglions s'engorgent, et le cortège de
l'affection scrofuleuse peut s'en suivre.

Elle est beaucoup plus commune chez la femme
que chez l'homme, dans l'enfance et dans la jeunesse qu'à toute autre époque de la vie. Vers
quarante ou cinquante ans, les manifestations

scrofuleuses sont bien plus rares ; si nous en observons, elles datent du jeune âge.

Ses causes les plus ordinaires sont en première ligne l'hérédité, une nourriture insuffisante ou grossière, la misère, l'habitation dans les lieux bas et humides, le défaut d'insolation. Ces deux circonstances sont capitales, la scrofule étant une maladie à peu près inconnue dans les régions tropicales, tandis que, dans notre climat, elle est commune dans les gorges des pays de montagnes, couvertes de neige l'hiver et dont les eaux sont vives. Relativement aux eaux séléniteuses, leur influence est moins prouvée ; d'ailleurs, à l'exception de l'hérédité, il est rare qu'une seule cause suffise à son développement ; dans beaucoup de cas, il faut le concours d'un certain nombre et quelquefois la filière est impossible à découvrir.

On ne saurait trop se hâter, avons-nous dit, d'attaquer cette diathèse, afin de prévenir les conséquences fâcheuses qui peuvent en résulter, tels sont : les engorgements ganglionnaires avec ou sans suppuration, des abcès froids, des tumeurs blanches, des caries des cartilages ou des os spongieux. Heureux encore si la diathèse se borne à ces accidents extérieurs ; très-souvent, surtout dans le jeune âge, c'est sur des organes internes que la scrofulose porte son action ; c'est alors que l'on voit se développer le carreau, la phthisie pulmonaire et surtout la phthisie des ganglions bronchiques. Chaque année, sur des enfants spécialement, nous voyons ces maladies escortées de cette diathèse. Les eaux ont en pareil cas une certaine valeur pour arrêter l'évolution phymique, ou faire disparaître l'état congestionnaire des ganglions péri-bronchiques, qui ont de la tendance à se ramollir et à dégénérer en tubercules.

Pour soumettre les malades au traitement hydro-minéral, il vaut mieux que la scrofulose ne soit pas arrivée à ce degré, encore bien moins au rachitisme et à l'état strumeux. L'action des eaux est beaucoup plus efficace quand avec de la faiblesse et de la pâleur, il n'existe que de simples engorgements des ganglions sous-maxillaires, des opthalmies fugaces, des coryzas sans trop d'enflure des ailes du nez, des affections auriculaires avec ou sans écoulement, des angines légères, des rhumes fréquents, enfin des éruptions diverses sur le visage ou sur le cuir chevelu. Nous observons encore de bons effets de la médication thermale dans les tumeurs blan-

ches, si les surfaces articulaires ne sont qu'engouées, empâtées, sans ulcérations ni carie. Il en
est de même de la coxalgie : nous en trouvons
des exemples dans l'ouvrage de Michel Bertrand,
et nous en rapporterons nous-même quelques cas
heureux, bien qu'aujourd'hui ce genre de maladie soit envoyé plutôt aux eaux sulfureuses ou
aux bains de mer qu'au Mont-Dore, qui a pourtant fait ses preuves.

DE LA DIATHÉSE TUBERCULEUSE.

Rien n'est immuable dans les sciences : l'his-
tologie pathologique croyait avoir dit son dernier mot concernant la phthisie et la nature de
sa cause prochaine, il paraîtrait que non ! S'il faut
s'en rapporter à certaines doctrines allemandes
fondées sur la micrographie et qui semblent prendre une certaine faveur en France, surtout depuis les travaux remarquables de MM. Villemin
du Val de Grâce, Hérard, Cornil et Jaccoud. Suivant l'appréciation de ces savants novateurs, le
champ de la phthisie serait beaucoup moins étendu
que par le passé, partant, la diathèse tubercu-

leuse plus restreinte, puisqu'ils réservent exclusivement la dénomination de tubercules à la présence de la granulation miliaire de Bayle et de
Laënnec, granulation grise de Louis, granulie
de M. Empis, laquelle granulation est le plus
souvent produite par une pneumonie lobaire, interstitielle ou lobulaire, tandis que la matière
d'un blanc jaunâtre, réunie en corps plus ou
moins volumineux, isolés ou agminés, considérés
par l'Ecole française comme des tubercules, serait simplement le produit par exsudation d'une
pneumonie caséeuse selon les micographes, pouvant même exister sans granulations miliaires.

D'après cet exposé, la phthisie pulmonaire
telle que l'ont enseigné Bayle, Laënnec, Louis
et autres maîtres célèbres, serait une méprise :
la généralité des médecins les plus expérimentés
seraient dans l'erreur ! Ainsi, le tubercule que
nous voyons chaque jour à l'amphithéâtre, cette
production inerte et pauvre, sans texture, qui n'est
d'abord que poussière ou granulation grise,
que l'on disait grossir en s'arrondissant, passer
de l'état cru au ramollissement et se fondre pour
constituer des excavations, ou bien se transfor-
mer en matière crétacée, imitant le plâtre ou la
chaux : de tout cela, il n'y a de vrai, pour la

micrographie, que la granulation miliaire qui peut à la rigueur atteindre le volume d'une graine de chénevis, les gros tubercules blancs jaunâtres et leurs transformations ne seraient que de la matière caséeuse, un exsuda phlegmasique sécrété, exhalé par le tissu pulmonaire enflammé, n'ayant pas le moindre rapport avec la néoplasie tuberculeuse. Si Broussais existait encore, jamais il n'aurait été plus satisfait, que de voir développer ainsi ses idées en rapport avec sa doctrine de l'irritation.

Cette manière d'envisager la phthisie est en opposition formelle avec l'opinion générale, qui ne voit dans l'évolution tuberculeuse qu'un affaiblissement préalable de la constitution, tenant à une perturbation de la nutrition, ou à une disposition spéciale et qui attribue l'inflammation pulmonaire à la présence des granulations miliaires, plutôt qu'à leur formation.

Sous le rapport du produit, de ses transformations et de sa cause prochaine, le désaccord avec nos connaissances actuelles est donc complet. Aussi M. Barth, dont l'autorité est d'une si grande valeur en pareille occurrence, répond à la nouvelle doctrine qui veut s'imposer. Jamais la clinique ne pourra admettre que la phthisie tuberculeuse que nous observons chaque jour au lit des malades, et dont nous ne vérifions que trop souvent les lésions à l'amphithéâtre, soit une pneunomie caséeuse.

En praticien familier avec l'anatomie pathologique, M. Barth établit qu'entre la prétendue pneumonie caséeuse et la tuberculose, les dissemblances sont radicales. Enfin il fait valoir à l'Académie de médecine, dans une savante dissertation digne de toute l'attention du corps médical, les raisons qui sont péremptoires à nos yeux pour maintenir inébranlables les fondements de l'opinion de Laënnec, Andral, Louis et de leurs nombreux adhérents.

Pour les micrographes, les différences sont tranchées, la granulation tuberculeuse est un produit hétérotopique dont les éléments sont des noyaux ou de petites cellules sphériques, contenant des cytoblastions, sur lesquels l'acide acétique est sans effet et dont la matière amorphe est très-agglutinative au tissu lamineux qui en est le siége. C'est toujours dans ce tissu et sur le trajet d'une artériole que le tubercule se développe; autour se trouve la zône de prolifération avec de nombreux éléments embryoplastiques, qui se prêtent facilement au développement de nouvelles granulations.

Ces productions, dont l'origine est chétive, misérable, comme le dit Virchow, ont une existence éphémère : sans vaisseaux, la nutrition ne peut se faire, alors elles se ramollissent au centre, ou bien les éléments s'atrophient, s'enkistent, une régression peut s'en suivre ou une nécrobiose ; mais par leur présence, le tissu pulmonaire s'enflamme s'il ne l'est déjà, et une autre production morbide en est la conséquence ; c'est la sécrétion d'une matière caséeuse, contenue dans les alvéoles, prise à tort jusqu'à ce jour pour de la substance tuberculeuse ; elle en diffère parce qu'elle est composée de cellules épithéliales mêlées à du pus concret ou liquide, à des corpuscules graisseux, à des filaments de tissu élastique et à des débris de petits fragments du tissu pulmonaire. Lorsque ces matières sont rejetées au dehors par l'expectoration, à leur place se trouvent une caverne ou une cavernule.

Il est probable que les choses ne se passent pas toujours de cette manière, aussi les appréciations de la nouvelle école n'ont pas l'assentiment général ; on peut lui répondre victorieusement que dans beaucoup de cas, les gros tubercules blancs, jaunâtres, considérés par cette École comme de la matière caséeuse, ne sont le plus souvent que

le résultat de l'agglomération d'une foule de granulations miliaires développées dans la zone de
prolifération qui entoure les granulations et dans
laquelle sont disséminés les nombreux noyaux
embryoplastiques, signalés par l'inspection mi-
crographique.

Cette observation, qui appartient aux études
germaniques, nous autorise encore à dire que
c'est à la présence de ces gros tubercules ainsi
formés et à leur dégénérescence, que sont dus les
altérations du poumon et les excavations. Que
trouve-t-on en effet dans la composition de ces
tubercules ramollis, ou ayant subi d'autres transformations ? les mêmes éléments que les micrographes : du pus, des corpuscules graisseux, de
la matière caséeuse, des cellules épithéliales, du
tissu élastique et des débris de vaisseaux ou de
substance pulmonaire, toutes pièces qui entrent
dans l'organisation des bronches et des poumons ;
à cet égard seul l'accord est parfait.

Quoi qu'il en soit, l'interprétation de la marche de la phthisie, selon les idées nouvelles, s'accorde parfaitement avec la thérapeutique habituelle, ainsi qu'avec les effets de la médication
thermo-minérale, qui, soit dit en passant, est sans
action directe sur la matière tuberculeuse ou ca-

séeuse ; nous en avons déjà fait la remarque en 1864, au congrés médical de Lyon ; pas mieux les eaux salines que les eaux sulfureuses ; mais qui, en revanche, agissent activement sur la congestion pulmonaire périphérique, dont le tissu est plus ou moins engoué, enflammé, et qui en opèrent le dégagement, la résolution, au point de laisser par son retrait le tubercule à nu, dans l'isolement, de manière à favoriser sa régression, son atrophie ou sa mort.

Les eaux, en fortifiant le tissu pulmonaire et l'organisme en général, agissent faiblement sur la diathèse tuberculeuse elle-même mais elles s'opposent à de nouvelles poussées. Bien que cette diathèse soit niée par M. Pidoux, qui prétend que la phthisie dérive toujours des suites d'une constitution morbide originaire ou acquise, de nature lymphatique, arthritique ou syphilitique, et que la tuberculose n'est qu'une maladie ancienne qui finit et non une affection spéciale qui commence ayant sa genèse, *sui generis*.

Sans nier ce que cette manière de voir a de vrai dans une certaine mesure, l'observation clinique nous oblige à plus de circonspection et à faire une plus large part à la diathèse tuberculeuse essentielle, ainsi qu'à la phthisie locale, ac-

cidentelle, suite d'une affection aiguë et sans disposition préalable ; nous serions, avec la généralité médicale, dans une profonde erreur, s'il en
était autrement. Les expériences nombreuses de
M. Villemin, du Val de Grâce, répétées à Lyon
et à l'étranger, discutées de la manière la plus
savante à l'Académie de médecine, démontrent à
n'en pas douter l'existence de la diathèse tuberculeuse ayant sa genèse toute spéciale, puisque
du pus de tubercules transmis à un animal sain,
développe chez lui les phénomènes de la tuberculose, et qu'une fois sacrifié, on trouve à l'autopsie ces productions dans plusieurs organes,
particulièrement dans les poumons.

Cette virulence n'est pas aussi contagieuse
que celle de la morve, de la variole ou de la syphilis, par exemple ; elle n'en démontre pas
moins que s'il existe la plus légère prédisposition, l'organisme sera contaminé. Quel est le praticien un peu répandu qui, dans le cours de sa
carrière, n'a pas vu la tuberculose se développer
chez des individus sains et robustes, vivant d'une
manière intime avec certains phthisiques ? ces
exemples sont assez rares heureusement, mais ils
existent.

Je me suis renseigné à cet égard auprès de

bons médecins de Paris et de la Province. Ces derniers, sont plus explicites, parce qu'ils connaissent mieux les familles, perdent moins de vue leurs malades et peuvent suivre plus facilement les filiations morbides qui leur incombent. Dans ma carrière, j'ai observé plusieurs cas de ce genre, et l'année dernière j'en ai constaté un pareil sur un malade de M. Axenfeld.

Quels sont les caractères de la diathèse tuberculeuse ? Pour un médecin exercé, ils sont plus faciles à constater qu'à énumérer, parce qu'ils tiennent le milieu entre les apparences de la constitution anémique et scrofuleuse auxquelles d'ailleurs la tuberculose est souvent liée. Si le sang n'est pas trop appauvri, que les sujets disposés à la phthisie n'aient pas de glandes, c'est-à-dire que s'ils ne sont ni anémiques, ni entachés de scrofulose, ils n'en présentent pas moins une certaine pâleur générale avec affaiblissement de tous les appareils.

A des velléités de plaisir et de surexcitation nerveuse, accompagnées d'une couleur rose passagère des pommettes, succède vite l'affaissement : les yeux, brillants par instants et vitrés, perdent facilement de leur éclat et deviennent comme ternes. Tristes habituellement et sans résistance aux occupations physiques comme aux travaux intellectuels , ils sont lents, paresseux, bien que souvent fort intelligents et transpirent beaucoup à la moindre fatigue ; le sommeil est agité avec révasserie ; le matin, une sueur acide plus ou moins abondante recouvre tout le corps.

L'appétit est irrégulier, quelquefois ils mangent avec voracité, d'autrefois, ils n'ont pas la moindre appétence ; il en est de même de la digestion et des selles qui ont lieu avec des alternatives de constipation et de diarrhée ; aussi la nutrition n'est pas réparatrice. Une petite toux sèche se fait remarquer par instants avec quelques douleurs vagues péri-thoraciques, la respiration est courte, mais sans signes sthétoscopiques, la circulation est souvent accélérée. Enfin les personnes ainsi disposées sont toujours frileuses, ont la plus grande tendance à s'enrhumer et à cracher du sang pur, ou mêlé à des mucosités.

De cette disposition variable dans ses caractères, à la période initiale de la phthisie, il n'y a pas loin ; cependant, à l'aide de précautions hygiéniques, de ménagements dans la conduite et de quelques médications, il arrive assez souvent que la tuberculose ne se développe pas, le temps se passe et l'existence peut avoir une longue durée avec un état de modeste santé. Quel est le médecin qui n'a entendu dire à des personnes âgées que, condamnées dans leur jeunesse comme phthisiques, elles en avaient bien rappelé.

Il n'en est pas moins vrai qu'avec de semblables dispositions, véritable épée de Damoclès, tout est à craindre ! et que c'est le cas d'user des eaux réputées utiles, pour modifier avantageusement la constitution. Les médecins, en pareille occurence, ne sauraient trop insister auprès de leurs malades, pour conseiller de suivre pendant longtemps cette médication, qui est peut-être la meilleure.

Après un traitement thermal suivi convenablement, il est d'expérience que les malades se sentent rafraîchis, le teint devient rose, le sommeil est réparateur, la nutrition est plus régulière, aussi la maigreur disparaît. Chez quelques-uns, l'engraissement est même très-sensible; enfin ils quittent la station bien mieux qu'ils ne sont venus.

Comme choix de l'établissement thermal, la détermination du médecin est souvent difficile à prendre. Voici le résultat de nos observations à cet égard :

Si la diathèse tuberculeuse est essentielle sans

autre complication, les eaux salines et arsénicales conviennent aussi bien que les eaux sulfureuses. J'ai vu beaucoup de malades : les uns se
trouvent bien du Mont-Dore ou d'Ems ; d'autres
se louent des eaux des Pyrénées ou d'Allevard,
et, réciproquement, ils essayent des premières et
des secondes avec plus ou moins de succès.

Par exemple, nous avons remarqué que les
eaux sulfureuses semblent être plus utiles aux
phthisiques dont la constitution est lymphatique,
scrofuleuse. Cependant le fer, les chlorures, les
sulfates et les carbonates, réunis à l'arséniate de
soude, sont des modificateurs puissants de l'organisme au Mont-Dore.

Ces dernières eaux, par contre, sont supérieures dans le traitement de la phthisie avec l'existence d'un état arthritique rhumatogène. De
temps immémorial ce fait est constaté.

Pour la phthisie, suite d'affection syphilitique,
bien qu'elle ait son traitement à part, Luchon est
considéré comme préférable. J'ai la certitude que
les eaux du Mont-Dore sont aussi favorables.

Si la phthisie est liée à une idiosyncrasie-
exanthématogène, les chances sont à peu près
égales. Ce que le soufre ne guérit pas, l'arsenic
en fait souvent justice, comme nous le voyons

dans les angines granulées. Ce fait est d'ailleurs journellement constaté à l'hôpital Saint-Louis, dans le traitement des affections herpétiques.

Quand les circonstances le permettent, pour ne rien négliger, je conseille cette double médication : deux mois au Mont-Dore, en juillet et août, quatre mois d'hiver à Amélie-les-Bains ou au Vernet, le reste du temps dans un site réputé contre la phthisie.

Dans tous les cas, il ne faut pas se figurer que, même avec ces précautions qui sont rationelles, les phthisiques reviendront tous guéris radicalement, de telle ou telle station thermale et climatérique si vantées ; ce résultat pourra être obtenu exceptionnellement. Par exemple, comme je l'ai déjà dit, vous les reverrez le plus ordinairement soulagés et améliorés.

DE LA CHLORO-ANÉMIE ET DU TEMPÉRAMENT LYMPHATIQUE.

L'anémie doit-elle être considérée comme une diathèse ? Depuis les travaux remarquables de MM. Andral et Gavarret, la question ne me sem-

blerait plus faire aucun doute ; d'ailleurs, de
même qu'il existe une diathèse inflammatoire,
entretenue par la pléthore sanguine avec exubé-
rance de vitalité, pourquoi la disposition contraire
ferait-elle exception, surtout quand l'aglobulie
est originaire et qu'elle fait partie intégrante de
l'économie. Quoi qu'il en soit, nous plaçons ces
états morbigènes à la suite des diathèses, parce
que les eaux du Mont-Dore leur sont favorables.

Lorsqu'ils sont héréditaires, ils proviennent
d'une source affaiblie et détériorée par des maladies constitutionnelles, le plus souvent à la
suite de maladies vénériennes. Bien que les
parents semblent guéris, il n'en reste pas moins
dans les germes un état impossible à qualifier qui
n'est pas précisément la syphilis, mais de l'anémie
du lymphatisme, de la scrofulose, de la tuberculose, et quelquefois tous ces états morbigènes
réunis.

Les enfants nés dans de si fâcheuses conditions sont pâles, chétifs, maladifs et s'élèvent
péniblement, malgré les soins les mieux entendus, une hygiène appropriée et un régime réparateur, l'organisme ne va pas se fortifiant. Si
quelques éclairs de vitalité se font jour, ce n'est
que par instants, et leur durée est bien courte,

parce que le fond manque ; il n'y a dans le sang ni assez d'hématies, ni suffisamment de leucocytes.

Pour que les fonctions puissent s'exécuter d'une manière normale, MM. Andral et Gavarret estiment que la moyenne des globules du sang doit être de 127, sur 1000 ; à 113 déjà se manifestent quelques troubles morbides, caractérisés à 100 par de la paleur, de la faiblesse et des palpitations ; à 80, coloration chlorotique, perte d'appétit, souffle auriculo-ventriculaire et carotidien, dyspnée, somnolence ; à 70 et 60, l'affaiblissement et la décoloration sont extrêmes, les leucocytes dominent les hématies, l'hydrémie augmente en proportion de la diminution des globules, il se produit de l'enflure aux jambes, des suffusions séreuses à l'intérieur. Une terminaison fatale est proche.

Lorsque l'anémie survient accidentellement à la suite d'hémorragies abondantes, de fièvres paludéennes, d'une alimentation insuffisante ou de toute autre cause débilitante, les symptômes peuvent être conjurés par les toniques et les ferrugineux, un bon régime. Dans les deux cas, s'il existe une prédisposition pathogénique du côté de la poitrine, il faut se hâter d'y porter remède, afin d'éviter une maladie grave, quand bien même ce ne serait pas la tuberculose véritable.

Les bains de mer, ou l'hydrothérapie sont souvent recommandés dans de semblables circonstances et quelquefois trop légérement. J'ai été en position de faire plusieurs fois cette observation. C'est pourquoi, avant de décider si les malades (le plus souvent ce sont de jeunes sujets), doivent être dirigés vers la mer, suivre un traitement à l'eau froide ou être soumis à une médication thermo-minérale, je ne saurais trop conseiller d'agir avec la plus grande circonspection. Dans tous les cas, s'il existe le moindre doute du côté des voies respiratoires, préférer alors la station thermale à l'eau froide est une détermination sage en rapport avec la tradition et les preuves annuelles des Eaux du Mont-Dore, autrement la médication marine ou de Priesnitz ne répondant pas à l'attente salutaire de la prescription, les accidents les plus facheux pourraient en être la conséquence.

C'est qu'en effet, rien n'est plus dangereux que l'eau froide, même celle de la mer, quoique saline, si la réaction ne se fait pas aussi promptement que franchement, et l'on observe assez souvent cette inertie de la peau, quand la vitalité fait défaut, quand l'aglobulie ou la leucocythémie sont prononcées, que la faiblesse organique est évidente. Alors, par le fait et à la suite de chaque immersion dans l'eau et du refroidissement de la surface externe, il se produit à l'intérieur une congestion itérative (sur les poumons spécialement) ; les petits malades ou les jeunes filles à peine nubiles et mal réglées restent pâles, la peau se ternit, ils ont de l'oppression ; une toux sèche, irritative vient s'y joindre, souvent des frissons erratiques, imputés à tort à une fièvre périodique. L'appétit se perd, les forces diminuent et leur situation deviendrait de jour en jour plus critique, si au plus vite une attention sérieuse ne venait conjurer l'orage qui marche à pas lents vers une dégénération.

Ces symptômes doivent le plus ordinairement être rapportés à une affection de poitrine variable quand au siége et à la nature, et qu'il aurait été possible d'éviter, ou de retarder. En consultant mes notes prises avec le plus grand soin à chaque saison thermale, je trouve au hasard plusieurs exemples qui ont trait à la circonstance qui nous occupe et je vois comme accusation de la balnéation réfrigérente, six phthisies tuberculeuses, cinq hémoptysies de nature douteuse, trois pleurésies avec épanchement ou suivis d'adhérences douloureuses, six bronchites sous forme d'asthme et plusieurs autres simplement catarrhales, cinq dûretés d'oreilles ou demi surdités avec catarrhe de la trompe d'eustache, deux aphonies nerveuses, diverses névralgies, enfin des anémies et des chloroses non guéries en plus grand nombre.

Les reproches de la part des malades ne sont certainement pas tous fondés. Aussi loin de nous la pensée de faire le procès des bains de mer et de l'hydrothérapie dont l'utilité est incontestable en thérapeutique. Mais, je le répète, il faut se défier de leur emploi quand la débilité est très marquée, surtout chez les enfants dont le tempérament lympatique est lié à une grande excitabilité nerveuse. Peau blanche, fine, disposée aux sueurs, conjonctives d'un blanc opalin, avec langueur des fonctions en général, et presque toujours disposition aux engorgements des ganglions cervicaux, aux rhumes, aux bronchites, aux maux de gorge.

Dans cette situation, souvent il n'y a pas encore de maladie caractérisée, point d'organes particulièrement entrepris. L'ennemi n'en est pas moins dans la place ; cette vitalité insuffisante il s'agit de la relever, d'augmenter les forces par une hygiène et des médicaments toniques appropriés. Les bains de mer sont-ils assez reconstituants et l'eau froide sans danger? Nous ne le pensons pas. L'air de la plage a son importance sans doute, mais bien que fortement saline, l'eau de mer n'est pas absorbée, les bains ne sont pas assez prolongés pour cela ; aucune substance minérale ne pénètre dans l'organisme, les forces restent languissantes, et comme rien n'est ajouté au sang, il n'est pas reconstitué. Tous les effets de la médication ont lieu en pure perte aux dépens de l'économie déjà débilitée. S'il y a réaction, une révulsion extérieure en sera la conséquence et cette turgescence du tégument doit être nuisible aux organes de la vie de nutrition déjà déprimés par un sang appauvri ; si au contraire la réaction ne se produit pas, cessez bien vite, la leucocythémie ne peut qu'augmenter et des accidents graves se déclarer dans le genre de ceux ci-dessus signalés.

Par la médication thermo-minérale, les choses se passent d'une manière bien différente et avec plus de sûreté si le traitement est bien dirigé. L'eau bue à la source, fortement minéralisée en même temps qu'électrique a une puissante action sur la nutrition à laquelle ses principes actifs viennent le surajoûter et donnent à l'innervation une impulsion normale dont le retentissement se fait sentir dans tout l'être. Les bains à une température modérée, mais longtemps prolongés, aidés des douches à plein jets ou en arrosoir, exercent aussi une influence énergique sur le sang et les divers tissus. Plus de doute aujourd'hui sur l'absorption des substances minérales en dissolution dans les eaux thermales. Alors de ce *consensus intus et extra*, la face des choses est ordinairement changée.

L'appétit, souvent capricieux, devient vif et régulier, la peau se colore, les chairs se raffermissent, les forces, la santé reviennent à vue d'œil, le résultat est si prompt dans beaucoup de cas, qu'il semble tenir du prodige. Combien de fois ont été complétement rétablis par ce moyen des enfants amaigris, faibles, décolorés, déjà gravement atteints de coxalgie, sujets à des rhumes perpétuels, à des accès d'asthme ou à des traînées de petites glandes engorgées de la région cervicale.

Ce que nous pouvons affirmer sans crainte d'aucune controverse, c'est que les enfants sont incontestablement la classe de malades auxquels ces eaux réussissent le mieux et le plus vite, aussi le nombre va-t-il en augmentant à chaque saison thermale. A cet âge, les ressources de la nature sont infinies ! son but, sa destinée, c'est de vivre : circonstance qui aide puissamment à l'action du reméde.

En résumé, les eaux du Mont-Dore, essentiellement toniques et reconstituantes, sont d'une grande ressource pour remédier à l'anémie, à la chlorose, à la dysménorrhée ou à l'aménorrhée passive, et à toutes les affections qui dépendent de la leucocythémie.

2° La constitution lymphatique exagérée est puissamment modifiée par leur emploi, les traînées de glandes sous-maxillaires ou cervicales, la disposition aux abcès froids, disparaissent à mesure que le sang devient plus riche, que les globules hématiques dominent sur les leucocytes.

3° Quand la poitrine est menacée ou déjà entreprise, on peut conjurer les accidents, même arrêter la tuberculose qui a de la tendance à surgir.

4° Ces eaux sont sans danger, si le traitement est bien dirigé, seulement, il faut quelquefois deux ou trois saisons pour arriver à un succès complet.

CINQUIÈME PARTIE

CLINIQUE MÉDICALE.

CONSIDÉRATIONS ET OBSERVATIONS PARTICULIÈRES.

Après avoir rapidement exposé quelles sont les diathèses ou les maladies constitutionnelles, susceptibles d'être modifiées par les eaux du Mont-Dore, nous allons examiner en détail chacune des affections qui peuvent être entachées ou non de ces principes morbigènes. Nous procéderons par région, tout en faisant remarquer de nouveau que, relativement aux muqueuses, c'est spécialement sur celles dont l'épithélium est à cils vibratils, que les eaux agissent de préférence.

En première ligne, nous trouvons le coryza, les variétés d'angine et de pharyngite, le catarrhe de la trompe d'eustache, avec dureté d'oreille ou surdité, la laryngite chronique, la phthisie laryngée, l'aphonie nerveuse, la trachéite et les diverses bronchites, simples ou compliquées, la phthisie pulmonaire, la phthisie des ganglions bronchiques, la pneumonie chronique, la pleurésie et ses suites, enfin, l'hémoptysie.

Nous examinerons ensuite les diverses espèces d'asthme, l'emphysème et l'œdéme pulmonaires, ainsi que deux névroses, l'une fort rebelle, l'angine de poitrine, l'autre très-bizarre, la toux canine.

Passant à un autre ordre d'affections, nous verrons les bons résultats du traitement thermal contre la névralgie intercostale, la pleurodynie, les douleurs précordiales, les suites de péricardite et d'endocardite rhumatismales, la dyspepsie et quelques gastro-entéralgies de même nature.

Nous rapporterons des observations sur l'avantage de ces eaux, dans le traitement du rhumatisme articulaire et musculaire, de certaines névralgies, de l'hydarthrose, des engorgements froids des articulations, de la coxalgie et de la luxation spontanée.

Enfin, nous terminons par quelques considérations sur le catarrhe utérin, la leucorrhée, la spermatorrhée et la consomption dorsale.

DU CORYZA CHRONIQUE ET DE L'OZÉNE.

Si l'on examine à grands traits la constitution anatomique des parties lésées, la conformation du nez et les causes diathésiques qui peuvent entretenir le coryza, on sera moins étonné de sa résistance, et les difficultés à vaincre pour arriver à sa guérison, seront plus facilement comprises; c'est ce que nous allons démontrer par les considérations suivantes :

Les fosses nasales, séparées par une cloison médiane, ne sont pas seulement deux simples cavités légèrement inclinées en arrière, aboutissant directement dans l'arrière gorge ; leurs parois externes et supérieures, sont très-compliquées et en augmentent de beaucoup l'étendue. En dehors, se trouvent les replis osseux des cornets formant des méats ou cavités communiquant avec le canal nasal, l'antre d'hygmore et l'anfractuosité maxillaire ; supérieurement est un labyrinthe de cellules osseuses et nombreuses, appartenant à l'ethmoïde, dont les antérieures sont, au moyen de l'infundibulum, en communication avec les sinus frontaux, tandis que, en arrière, les cellules ethmoïdales communiquent entre elles seulement.

Toutes ces cavités sinueuses, cellules, méats placés profondément dans l'intérieur des os, sont difficiles à atteindre, et n'en sont pas moins tapissés par une membrane muqueuse, qui, en se prolongeant vers la région basilaire, s'introduit aussi dans les sinus sphénoïdaux et les conduit de la trompe d'eustache, pour se continuer en bas avec la muqueuse du pharynx et du larynx.

Comme cette membrane est très-vasculaire, d'une sensibilité exquise, que par ses replis multiples, elle occupe une assez grande surface, qu'elle est constamment en rapport avec l'impression de l'air ambiant, tantôt chaud, froid, humide, chargé de poussière, de corpuscules ou de gaz irritants, et que sa sympathie avec les fonctions de la peau est des plus manifestes, elle est donc facilement disposée aux congestions qui, se succédant tour à tour, finissent par déterminer une susceptibilité irritative qui conduit au coryza.

La cause la plus ordinaire est sans contredit l'impression du froid et surtout de l'humidité. Chez les personnes prédisposées à cette affection, le seul fait d'entrer dans une chambre fraîche, de se refroidir les pieds ou de se découvrir la tête, suffisent pour produire des éternuements, de l'enchifrênement et une atteinte de coryza qui se manifeste aussi bien en été qu'en hiver. J'ai vu des malades avoir de ces crises dix fois par jour, pendant la belle saison.

Bien que généralement il n'y ait rien de grave dans cette situation, elle n'en est pas moins désagréable, pénible même, par la céphalalgie frontale qui en résulte, l'hypersécrétion du mucus nasal, l'obscurcissement de l'ouïe et de la pensée, la diminution ou la perte de l'odorat, la gêne dans la respiration, qui souvent ne peut s'effectuer que par la bouche, enfin, par la tendance du coryza à s'accompagner de maux de gorge, de rhume, de bronchite ou de névralgie frontale.

Quand l'affection est simple, elle se borne aux ennuis précités ; mais si elle devient invétérée, le tissu de la muqueuse, après s'être épaissi, hypertrophié, peut changer de nature ; il devient flasque, se ramollit, s'excorie, s'ulcère, un ozéne en est la conséquence : ce n'est plus alors du mucus qui est sécrété, mais du muco-pus, ou du pus véritable, avec une ôdeur infecte, *sui generis*, qu'il s'agit de corriger ou de tarir, afin de pouvoir continuer les relations de la vie sociale. J'ai vu plusieurs malades dans ce cas, être désespérés de se voir ainsi aux prises avec cette infirmité repoussante.

Si une cause diathésique ne préside pas à la continuité de la maladie, il peut exister une conformation du nez, dont il faut se défier et qui s'oppose singulièrement à la guérison. Les nez qui sont courts, épatés, dont la racine est large, plate et surtout enfoncée, sont dans ce cas. Pourquoi? je ne puis me l'expliquer que par la petitesse, le retrécissement, la dépression des cellules inférieures de l'ethmoïde et de l'infundibulum qui, n'ayant plus l'ampleur normale, ne peuvent laisser couler facilement le mucus sécrété dans les cellules supérieures. Cette disposition fâcheuse s'oppose en même temps au passage de nos douches minérales et aux aspirations d'eau pulvérisée ou en vapeur ; dans ce cas, nous avons spécialement recours aux irrigations nasales, avec l'appareil du Dr Alvin, ou à l'irrigateur Éguisier, recommandé par M. Constantin Paul ; ce procédé est moins agaçant pour les malades, et le retour de l'eau se fait tout aussi bien par la narine du côté opposé.

Une autre circonstance qui est une complication redoutable dans le traitement, c'est l'existence d'un ozéne unique ou multiple dans les parties caverneuses du labyrinthe ethmoïdal supérieur. Si l'infundibulum n'est pas trop rétréci, et que la médication topique puisse le traverser, on peut encore espérer une bonne solution. Autrement, pour les ulcérations du méat inférieur, du bas du canal nasal et de l'orifice d'hygmore, la guérison est plus assurée ; les chances sont encore plus grandes, si les ulcérations se trouvent sur le plancher ou sur la paroi interne. Quant à l'ozène du sinus maxillaire, il ne faut point y songer, c'est par uue opération chirurgicale qu'il doit être attaqué.

Laissant de côté l'ozène syphilitique, qui réclame un traitement spécial, il est une autre variété de catarrhe nasal qui existe ordinairement sans ulcère, et qui est remarquable par un état congestionnaire de la pituitaire avec formation de croûtes épaisses, plus ou moins adhérentes à la muqueuse ; quand elles se détachent, ce qui n'a lieu qu'avec effort, il s'en suit un mucus roussâtre et sanguinolent, ou bien un ichor d'un jaune verdâtre, d'une odeur détestable.

C'est cette espèce que l'on observe spécialement chez les personnes qui ont le nez camard, et à laquelle on a donné le nom de punaisie. Il existe dans ce cas un obstacle au libre passage de l'air, ainsi qu'à la sortie des matières sécrétées, et les mucosités longtemps retenues dans les cavités nasales, contractent une odeur putride plus ou moins incommode et nauséabonde, sans que cependant il y ait indispensablement une lésion organique, il est assez ordinaire qu'en pareille occurrence, la constitution générale est sous l'influence d'un principe diathésique qui prédispose à cette infirmité ; dans cette variété, les eaux sont encore avantageuses, en détruisant la congestion pituitaire, et en agissant sur la cause générale.

Quoi qu'il en soit, si le coryza est invétéré, persistant, il est toujours prudent de le soigner par des moyens appropriés, non-seulement pour recouvrer l'odorat et dissiper l'odeur infecte des narines, mais quelle que soit sa nature, afin d'éviter des maladies plus graves: soit des productions polypeuses, des ulcérations, des caries, des nécroses, des dégénérations cancéreuses, la surdité, les tendances aux maux de gorge, aux bronchites et autres affections sérieuses de la poitrine.

Si le coryza n'est qu'un simple catarrhe nasal, par notre traitement, la guérison est la règle.

S'il est lié à un état diathésique, lymphatique, scrofuleux, arthritique ou dartreux, les eaux ont encore une utilité incontestable.

S'il existe, concurremment avec un ozène, unique ou multiple, que le coryza en soit la cause ou l'effet, il est de bonne thérapeutique de tenter l'épreuve, et si les ulcérations sont situées sur des parties où il soit possible de les atteindre par nos moyens topiques, la guérison est presque certaine.

La seule circonstance où le traitement n'a pas une véritable prise, est une mauvaise disposition originaire ou accidentelle de la conformation des narines, et encore la perte de l'odorat et la mauvaise odeur peuvent être sensiblement corrigées, comme il est facile de le voir dans l'un des exemples suivants.

1ere OBSERVATION

Coryza chronique, susceptibilité bronchique, poitrine délicate. Guérison.

En 1867 et 68, j'ai vu une jeune malade de M. de Valcourt, de Cannes, 18 ans, dysménorrhéique, lymphatique et nerveuse ; jamais coryza n'a été plus insupportable, c'était un véritable catarrhe nasal avec fièvre prononcée, céphalalgie violente, sécheresse de la pituitaire, suivie d'un abondant mucus, respiration nasale impossible ; cette crise, qui se répétait au moindre changement de température, dégénérait souvent en trachéo-bronchite. Comme la poitrine était naturellement fort délicate, que l'ensemble de la constitution avait le cachet d'une disposition à la tuberculose, il était urgent, pour prévenir la phthisie dont cette jeune personne était menacée, de guérir promptement l'affection locale qui semblait être le point de départ. Dès le premier traitement, le succès fut complet ; fortifiée par un nouveau séjour à Cannes, l'organisation est devenue moins impressionnable, les fonctions des mois se sont opérées régulièrement, et une seconde saison au Mont-Dore a fait justice de nos craintes. Aujourd'hui, cette jeune fille se porte à merveille.

2ᵉ OBSERVATION

Coryza rhumatismal, exaspéré par des poussières irritantes et des vapeurs de liquides médicamentaux. Guérison.

Un pharmacien du département de l'Allier me fut adressé en 1862 par le docteur Bernard, de Moulins, pour remédier à une susceptibilité catarrhale des plus pénibles de la muqueuse nasale. Ce malade, 40 ans, bonne organisation, s'était refroidi en prenant un bain de rivière, pendant l'été de 1860. A la suite d'un état courbatural, provenant de cette cause, il s'était joint un rhume de cerveau, qui se passait et revenait tour à tour, ainsi que des douleurs vagues, qui étaient un diminutif du vrai rhumatisme caractérisé par du refroidissement douloureux, avec torpeur dans les fonctions musculaires ; ces malaises n'empêchaient pas cependant M. X... de s'occuper de sa pharmacie, seulement, chaque fois qu'il s'exposait à certaines poussières, lorsqu'il faisait piler, je ne dirai pas de la moutarde, mais de l'ipéca ou simplement du quina, ou bien s'il respirait quelques vapeurs acides, de l'éther et autres liquides volatils, il était sûr d'avoir une crise de coryza qui devait durer deux ou trois jours au moins, avec céphalalgie, éternuements répétés, sécrétion considérable de mucus, etc.

Cette situation, devenant intolérable par ses retours successifs qui, dans les intervalles, laissaient la muqueuse rouge tuméfiée et prédisposée à de nouvelles crises, ce malade fut envoyé au Mont-Dore. Prescriptions : bains tempérés de César, douches *intrà* et *extrà* nasales, ainsi que sur la nuque, aspirations de l'eau en vapeur, un jour ; un autre, de l'eau en poussière, pédiluve, trois verres d'eau minérale en boisson ; dans la journée, bain local nasal avec fortes aspirations de cette même eau dans les narines. Après huit jours de ce traitement, amélioration très-sensible, les douches de la nuque devinrent générales, par rapport aux douleurs rhumatoïdes ; bien-être réel depuis ce jour, guérison radicale le vingtième.

3° OBSERVATION

Coryza ulcéreux chez une jeune femme lymphatique. Guérison.

En 1865, une jeune femme charmante, 28 ans, un peu lymphatique, deux enfants, bien portante d'ailleurs, me fut recommandée par le Dr Denis, de Paris, pour remédier à un coryza ulcéreux et fétide, qui avait résisté depuis trois ans aux traitements les mieux entendus, même à une médication spécifique, bien que les parties contaminées habituellement n'eussent jamais présenté aucun symptôme syphilitique. Dans l'impossibilité d'obtenir la moindre amélioration, elle me fut envoyée en désespoir de cause, pour essayer de notre traitement.

Il n'a pas fallu quinze jours pour déterger la muqueuse, changer son tissu altéré, obtenir la cicatrisation d'ulcérations multiples, faciles à voir sans le rhinoscope, et détruire la mauvaise odeur ; enfin de compte, cette intéressante jeune femme est partie du Mont-Doré, après trois semaines de traitement, respirant par le nez comme tout le monde, n'étant plus obsédée de ce copieux mucus nasal, qui l'obligeait à se moucher à chaque instant, et à se sevrer des relations sociales. La guérison s'est parfaitement maintenue.

Cet heureux succès avait tellement impressionné le savant Dr Denis, qu'il m'en parlait chaque année, et recommandait avec instance les eaux du Mont Dore en pareille circonstance. J'avoue n'avoir pas été toujours aussi heureux ; néanmoins, si la guérison n'est pas la règle, la médication est le plus souvent satisfaisante.

<hr>

4e OBSERVATION

**Coryza chronique dartreux, pustules ulcéreuses,
ozénes multiples, odeur infecte.
Grande amélioration.**

Un ancien conseiller à la cour d'appel de...., 73 ans, dyspeptique depuis l'âge de 30 ans, vivant d'un régime habituellement doux, nerveux, maigre, nez bien fait, aquilin, teint souvent échauffé, peau sèche avec quelques légères éruptions squammeuses, éprouvait souvent des picotements et des démangeaisons dans les narines, suivies d'éternuements et d'un mucus infect. On voit, sur les orifices et à l'origine de la muqueuse, quelques vésicules d'eczéma ; plus profondément, des pustules, les unes croûteuses, d'autres sont excoriées sur le milieu de la cloison ; et en dehors, vers les cornets inférieurs, beaucoup de petites ulcérations ; l'odorat est pour ainsi dire perdu, et quand le coryza s'exaspère, la douleur se fixe sur la région des sinus frontaux, de manière à produire ce que le malade appelle une violente migraine.

Ennuyé de cet état désagréable et persistant depuis quatre ou cinq ans, obligé de respirer par la bouche, surtout la nuit, M. X... vint au Mont-Dore en juillet 1870. Le traitement externe fut suivi avec la plus grande ponctualité, mais aussi avec modération, par rapport à la constitution assez faible du sujet ; et pour ne pas contrarier les caprices de l'estomac, l'eau n'était bue que par quart de verre et demi-verre, quatre fois par jour ; une fois la muqueuse nettoyée et détergée, on voyait bien plus facilement les érosions signalées ; peu à peu elles se cicatrisèrent, et le malade partit en très-bon état au bout de vingt jours ; il en eut bien fallu trente, certainement, pour obtenir un meilleur résultat ; il me fut impossible d'obtenir davantage.

5ᵉ OBSERVATION

Coryza chronique herpétique et arthritique, polypes vésiculeux. Trois saisons thermales en six ans. Guérison apparente après chacune d'elles.

Un malade du savant Dʳ Caffe, employé supérieur d'une grande administration de l'Etat, 70 ans, sanguin. organisation résistante, ayant beaucoup travaillé toute sa vie, était sujet depuis fort longtemps à de fréquents rhumes de cerveau, qui ont fini plus tard par déterminer des polypes vésiculeux. Opéré de ses polypes par cet habile médecin, les coryzas n'en ont pas moins persisté, mais à un léger degré, et plus rares, parce que ce malade était sous l'influence d'un principe herpétique et arthritique, et que la peau remplissait imparfaitement ses fonctions.

C'est sur la membrane pituitaire que cette double jetée diathésique se portait de préférence. Venu au Mont-Dore à trois reprises différentes, chaque fois il s'en est allé guéri pour deux ou trois ans, et ses polypes ne sont pas revenus.

J'ai donné des soins à un malade du Dr Coffin, de Paris, à peu près dans le même cas, mais moins âgé ; son coryza s'accompagnait d'angine granulée et d'un petit polype ; opéré par le Dr Chassaignac, ces affections ont entièrement disparu.

6e OBSERVATION

Coryza, ozéne, conformation vicieuse du nez, punaisie. Amélioration.

Une petite fille du Poitou me fut adressée en 1864 par le docteur Gaillard, de Poitiers, pour essayer de notre traitement minéral, dans le but de corriger l'odeur infecte exhalée des narines de cet enfant de neuf ans ; le nez est court et camard, les orifices, dirigés en avant et en haut, largement ouverts, la racine est très-enfoncée, il semble qu'elle a été cassée et refoulée sous l'ethmoïde ; cette conformation est originaire, l'organisation générale n'est pas mauvaise ; point de glandes au cou ni ailleurs, pas de diathèse, la santé générale est d'ailleurs excellente ; impossible de constater si la pituitaire est ulcérée, l'odeur n'en est pas moins repoussante. Il est fort possible que ce cas doive être rapporté au rétrécissement de l'infundibulum, qui ne permet de passer qu'à une petite quantité de mucus croupi dans les cellules situées au-dessus.

Quoi qu'il en soit, rien n'a été négligé pour le traitement : il a été suivi très-exactement pendant vingt jours. L'amélioration a été notable ; l'odeur était, au départ, à peine sensible ; de là à une guérison, il y a loin ; des soins continuels de propreté peuvent corriger cette infirmité, la difformité jamais.

Inutile de rapporter un plus grand nombre de faits, ceux que nous venons de consigner sont suffisants pour servir de base aux diverses nuances du coryza simple ou compliqué !

DES ANGINES PALATINES ET TONSILLAIRES CHRONIQUES, DE L'HYPERTROPHIE· DES AMYGDALES.

Nous réunissons dans ce chapitre ces diverses affections, parce qu'elles occupent la même région, et que le traitement thermo-minéral offre peu de différence.

Si l'angine gutturale occupe le voile du palais, ses piliers ou la luette, c'est l'angine palatine ; quand les amygdales sont affectées, il en résulte une amygdalite qui passe souvent à l'état chronique, et même à l'hypertrophie ; l'inflammation porte le nom de pharyngite, si elle siége sur le pharynx.

Toutes ces affections peuvent être chroniques

primitivement, ou succéder à des inflammations aigües ; dans le premier cas, elles sont presque toujours liées à un état diathésique, et si elles disparaissent, elles reviennent facilement.

DE L'ANGINE PALATINE CHRONIQUE.

Étudiée dernièrement avec le plus grand soin, par M. Laségue, elle est le plus ordinairement l'effet d'une disposition rhumatogène ou herpétique, d'une suppression de la transpiration, d'un refroidissement des pieds, ou d'une profession qui entretient cette maladie, sans gravité d'ailleurs, mais désagréable, surtout si la luette, petit appendice fort hygrométrique, se tuméfie et s'allonge, au point, par son contact avec la base de la langue et l'ouverture du larynx, de gêner les fonctions de la déglutition et de la respiration.

Caractérisée par un état de sécheresse habituel de la gorge, une couleur rouge bleuâtre et comme ardoisée de la muqueuse, souvent on aperçoit, dans son épaisseur, des vaisseaux capillaires distendus, et, à sa surface, des follicules muqueux plus ou moins saillants, qui sont le prélude d'une angine granulée, surtout si le sujet est disposé à la psore.

***

DE L'ANGINE TONSILLAIRE ET DE L'HYPERTROPHIE
DES AMYGDALES.

A l'état chronique, cette maladie est caractérisée par l'induration et l'augmentation de volume des amygdales; le tissu est épais, les vésicules sont hypertrophiées, gorgées de sang, les lacunes semblent disparaître, les glandes sont comme carnifiées; d'autres fois, les utricules sont plus larges, et contiennent une matière sébacée ayant la consistance et l'odeur du fromage pourri, quelquefois elles sont remplies de concrétions pierreuses ou tophacées.

Très-commune dans l'enfance et dans la jeunesse, cette maladie est rare chez les adultes; elle s'exaspère principalement par les temps froids et humides; alors les amygdales, dures et volumineuses, gênent la déglutition et la voix qui devient nasonnée, l'ouïe s'obscurcit, une demi-surdité peut en être la conséquence; il existe une toux gutturale particulière, la bouche reste presque toujours demi-béante, parce que la respiration ne peut se faire par les narines. De là, comme le fait remarquer M. Robert (*Bulletin de Thérapeuthique*, 1843), cette physionomie comme hébétée des enfants. Enfin le célèbre Dupuytren allait plus loin, il attribuait certaines difformités du thorax à la difficulté de la respiration et aux efforts faits par les muscles inspirateurs, pour vaincre l'obstacle que les amygdales trop volumineuses opposent à l'accomplissement de cette importante fonction.

Maintes fois, nous avons vérifié l'exactitude de ces divers phénomènes, et nous devons dire que nous les avons vus le plus ordinairement disparaître, à mesure que le traitement minéral opérait le dégorgement des tonsilles ; il ne faut pas cependant que les amygdales soient hypertrophiées au point de former un tout carnifié ; dans ce cas, leur resection est la seule opération convenable.

Une circonstance importante à signaler, c'est que vers le quatrième ou cinquième jour du traitement, il survient souvent une surexcitation, une augmentation de malaise dans la gorge, que nous qualifions d'angine minérale ; il est urgent d'en être prévenu ; bien que sans danger, le traitement doit être modifié ou suspendu pendant vingt-quatre ou quarante-huit heures.

7ᵉ OBSERVATION

Angine palatine chronique aveo hypertrophie de la luette, se renouvelant très-souvent par l'influence du froid et de l'humidité. Cure de vingt jours. Guérison.

Un malade de M. le Dʳ Delpech, 27 ans, attaché d'ambassade, sanguin et nerveux, bonne constitution, très-sujet aux maux de gorge, malgré les plus grandes précautions pour les éviter, n'en était pas moins souvent affecté, soit en sortant d'un spectacle, d'une soirée, même l'été, à la suite d'une promenade après dîner, dans son parc. Ces retours successifs finirent par hypertrophier la luette, qui était volumineuse, longue, pendante sur la langue, et gênàit beaucoup la déglutition.

Dans le but d'éviter de nouvelles atteintes, la luette fut touchée à diverses reprises avec de l'alun, du nitrate d'argent et de la teinture d'iode; le voile du palais lui-même ne fut pas épargné; ces médications topiques et beaucoup d'autres, tels que des gargarismes variés, le calomel à l'intérieur, un vésicatoire à la nuque, et plusieurs fois des applications sinapisées au devant du cou, faisaient disparaître les crises ou les éloignaient, mais n'avaient pas pour résultat une guérison radicale. Ennuyé de cette situation, M. X... fut dirigé sur le Mont-Dore, en juillet 1867.

Traitement primitif: trois verres d'eau, gargarismes, pédiluve, eau pulvérisée, bain entier; vers le septième jour, amélioration sensible; alors pendant le bain, irrigation d'eau minérale dans la gorge et douche sur la nuque, quatre verres d'eau, continuation de l'eau pulvérisée un jour, le suivant, une séance de trente-cinq minutes dans la salle d'inhalation. Bientôt la muqueuse perd sa couleur rouge foncé, l'hypertrophie de la luette disparaît. Au vingtième jour, la gorge est dans un état normal, le malade se sent très-bien ; la luette est tellement remontée, qu'elle semble atrophiée. La guérison a été, depuis ce traitement, complète et radicale, mais il est juste d'observer qu'il n'existait aucune diathèse, et point de granulations.

8ᵉ OBSERVATION

Angine palatine et tonsillaire invétérées, coryza chronique, dureté de l'ouïe, par les temps froids et humides. Deux cures thermales. Guérison.

En 1865 et 66, j'ai reçu, avec consultation de M. Rayer, un grand jeune homme fort et vigoureux, sanguin, vingt-cinq ans. N'ayant jamais eu d'affections spécifiques et sans diathèse, il n'en avait pas moins la gorge dans le plus mauvais état d'inflammation chronique ; la cause évidente était une vie se passant au milieu des plaisirs de Paris. M. X... ne rentrait jamais, et par tous les temps, que fatigué et énervé, longtemps après minuit. Vingt fois par hiver, il se manifestait des recrudescences qui exigeaient un traitement de quatre à cinq jours ; à peine remis, les mêmes causes continuant, la maladie reparaissait.

L'inspection de la gorge nous montre toute cette partie d'un rouge vif, les piliers éraillés sur les bords, les amygdales tuméfiées et déchiquetées, mais sans ulcérations ni érosions ; toute la muqueuse était enduite de mucosités épaisses, mêlées quelquefois à du sang, le matin ; le pharynx était aussi très-enflammé, point de granulations, seulement quelques vaisseaux variqueux ; il existait aussi du coryza, la respiration avait lieu par la bouche la nuit, l'ouïe était très-dure par instants, la trompe d'eustache étant plus ou moins congestionnée.

M. X... fut soumis au même traitement que le malade précédent. Vers le neuvième jour, il survint une éruption générale d'eczéma, tout l'intérieur de la gorge fut dégagé comme par enchantement, les bains furent continués avec addition de cent grammes d'amidon, afin de ne pas trop irriter la peau ; six jours après, deux furoncles énormes aux cuisses succédaient à l'eczéma ; à dater de ce moment, il ne restait plus la moindre trace d'affection gutturale ni auriculaire. M. X... partit avec toutes les apparences d'une guérison assurée.

L'éruption qui se produisit pendant le cours du traitement, me fit supposer qu'un peu d'herpétisme pouvait bien être la cause prédisposante de ce malaise de la gorge, pour ainsi dire perpétuel. Dans le but d'adoucir et de rafraîchir le sang, j'engageai M. X..., à la maturité des raisins, de faire une cure de douze à quinze jours, le matin à jeun et à la rosée, en hiver, de se gargariser avec de l'eau de goudron, d'en boire même matin et soir une tasse avec une cuillérée de sirop de Portal, enfin de se modérer dans ses habitudes nocturnes ; ces préceptes furent suivis asez exactemement. Ce qu'il y a de certain c'est que, pendant l'hiver qui suivit, M. X... n'éprouva que deux atteintes d'angine légère, et, au printemps, une troisième.

Revenu au Mont-Dore l'année suivante, le même traitement fut institué avec plus de modération ; aucune crise ne survint. Après cette dernière saison, la guérison a été radicale, je l'ai appris deux ans plus tard, par lui même, en m'envoyant un de ses amis.

9ᵉ OBSERVATION

**Angine palatine de nature dartreuse,
douleurs rhumatismales vagues. Deux saisons.
Guérison.**

Un avocat à la cour de Paris, trente ans, tempérament mixte, teint échauffé, sujet aux efflorescences sur la peau et sur le cuir chevelu, pityriasis, éprouvait souvent, à la suite de ses plaidoieries, de la sécheresse et de la douleur dans la gorge, le palais était chaud, cuisant, la voix voilée, et il ressentait le besoin d'humecter d'un liquide adoucissant toutes ces parties fort irritées ; comme il suait très-facilement, en se refroidissant, des douleurs musculaires vagues se faisaient sentir dans les membres, surtout à la région lombaire et entre les deux épaules. Avec quelques soins et du ménagement, ces malaises, plus ou moins accusés, duraient deux ou trois jours, et ils se produisaient aussi bien en été qu'en hiver, ce qui rendait pénible l'exercice de sa profession.

Soigné ordinairement par le Dʳ Fredault, qui lui conseilla les eaux du Mont-Dore, M. X... y vint en 1868, offrant tous les symptômes signalés ci-dessus. Soumis à un traitement régulier, les caractères de l'angine minérale se montrèrent avec une certaine intensité, du quatrième au septième jour ; l'eau minérale en boisson fut alors coupée avec du lait, la pulvévérisation fut échangée pour des inhalations de vapeur, continuation des bains de César ; la peau ne tarda pas à devenir rose, turgescente, çà et là on apercevait quelques traces d'éruption, l'irritation gutturale disparût vite. Le malade éprouvait au dixième jour un bien-être inaccoutumé, et sans autre crise, il partit le vingt et unième jour, parfaitement guéri en apparence.

M. X... but de l'eau du Mont-Dore chez lui pendant vingt jours en novembre, et vingt jours en mars; sur mon conseil, il fit une cure de raisins en septembre, se gargarisa souvent en hiver avec de l'eau de goudron; à l'aide de ces précautions, il put vaquer sans crises maladives, à ses occupations du Palais, et il revint en 1869 suivre à peu près le même traitement qui réussit à corroborer le premier. Depuis cette époque, la guérison a été radicale, non-seulement par rapport à la gorge, mais les douleurs rhumatismales, et les manifestations herpétiques n'ont plus reparu.

10e OBSERVATION

Angine chronique palatine et tonsillaire, suite de syphilis ancienne et entachée d'herpétisme. Guérison en une seule saison.

Un officier de cavalerie, grand, maigre, sanguin, 42 ans, assez bien portant jusqu'à ces deux dernières années, fut envoyé au Mont-Dore en 1866, par le Dr Teissier, de Lyon, pour remédier à une maladie complexe de la gorge, entretenue par un vice herpétique mêlé à un reste d'affection syphilitique.

Dans sa jeunesse, ce militaire avait été très-sujet aux maux de gorge, remplacés plus tard par des éruptions d'eczéma. En 1858, il contracta une affection vénérienne en Afrique, qui fut très-irrégulièrement soignée, se trouvant souvent en campagne; les symptômes locaux disparurent cependant, mais deux ans après, quelques syphilides se manifestèrent sur le dos et les épaules et, sur diverses parties du corps, des vésicules d'eczéma; peu à peu, la gorge qui n'était plus en souf-

france depuis quelques années, se mit de la partie ; M. X...
éprouvait souvent dans cette région de la chaleur, de la douleur avec difficulté dans la déglutition, il survint même diverses petites érosions sur les piliers et les amygdales.

M. le Dr Teissier, de Lyon, consulté alors, ordonna un
traitement spécifique suivi pendant deux mois, et une fois les
érosions cicatrisées, les eaux du Mont-Dore, afin de terminer
la guérison de l'affection locale et en même temps corriger la
diathèse herpétique. Le.traitement fut institué comme dans
les observations précédentes, une forte poussée cutanée en fut
la conséquence ; les eaux, les bains, les irrigations dans la
gorge et la pulvérisation firent disparaître toute trace d'inflammation et de malaise ; le vingt et unième jour, la guérison était réelle.

Pour plus de sûreté, j'engageai cependant M. X... à boire
pendant le mois de septembre, matin et soir, de la tisane de
houblon et de saponnaire avec une cuillerée de sirop de Gibert, et à se gargariser souvent en hiver avec de l'eau de
goudron ; il fut convenu aussi qu'au printemps, il boirait chez
lui, pendant vingt jours, deux verres d'eau du Mont-Dore, le
matin à jeun, et que s'il ressentait encore quelques malaises
dans la gorge, il reviendrait faire une nouvelle cure ; ces diverses prescriptions furent exécutées militairement. L'été suivant, mon ex-malade m'écrivait de Grenoble que depuis longtemps il n'éprouvait plus rien, et que son médecin jugeait
inutile un nouveau déplacement.

11ᵉ OBSERVATION

Susceptibilité gutturale, angines souvent renouvelées chez une jeune fille scrofuleuse et dysménorrhéique, disparition de la maladie, changement remarquable dans l'organisme. Deux cures thermo-minérales.

L'observation suivante est une preuve évidente, non-seulement de l'action des eaux dans le traitement des affections de la gorge, mais encore de leur influence sur une organisation faible, dé-. bile et entachée de scrofule avec dysménorrhée.

Une jeune fille de Versailles, 18 ans, me fut adressée en 1864 par M. le Dʳ Gendrin ; elle était grande, pâle, ayant assez d'embonpoint, mais les chairs molles et flasques, sujette aux palpitations nerveuses et dysménorrhéiques. D'ailleurs l'appétit est bon, ainsi que le sommeil, rien à la poitrine : dans son enfance, les ganglions du cou avaient été souvent engorgées ; en ce moment, ils sont dans un état à peu près normal, seulement au moindre changement de température, la gorge se congestionne, s'enflamme, les glandes sous-maxillaires se tuméfient ; un traitement de sept à huit jours est indispensable pour faire cesser cette situation qui se reproduit presque chaque mois. Il est évident que l'irrégularité des fonctions utérines est la cause principale de ces retours maladifs, fréquents, du côté de la gorge.

A l'inspection, on n'aperçoit aucune granulation ; les amygdales un peu grosses dépassent à peine les piliers, on voit qu'elles ont été souvent affectées, mais leur tissu n'est pas altéré, la luette est fort engorgée, longue, pendante, la muqueuse palatine et pharyngée est rouge violacé, son tissu est hypertrophié, de nombreux vaisseaux sont distendus par une stase sanguine, beaucoup de mucosités tapissent toute cette surface, qui est douloureuse.

Prescriptions : trois verres d'eau, bains avec douche générale, séance de pulvérisation pendant vingt-cinq à trente minutes, gargarismes, pédiluves ; vers le septième jour, changement remarquable, autant dans l'état général que dans les symptômes locaux. Nous ajoutons au traitement des irrigations dans la gorge et un verre en sus d'eau minérale ; les règles qui n'avaient pas paru depuis plus de deux mois, viennent en abondance, suspension des bains et douches. Cinq jours après, le traitement est repris au complet, le vingt-cinquième jour, plus de malaise dans la gorge, la luette est revenue sur elle-même, les amygdales rentrées entre les piliers, la muqueuse est dans l'état normal, point de vestiges de glandes au cou, peau rose, chairs affermies, sentiment de bien être général et de force. Mlle X... quitta le Mont-Dore satisfaite, ainsi que sa mère.

L'hiver suivant se passa sans accident et les mois restent réguliers ; retour l'année suivante à la première saison, comme il avait été convenu, mais avec un changement très-avantageux de l'organisme ; même traitement, succès complet. Départ avec la santé la plus florissante et une beauté remarquable.

12ᵉ OBSERVATION

**Amygdalite chronique avec hypertrophie sur un enfant
de 10 ans. Cure de vingt jours. Guérison.**

Un enfant de 10 ans, bien constitué, très-sujet aux maux
de gorge, dont le siége principal était les amygdales, avait
failli succomber à deux crises des plus violentes ; malgré ce
danger, ce petit malade très-volontaire s'était toujours refusé
à toute espèce d'opération. Comme les amygdales étaient restées fort engouées et tuméfiées, que la déglutition était gênée,
la voix altérée, que l'ouïe s'obscurcissait et qu'une nouvelle
inflammation aigüe pouvait faire craindre un malheur, d'après
l'avis de M. Barthez, cet enfant fut conduit au Mont-Dore.

Les deux amygdales étaient très-volumineuses, la droite
surtout, le palais étant au repos, laissait entre elles un espace
à y passer tout juste un crayon. En ayant touché une par
surprise, notre sujet étant fort indocile, je sentis que la tumeur était flasque, sans résistance, et qu'il y avait plutôt une
congestion atonique dans son tissu, qu'un engorgement hypertrophique, ce qui me laissa le plus grand espoir pour le
succès du traitement ; il fut institué sur le champ et commencé
dès le lendemain.

Je crois bien que l'eau en boisson et les bains ont été utiles, mais, certes, pas au même degré que les irrigations dans
la gorge avec le tuyau en gomme et la pulvérisation, moyens
auxquels se soumettait d'autant mieux notre petit malade ;
qu'il redoutait sans cesse la resection, surtout depuis une cautérisation faite dans le cours d'une amygdalite aigüe.

Après quelques jours de traitement, l'amélioration était
sensible, le volume des amygdales était déjà bien moindre ;

au bout de quinze jours, elles étaient presque rentrées dans leur niche ; au vingtième, il n'y avait plus vestige de maladie, la déglutition, la voix, l'ouïe, étaient revenues à l'état normal et l'ensemble de l'organisme des plus satisfaisant.

13ᵉ OBSERVATION

Amygdalite chronique droite, avec hypertrophie survenue à la suite d'un croup guéri par la trachéotomie. Enfant de 8 ans. Amélioration très-notable.

En 1862, un petit garçon de huit ans me fut adressé par le Dʳ Puydebas, de Bordeaux, parce qu'il était souvent atteint de violents maux de gorge, que l'amygdale du côté droit était volumineuse, hypertrophiée et que l'enfant ne voulait point la laisser enlever, se souvenant toujours avec effroi de l'opération de trachéotomie, qui lui avait cependant sauvé la vie deux ans avant, à l'occasion d'un croup porté à la période d'asphyxie.

Ce petit malade, très-sensible, nerveux, délicat et fort intelligent, se soumit à toutes les pratiques thermales employées en pareille circonstance, avec d'autant plus d'empressement qu'il voulait guérir sans une nouvelle opération ; il fut bien récompensé de son zèle : dès le premier septenaire, le volume de l'amygdale avait diminué de moitié, arrivé au terme de sa cure, la gorge n'avait plus d'apparence de maladie, bien mieux, la voix qui depuis son affection croupale était restée un peu voilée, reprit son timbre normal ; cet enfant partit du Mont-Dore parfaitement guéri, et l'organisme avait beaucoup gagné dans son ensemble.

14ᵉ OBSERVATION

Amigdalite chronique double avec hypertrophie depuis plus de cinq ans, matière sébacée, abondante dans les lacunes avec concrétions pierreuses, retours fré. quents d'amygdalite aigüe. Traitement de 21 jours. Guérison.

Un percepteur des environs de Clermont-Ferrand me fût adressé, en 1864, par mon collègue à l'Ecole de médecine, M. le Dʳ Imbert-Gourbeyre, pour remédier à des maux de gorge qui revenaient avec la plus grande intensité quatre ou cinq fois par an et exigeaient un traitement actif avec séjour au lit : dans l'intervalle, il restait une gêne souvent assez grande dans la déglutition et la phonation, surtout par l'impression du froid et de l'humidité.

Ce malade, âgé de 36 ans, fort et bien portant, d'ailleurs, avait plus ou moins souffert de cette affection étant fort jeune ; mais ce n'était que depuis quatre à cinq ans que la gêne gutturale était devenue continue.

A l'exception d'un peu de pléthore sanguine, il n'existait pas d'autre diathèse, seulement pour l'exercice de ses fonctions, ce malade voyageait beaucoup dans la campagne par tous les temps, c'était là une des causes principales des crises aiguës et de l'entretien de l'affection chronique.

Soumis au traitement particulier de cette maladie, le cinquième jour, en examinant la gorge, j'aperçus çà et là sur les amygdales, des points nombreux de matière caséeuse ; M. X... me dit qu'il en expectorait quelquefois le matin, et que cette matière ressemblait à des grains de semoule ; par la pression des amygdales entre deux doigts, j'en fis sortir, comme par une pomme d'arrosoir, une quantité considérable d'une substance analogue à celle des kystes athéromateux, mêlée à quelques granulations pierreuses ; les tonsilles réduites alors à l'état d'éponge, rentrèrent entre leurs piliers, et la continuation du traitement local et général ayant tonifié et resserré leur tissu, leur volume est resté normal ; cette sécrétion n'a plus reparu, et le malade partit guéri ; j'ai eu occasion de le revoir plusieurs fois, exempt de toute espèce d'affection du côté de la gorge.

15ᵉ OBSERVATION

Amygdalite chronique, concrétions tophacées dans les lacunes, et matière caséeuse à la surface, volume considérable des amygdales. Guérison en 21 jours.

Cette observation a la plus grande analogie avec la précédente ; la seule différence, c'est que les quelques granulations pierreuses dont nous avons parlé, étaient remplacées ici par des concrétions tophacées à facettes grosses comme des petits pois. La jeune fille atteinte de cette affection avait dix-neuf ans, d'un tempérament lymphatique, elle souffrait de la gorge depuis sept à huit ans ; au couvent, l'exaspération de ces diverses espèces d'angine se manifestait au moins une fois par mois, au point de lui faire suspendre ses études ; l'arrivée ou la présence des mois qui étaient réguliers n'y étaient pour rien, le froid et l'humidité en étaient les principales causes.

Plusieurs fois il avait été question de la resection des amygdales, soit par incurie, crainte d'une opération ou tout autre motif, ce moyen avait toujours été éloigné, lorsque son méde-

cin, le Dr Nonat me l'adressa au Mont-Dore. Après six douches pharyngiennes et six séances de pulvérisation, les amygdales qui étaient énormes, avaient diminué de volume, et sur
leur surface, je voyais plusieurs points blancs proéminants;
j'en pressai un entre deux doigts, et il sortit des lacunes, non-
seulement de la matière sébacée comme les tannes de la peau,
mais de véritables concrétions blanchâtres, plus dures que de
la craie; un peu de sang suivit. Je pratiquai la même manœu-
vre sur le côté gauche, le résultat fut exactement le même,
dix noyaux blancs et deux plus gros que des grains de riz
sortirent de leur cupule avec un peu de sang.

A dater de ce moment, l'amélioration devint manifeste de
jour en jour; je renouvelai cependant les mêmes manœuvres.
Huit jours après, il ne sortit que très peu de matière sébacée;
d'ailleurs les amygdales, beaucoup moins grosses, dépassaient
à peine les piliers. Au départ, le vingt et unième jour, elles
avaient repris leur position, la gorge était nette, et cette jeune
fille partit guérie.

J'ai rapporté ces observations très-curieuses
comme type de l'efficacité incontestable des eaux
sur le tissu des amygdales, et je ne suis point
surpris des succès que M. Lambron a obtenus à
Bagnères, dans des cas à peu près semblables.
Chez des enfants timorés, ou sur des personnes
faibles et redoutant une opération sanglante,
notre médication thermale sera toujours employée
avec avantage, si, comme nous l'avons déjà dit,
l'hypertrophie des amygdales ne constitue pas
un tout carnifié.

DE LA PHARYNGITE GRANULEUSE.

Inconnue avant le professeur Chomel, qui en parlait dans ses leçons cliniques, bien décrite en Amérique, par le Dr Green, et en France, par M. Noël Guéneau, de Mussy, la pharyngite ou l'angine granuleuse est une affection très-commune, difficile à guérir, et généralement entachée d'un principe diathésique, surtout d'herpétisme, le principe rhumatismal peut aussi la produire ; je n'ai jamais vu la goutte franche, bien que très-invétérée, faire retentir ses jetées par des granulations sur le palais, le pharynx ni dans le larynx.

Certaines causes locales peuvent la provoquer et contribuer à l'entretenir, telles sont : l'abus du tabac à fumer, même à priser, l'habitude des liqueurs fortes et spiritueuses, les fatigues, suite d'efforts de voix, c'est ce qui constitue la pharyngo-laryngite des ecclésiastiques, des avocats, des professeurs, des chanteurs ; dans ce cas, les granulations siégent aussi autour de l'orifice du larynx et peuvent s'étendre dans son intérieur.

Cette maladie, une des plus faciles à constater, est beaucoup plus commune chez l'homme que chez la femme ; la muqueuse de la gorge est injectée d'un rouge uniforme ou plus ou moins ponctuée ; d'autres fois, bleuâtre ardoisée, sillonnée de vaisseaux quasi-variqueux. La luette est ordinairement volumineuse, pendante sur la langue, dont elle vient titiller la base, les granulations peuvent occuper le voile du palais, la base de la langue, le larynx, mais presque toujours le pharynx, sur lequel elles forment tantôt de petites saillies comme des grains de millet, d'autres fois plus accusées, comme les mamelons de la surface d'une framboise ; j'en ai vu avoir le volume d'un grain de chénevis, mais aplati, d'autres ressemblent aux glandes caliciformes de la langue, ou à de petites lentilles.

Ces granulations et l'irritation qui les accompagne sont augmentées par le froid, l'humidité, la fatigue de la voix, les écarts de régime, l'abus de la fumée de tabac ; alors les malades éprouvent un chatouillement, un picotement, de la sécheresse dans la gorge et le larynx ; la voix est voilée, couverte, rauque et gutturale, ils sont sujets à la toux rapée, signalée par M. Mandl, au *hem* des Anglais, et ils expectorent le matin de petits grumeaux d'un blanc grisâtre comme de l'empois.

Cette maladie est généralement sans danger,

mais elle est désagréable et souvent pénible par ses exaspérations et ses liaisons avec le coryza, la dureté de l'ouïe, la toux laryngée et trachéale, d'ailleurs, les granulations s'ulcèrent rarement, à moins qu'il n'existe un reste de principe syphilitique, ce que j'ai constaté plusieurs fois ; alors l'affection exige un double traitement. Les granulations les plus rebelles sont celles qui siégent à la partie postérieure du voile du palais et à la région basilaire, comme cela se voit spécialement chez certains fumeurs ou priseurs, parce que le traitement local ne peut point agir aussi directement sur les altérations anatomiques.

Une remarque qui est fort importante, c'est que chez les femmes sujettes aux granulations de la gorge, il est très-ordinaire d'en observer de semblables sur le col utérin ; nous en rapporterons des exemples.

La pléthore sanguine et les bouffées congestives à la tête, sont des circonstances défavorables et exigent des différences notables dans l'administration des eaux ; c'est alors que la méthode révulsive, instituée par Michel Bertrand, trouve spécialement son application.

16ᵉ OBSERVATION.

**Pharyngite granuleuse miliaire, envahissant une partie
du voile du palais, les piliers et toute la face antérieure du pharynx, lymphatisme. Deux cures thermales.
Guérison.**

En 1865, M. le professeur Cruveilher m'adressa un notaire
du département de l'Yonne, qui depuis plusieurs années
était sujet à des malaises incessants de la gorge, avec chaleur,
sécheresse, difficulté dans la déglutition, voix voilée, toux
rapée, et obligé, pour pouvoir faire la lecture d'un acte, de
boire quelques gorgées d'eau, afin de se soulager, ou bien
d'humecter la muqueuse avec quelques pastilles acidules;
pendant la nuit, la bouche était desséchée, le sommeil
pénible, et par les moindres changements de température, les
symptômes s'exaspéraient.

Ce malade, âgé de 34 ans, était grand, bien établi, mais
lymphatique; sa santé avait toujours été bonne, sauf son
affection gutturale, qu'il ne peut attribuer qu'à des refroidissements multipliés.

A l'inspection, on voit la moitié inférieure du voile du
palais, la luette et les piliers envahis par des granulations
miliaires d'un blanc grisâtre, recouvertes d'une couche de
mucus épais, très-adhérent; c'est surtout sur le pharynx que
la muqueuse est ainsi bourgeonnée, et que la couche du mucus
est si épaisse. Après quelques jours de traitement, lorsque
cette espèce de pseudo-membrane eut été enlevée, la surface
qu'elle voilait était rouge, fortement congestionnée, et on
apercevait bien plus facilement les nombreux mamelons se
touchant presque tous à leur base.

Dès le début, le traitement complet en pareil cas, fut institué et parfaitement supporté jusqu'au huitième jour ; il survint alors un peu d'angine minérale, les irrigations dans la gorge et la pulvérisation furent supprimées pendant deux jours, et remplacées par des aspirations de vapeur, une douche sur la nuque, plus longue, et des gargarismes répétés ; l'eau en boisson fut aussi augmentée et portée de trois verres à quatre.

La médication classique ayant été reprise, produisit un excellent effet : on voyait chaque jour diminuer l'hypérémie et les glandes muqueuses. Après trois semaines de traitement, M. X..., très-satisfait et se croyant guéri, partit rappelé par des affaires pressantes.

Comme je n'étais pas aussi rassuré sur sa guérison radicale, je lui conseillai de boire, chez lui, en automne, en hiver et au printemps, quinze jours chaque fois, de l'eau du Mont-Dore, à se gargariser de temps en temps le matin avec de l'iodure de potassium en dissolution, enfin de revenir l'année suivante, si la gorge était encore chaude, douloureuse et granulée ; ces prescriptions furent fidèlement exécutées, aucune crise aigüe ne survint. M. X... put vaquer à ses affaires sans entraves, seulement après avoir parlé un certain temps, ou fait la lecture d'un acte assez long, il se trouvait fatigué, la gorge se desséchait, et la voix, en se voilant, perdait peu à peu de son volume et de sa force. Une seconde saison fit justice de tous ces inconvénients ; les quelques granulations rebelles qui persistaient, disparurent. La santé a toujours été bonne depuis cette seconde cure.

17° OBSERVATION

Angine granuleuse palatine et pharyngienne invétérée, de nature dartreuse, glandules hypertrophiées très-saillantes. Trois saisons. Guérison.

Un juge de paix du Dauphiné, 54 ans, sanguin, nerveux, sujet à des manifestations dartreuses aux jarrets, au pli des bras, au scrotum et aux oreilles, vint au Mont-Dore en 1868. Bien que n'ayant jamais commis d'excès, il n'en était pas moins tourmenté depuis plusieurs années, par un malaise continuel dans la gorge, le forçant à tousser souvent du *hem* inhérent à cette affection, et à exécuter des efforts de déglutition; depuis un an environ, quand il avait parlé un temps même assez court, la gorge devenait sèche, chaude, la voix, rauque d'abord, s'effilait et se perdait, ce qui le gênait beaucoup dans ses fonctions judiciaires; les mêmes symptômes se renouvelaient après une course fatigante, principalement quand il faisait très-chaud ou par un temps froid.

En examinant la gorge, on voyait la muqueuse palatine, la luette et principalement le pharynx, tapissée de saillies, de mamelons larges et rouges à leur base du volume des glandes caliciformes de la langue, qui elles-mêmes étaient hypertrophiées; à l'aide du laryngoscope du D\u02b3 Delabordette, il était facile d'apercevoir des glandules analogues autour de l'épiglotte, et s'enfonçant même dans le larynx.

En ce moment, il n'existait aucune efflorescence ni éruption sur la peau, à l'exception du scrotum, mais la figure était rouge, vultueuse, et la peau fonctionnait peu, quoique nous fussions dans les grandes chaleurs de l'été, évidemment l'affection de la gorge et du larynx était de la même nature herpétique, c'est pourquoi le Dr Girin, de Lyon, qui fut consulté, envoya ce malade au Mont-Dore.

Après un traitement de trois semaines, suivi sans interruption, M. X... se trouvait fort bien : plus de douleur ni de chaleur dans la gorge, la voix avait repris son timbre naturel, beaucoup de granulations avaient disparu, d'autres avaient diminué de volume, et la muqueuse était moins tuméfiée ; cependant, il y avait loin de là à une guérison ; j'en prévins M. X.... Un traitement rafraîchissant et dépuratif fut institué pour l'hiver ; il revint à la saison suivante, beaucoup mieux, sans contredit, et fut soumis au même traitement hydro-minéral. Encore amélioration voisine de la guérison ; il a fallu une troisième cure, et, à six reprises différentes, des attouchements avec le crayon de nitrate d'argent, pour anéantir huit ou dix grosses glandules qui étaient rebelles.

18e OBSERVATION

Pharyngite granuleuse, éruption framboisée envahissant aussi le pourtour du larynx, voix rapée, une cure à Cauterets, une au Mont-Dore. Arthritisme. Guérison apparente.

Un officier de marine me fut adressé par le Dr Gendrin, en 1864, pour le soigner d'une angine granuleuse invétérée, qui avait résisté aux eaux de Cauterets. Dès sa plus tendre jeunesse, ce brave militaire avait été sujet à des maux de gorge, qui passaient souvent à l'état aigu, au moindre changement de température, étant alors très-sanguin, et tenant cette disposition de son père ; de plus, en voyageant depuis vingt ans, sur toutes les mers, il y avait contracté des douleurs rhumatismales musculaires et articulaires qui, malgré sa résistance et sa ferme volonté, l'obligeaient à garder quelquefois le repos et même le lit ; les urines étaient en outre chargées de sables d'acide urique, compagnons fréquents du principe goutteux.

Cet officier, qui avait 42 ans, ne s'était jamais ménagé ; sa santé générale, assez détériorée, était entachée d'anémie ; mais ce qui l'ennuyait par dessus tout, c'était sa gorge constamment chaude, sèche et douloureuse, qui l'empêchait de fumer à son gré et de boire impunément comme autrefois des spiritueux, dont il sentait actuellement le besoin. D'après sa déclaration, les eaux de Cauterets avaient été complètement impuissantes ; celles de Vichy, bues chez lui, l'avaient beaucoup soulagé de ses douleurs de reins, et avaient sensiblement diminué la gravelle.

Toute la face antérieure du pharynx est parsemée de mamelons imitant ceux de la surface des framboises, leur couleur est rouge, livide, les vaisseaux sont gonflés, bleuâtres et variqueux sur certains points, le voile du palais et les piliers sont d'une rougeur uniforme, sans saillies glanduleuses, les amygdales sont volumineuses, irrégulièrement déchirées, on juge qu'elles ont été souvent malades et sujettes à des abus.

Dès le lendemain de son arrivée, M. X... fut soumis au traitement thermo-minéral complet, boisson, bains, irrigations pharyngiennes, pulvérisation, gargarismes, pédiluves ; de toute nécessité, la multiplicité de nos moyens devait produire une modification quelconque, l'ensemble fut parfaitement supporté. Vers le sixième jour, abondance extraordinaire de sables uriques, douleurs de reins, réveil de rhumatisme, qui se fait sentir aux épaules et aux genoux, nuits agitées ; d'ailleurs, éveil de l'appétit, gorge mieux, un verre d'eau en sus, le bain ordinaire est échangé par un bain de vapeur de douze minutes ; après le troisième, diaphorèse considérable ; alors la scène change : soulagement partout, urines limpides, sans sables, plus de douleurs rhumatismales, souplesse des membres et du corps, sommeil réparateur, gorge fraîche, granulations sensiblement diminuées, seulement constipation opiniâtre, produite par les sueurs et l'eau minérale en boisson ; alors un lavement purgatif est indiqué, nous revenons aux bains d'eau minérale, tout en continuant les autres pratiques thermales.

Jusqu'au vingt et unième jour, rien d'important n'a été changé au traitement, et notre malade part, la gorge nette, sans granulations, les amygdales tellement diminuées, qu'elles sont cachées entre les piliers ; enfin les douleurs du rhumatisme goutteux ont aussi disparu, et la santé générale a la meilleure apparence ; il s'agit de la maintenir avec quelques précautions, fumer beaucoup moins, régime moins excitant, etc. Il paraît que M. X... s'est conformé à nos prescriptions. Je ne l'ai pas revu ; j'ai su cependant, par deux officiers, de ses amis, qu'il naviguait et faisait son service, paraissant fort bien se porter.

19ᵉ OBSERVATION

Pharyngite granuleuse et laryngite chronique anciennes, pas de diathèse apparente, voyages incessants, régime échauffant, abus de paroles. Trois saisons. Guérison.

M. D..., voyageur d'une grande maison de commerce de Paris, 34 ans, stature moyenne, bien musclé, tempérament mixte, vif, très-intelligent, était en course huit mois de l'année, par tous les temps, non-seulement en France, mais à l'étranger, en Italie, en Espagne, en Belgique, vivant tantôt bien, d'autres fois mal, fumant beaucoup, parlant, s'agitant de même, et suivant ordinairement un régime très-excitant.

Depuis près de trois ans, il avait remarqué qu'il souffrait de la gorge et du larynx, surtout le soir, qu'alors sa voix perdait de sa force et de sa clarté, enfin que le matin, ces parties étaient si sèches, qu'il ne pouvait parler ni avaler, avant d'avoir bu quelques gorgées d'eau.

Comme le malaise allait gagnant chaque mois, pendant un séjour à Paris, il consulta M. le Dr Fredault, qui, après l'avoir soigné un certain temps, l'envoya aux eaux du Mont-Dore, en juillet 1868.

Pendant ses voyages, ce malade avait eu quelques affections spécifiques, et j'étais tenté de rapporter sa pharyngo-laryngite à cette cause, il n'en était rien ! depuis trois mois, son médecin l'avait soigné dans cette pensée, sans obtenir la moindre amélioration. Ne voyant aucune diathèse pouvant donner l'explication de cette maladie, il fallut bien l'attribuer à l'exercice de sa profession. Quoi qu'il en soit, les granulations étaient nombreuses, la muqueuse ressemblait à une peau de chagrin à gros grains ; le laryngoscope de Labordette en démontrait autant sur les replis glosso-épiglottiques, et dans la partie supérieure du larynx.

M. D... fut soumis au traitement ordinaire, seulement il allait un jour à la pulvérisation, un autre à l'inhalation de la vapeur, par rapport à sa voix très-couverte, enrouée, rapée, ce qui indiquait une altération marquée dans le jeu des cordes vocales ; vers le huitième jour, un changement avantageux commença à se faire sentir dans l'émission de la voix et de la déglutition, les granulations étaient moins saillantes, et, malgré la chaleur, la muqueuse était plus humectée, ce qui était un excellent indice d'amélioration.

Ce mieux s'est continué jusqu'au vingtième jour ; M. D...

partit alors avec la gorge en bon état, et la voix bien plus claire ; mais il restait encore des granulations, elles n'augmentèrent ni en nombre ni en volume, pendant toute l'année, bien que notre voyageur eut repris son même genre d'existence ; cependant il s'observait davantage, fumant, parlant moins et ne buvant plus de liqueurs. Une seconde saison fut encore très utile ; une troisième était nécessaire pour obtenir la disparition de l'inflammation folliculaire, ainsi qu'un retour franc de la voix et de la parole ; c'est ce qui eut lieu, et les organes de la déglutition reprirent aussi leurs fonctions normales.

Je n'ai pas vu M. D... depuis, j'ai appris qu'il s'était marié à Paris, qu'il est à la tête d'une maison de commerce importante, qu'il ne voyage plus, et qu'il est bien portant.

20e OBSERVATION

Pharyngite granuleuse, laryngite chronique, granulations lenticulaires, herpétisme invétéré. Deux cures thermales. Guérison.

En 1866, un avocat du ressort d'Orléans, 52 ans, s'étant toujours bien porté, éprouvait depuis quelques années, à la suite de plaidoiries longues et animées, une fatigue générale extrême, beaucoup d'aridité, de chaleur dans la gorge, et la voix s'éteignait ; il alla consulter le D^r Ch. Fauvel, qui, à chaque inspection laryngoscopique, lui faisait tantôt des attouchements de nitrate d'argent, tantôt des insufflations de poudres détersives et résolutives, afin de faire disparaître les nombreuses granulations qu'il constatait ; après trois semaines de ces applications topiques, le malade se trouva un peu mieux, mais loin d'être guéri ; il consulta alors le D^r

Barth, qui d'après certains commémoratifs, lui conseilla un traitement anti-syphilitique, et dans le cas où, après deux mois, cette médication resterait sans effet, de se rendre aux eaux du Mont-Dore, ce qui eut lieu en 1867 et 68.

M... est de petite stature, très-nerveux, sanguin, le visage est fort échauffé, sa voix est rude, couverte et voilée, sa gorge présente des granulations lenticulaires occupant le pharynx, le nombre n'est pas considérable, mais elles sont volumineuses ; la muqueuse intermédiaire est rouge, tuméfiée, et les vaisseaux sont très dilatés.

L'affection spécifique dont il a été question, a eu lieu il y a plus de vingt ans, elle a consisté en une blennorrhagie avec de prétendues excoriations ; soignée par les moyens les plus simples, les symptômes ont été plusieurs mois à disparaître. Aucune préparation mercurielle ne fut employée, il est probable pourtant qu'il y avait de la virulence, car c'est à dater de cette époque que la gorge devint malade.

Quoi qu'il en soit, M... fut soumis au traitement hydro-minéral, et en deux saisons, l'affection gutturo-laryngée disparut pour ainsi dire entièrement.

21ᵉ OBSERVATION

Pharyngite granuleuse de nature rhumatismale, bronchite emphysémateuse droite, oppression par instants. Deux cures au Mont-Dore, à huit ans d'intervalle. Guérison.

M..., inspecteur des finances, habitant l'Afrique depuis plusieurs années, était sujet à des douleurs rhumatismales qui se portaient de préférence sur le côté droit de la poitrine et dans la gorge ; le climat de l'Algérie ne lui avait point réussi comme il l'avait supposé, il prétendait même que la fraîcheur et l'humidité des nuits lui avaient été souvent nuisibles, surtout en voyage.

En 1860, il vint au Mont-Dore et s'en trouva parfaitement : deux ans après, se trouvant en inspection dans le midi, il fit une saison à Cauterets, et deux ans plus tard, une autre à Bonnes ; il ne retira pas de ces deux cures tout le bien qu'il désirait. Enfin en 1868, le Dr Texier, professeur à l'école de médecine d'Alger, me l'adressa, espérant que les eaux lui seraient salutaires comme la première fois, d'autant plus que depuis quelques semaines seulement, M... était convalescent d'une fièvre pernicieuse à laquelle il avait failli succomber.

M.,. a 40 ans, bien constitué, mais essentiellement nerveux et amaigri par sa dernière maladie, quelquefois il a des hémorroïdes avec un léger flux. Depuis l'hiver dernier, après un séjour assez long dans la province de Constantine, il souffre toujours plus ou moins de la gorge ou de la poitrine, et il a très-bien fait la remarque que, si le rhumatisme se fait sentir ailleurs, il est alors beaucoup mieux du côté de l'intérieur ; les granulations pharyngées sont clairsemées et de petit volume, cependant trois très-grosses se trouvent sur le raphé des constricteurs, leurs vaisseaux sont gorgés de sang et bleuâtres. Sur la luette, il en existe quatre du volume d'une graine de chénevis ; en ce moment, M... tousse et expectore beaucoup le matin, mais il n'a pas d'oppression suffocante le soir, ni la nuit ; depuis sa fièvre pernicieuse, ses douleurs rhumatismales semblent un peu assoupies.

Nous lui faisons suivre le même traitement que la première fois, avec plus de ménagements cependant, en considération de la faiblesse de sa convalescence. Notre malade est resté trois semaines en traitement, c'est le cas de dire qu'elles ont été bien employées ; chaque jour on voyait ses forces revenir et sa santé gagner, la poitrine s'améliorer, et les granulations s'affaisser et s'éteindre. A son départ, les bronches n'étaient plus enchifrênées, la gorge était nette. J'ai la conviction que l'arséniate de soude des eaux et le fer ont puissamment contribué, aidés de l'ozone des montagnes, à désempoisonner l'organisme des miasmes paludéens qui l'avaient si pernicieusement sidéré.

La station du Mont-Dore est tellement suivie pour les maladies de la gorge, que je pourrais multiplier ainsi mes observations par centaines, avec des variantes de profession, d'âge, de sexe, de complication, de degrés divers, etc. Si les eaux n'ont pas toujours été aussi salutaires, du moins, elles ont constamment soulagé les malades; je ne puis résister cependant à rapporter quelques exemples de pharyngite granuleuse chez les femmes, avec complication de granulation du col utérin : j'ai observé cette corrélation très-souvent, et dans plusieurs cas, notre traitement a été d'une utilité incontestable pour la guérison des deux maladies.

22e OBSERVATION.

Angine palatine et pharyngée granuleuse de toute la gorge, éruption miliaire à gros grains sur le col utérin, leucorrhée, constitution lymphatique. Une seule cure thermale. Guérison.

En 1862, une jeune femme habitant un château de la Bretagne, 26 ans, grande, lymphatique, s'étant toujours bien portée étant jeune fille, mariée depuis 5 ans, mois réguliers, n'ayant jamais été enceinte, vint consulter le Dr Michon pour des pertes blanches abondantes qui l'affaiblissaient beaucoup, produisaient des tiraillements douloureux dans l'estomac et gênaient la nutrition; en même temps, elle était sujette à des maux de gorge qui prenaient facilement le caractère aigu par l'effet de l'humidité, du froid aux pieds ou d'une simple fatigue générale.

L'année précédente, son médecin habituel qui, sans nul doute, ignorait ce qui se passait du côté de la matrice, l'avait envoyée à Plombières pour remédier aux fonctions digestives en souffrance.

Comme le savant et regretté Dr Michon, enlevé trop tôt à la science et à l'humanité, avait constaté les affections locales déjà signalées, il n'hésita pas à conseiller à Mme D..., un traitement à nos eaux.

Il n'y avait dans la personne de cette jeune dame aucun principe maladif héréditaire ou acquis, toute la face antérieure du pharynx et le voile du palais, étaient criblés de pétites glandules arrondies et hypertrophiées, les unes d'un rouge pourpre, les autres de couleur ardoisée; la gorge chaude, sèche, souvent douloureuse, nécessitait des mouvements répétés de déglutition, la muqueuse du larynx était saine, la voix n'offrait rien d'anormal.

Du côté de l'utérus, il existait un catarrhe des mieux conditionnés, l'ouverture était obstruée par un mucus épais, visqueux, gluant, formant une espèce de bouchon très-difficile à enlever, les prétendus œufs de *Naboth* étaient très-gros et rouges, tout le col, surtout à droite, était envahi d'une éruption semblable à celle de la gorge, seulement les mamelons étaient plus prononcés, les glandules plus hypertrophiées.

Cet état maladif complexe, sans être grave pour le moment, n'en était pas moins sérieux par la perturbation du système nerveux, le malaise des voies digestives, le défaut d'assimilation et l'anémie qui en était la conséquence.

Cette jeune femme, qui était fort intelligente, n'avait jamais été enceinte et comprenait très-bien sa situation ; aussi elle se soumit scrupuleusement à nos prescriptions, nos moyens thermaux furent mis en usage avec prudence, surtout les irrigations vaginales qui, en deux fois, dans l'espace de moins d'un mois, firent apparaître les règles et nous obligèrent à les suspendre ainsi que les bains. L'eau en boisson, la pulvérisation gutturale et les gargarismes ne furent jamais négligés ; aussi, en quinze jours, la gorge était déjà nettoyée.

Les granulations utérines, quoique diminuées, étaient plus rebelles, il faut convenir aussi qu'elles n'étaient pas aussi directement attaquées. Le catarrhe utérin était bien moindre et notre jeune malade avait conscience de l'amélioration qu'elle ressentait. Pour hâter la disparition des granulations du col, à deux reprises je les touchai avec du nitrate d'argent, les injections d'eau minérale dans le bain, n'avaient alors qu'une meilleure prise, bientôt, elles disparurent aussi ; Mme D..., après un séjour d'un mois, partit rose, fraîche et guérie ; l'hiver suivant, elle devint enceinte ; elle a aujourd'hui deux enfants et se porte à merveille.

23ᵉ OBSERVATION

Pharyngite granuleuse chronique, éruption vésiculaire sur le col utérin, érosion autour de l'orifice, bronchite chronique suspecte, hémoptysie, deux cures thermales à trois ans d'intervalle. Guérison.

En 1866, le Dr Blatin, de Paris, m'adressa une jeune femme de petite stature, pâle, anémique, nerveuse, 30 ans, mois réguliers, même trop abondants pour ses forces, deux enfants ; elle habitait un des beaux quartiers de la capitale, mais sortait peu. En revenant d'une soirée, trois ans avant son traitement minéral, elle se refroidit ; il en résulta une fièvre courbaturale avec rhume et mal de gorge ; depuis cette époque, malgré les soins les plus assidus, cette dame n'avait jamais pu se rétablir complétement, elle éprouvait souvent, le soir, une toux sèche, irritative, accompagnée d'un petit mouvement fébrile et la gorge était chaude et douloureuse ; à la saison suivante, les eaux du Mont-Dore lui furent conseillées plutôt pour soigner son affection bronchique qui semblait prendre un caractère suspect, expectorant par instants du mucus hémoptoïque, que pour sa gorge.

Cette dernière région n'en était pas moins très-irritée et parsemée de granulations, les unes miliaires, d'autres framboisées, surtout dans le pharynx.

L'auscultation ne démontra dans la poitrine que du râle muqueux sur certains points, de la sibilance dans d'autres, au sommet un peu de rudesse sans craquements : pendant son voyage, par un temps très-chaud, elle avait craché un peu de sang.

Il existe en même temps une assez forte leucorrhée qui produit des tiraillements d'estomac et contribue à l'anémie. au speculum, on constate que le col est recouvert de grosses granulations dont quelques-unes sont excoriées et rouges.

Trois démi-verres d'eau minérale avec du sirop de gomme furent indiqués, bains avec injections vaginales, douches pharyngiennes et inhalations de vapeur. Ce traitement est bien supporté ; quelques jours après, l'eau est bue pure, un peu plus tard, la dose est portée à quatre demi-verres et comme la poitrine paraissait s'en bien trouver la quantité fut progressivement augmentée ; de temps en temps, les séances d'inhalation furent changées pour la pulvérisation.

Ce traitement réussit au-delà de tous les désirs, l'air des

montagnes réuni aux promenades dans les bois de sapin eurent aussi leur influence. En réalité Mme L... partit avec toutes les apparences de la guérison, me promettant bien de revenir l'année suivante.

Diverses circonstances s'opposèrent à cette prescription ; d'ailleurs, Mme L.. était assez bien. Trois ans plus tard, les mêmes accidents reparurent bien plus accentués, surtout du côté de la poitrine, toux hémoptoïque, voix voilée, pâleur, maîgreur, gorge fort échauffée, granulations reparues, dys-ménhorrée, rien au col ; notre malade revint alors en 1869 ; le même traitement fut instituée avec un égal succès, elle boit souvent chez elle de l'eau du Mont-Dore, mais il serait urgent qu'elle revint de temps en temps aux sources mêmes qui l'ont rendu deux fois à la vie, étant, par sa constitution, disposée à devenir phthisique.

24ᵉ OBSERVATION

Pharyngite granuleuse et auriculaire datant de 5 ans, dûreté de l'ouïe par instants, col utérin parsemé de granulations miliaires, herpétisme, une seule cure thermale. Guérison apparente.

Dans le cours de la dernière saison thermale, le Dr Lagout d'Aigueperse, m'écrivait : « Je vous adresse la baronne de ***
« atteinte d'une de ces affections granuleuses rebelles, sié-
« geant à la gorge, sur la trompe d'eustache, dans le con-
« duit auditif externe. et sur le col de la matrice. Ces pro-
« ductions ont pour inconvénients de donner des maux de
« tête avec lourdeur, de la dureté de l'ouïe et des douleurs
« dans le petit bassin, accompagnées de pertes blanches. Sou-

« mise inutilement à divers traitements, la malade est bien
« décidée à suivre mon conseil et à exécuter fidèlement nos
« prescriptions dans l'espoir de trouver du soulagement. »

Mme D... est grande, bien constituée, 38 ans, mère d'un
fils de 16 ans; elle est un peu herpétique, mois réguliers.
Sauf les circonstances morbides signalées, l'état général est
bon ; mais l'innervation est souvent inquiétée par un sentiment de cuisson et de chaleur dans la gorge, le *hem* caractéristique, des migraines et l'ouïe s'obscurcit.

Toutes les lésions locales indiquées par mon judicieux confrère existent en effet, la gorge est entièrement grenue, le
pavillon de la trompe l'est certainement aussi, seulement sur
les oreilles et dans le conduit auditif externe, l'éruption est
croûteuse, vésiculeuse, et offre plutôt les caractère de l'eczéma
chronique que celui des granulations muqueuses. Sur le col
utérin mêmes productions que dans la gorge, à la partie
interne de l'orifice, vésicules de Naboth volumineuses, hypertrophiées et saignantes. .

Nul doute, que ces divers états morbides soient sous l'influence d'une diathèse herpétique. Le traitement fut institué
en conséquence et parfaitement supporté, et je puis dire en
toute sincérité que très-rarement j'ai observé un succès aussi
prompt et aussi manifeste. Cette guérison sera-t-elle de longue
durée ? J'en doute, la constitution générale ne peut pas être
modifiée pour toujours dans un si court espace de temps,
c'est pourquoi j'ai institué un traitement à suivre à domicile,
une cure de raisins en octobre, eau minérale à boire en novembre et mars, gargarismes le matin avec eau de goudron et
iodure de potassium, injections vaginales idem; en hiver,
matin et soir, une cuillerée de sirop de Portal, dans de la tisane
de houblon et de douce amère, purgatifs de temps en temps et
retour au Mont-Dore en saison convenable. J'ai l'assurance
qu'à l'aide de ces médications, Mme D... n'aura plus rien à

redouter, que la gorge sera guérie et que l'ouïe restera claire et nette comme elle est aujourd'hui.

DU CATARRHE DE LA TROMPE D'EUSTACHE AVEC DURETÉ DE L'OUIE ET MÊME SURDITÉ.

Les eaux du Mont-Dore, comme il a été dit déjà, ont une action toute spéciale dans le traitement des affections catarrhales des muqueuses dont l'épithélium est à cils vibratils, toutes les membranes de cet ordre sont très-vasculaires, plus riches en tissus lamineux qu'en fibres élastiques et possèdent beaucoup de glandes; par leur texture, elles sont donc très-disposées aux congestions et aux inflammations.

La petite muqueuse de la trompe d'eustache est encore plus susceptible que ses voisines, parce que son organisation est plus délicate, que sur son pavillon se trouvent de longs cils très-fourrés et beaucoup de glandes en grappe, d'ailleurs par sa continuité avec la muqueuse des narines, de la surface bazilaire, de la gorge et des voies aériennes dont la structure est la même, elle échappe difficilement aux maladies qui frappent ces diverses régions sans cesse en contact avec l'air ambiant tantôt chaud, froid ou humide, souvent chargé de poussière, de corpuscules irritants, d'émanations ou de gaz nuisibles.

Au début, le catarrhe de la trompe est donc rarement primitif et simple, il est ordinairement concomitant, symptomatique, ou consécutif d'une affection bronchique, d'une otite aigue, d'une amygdalite, d'une pharyngite, enfin d'un refroidissement provoquant un rhume ou des douleurs névralgiques plus ou moins vives à la tête et aux oreilles.

Si la résolution de l'inflammation auriculaire ne s'opère pas franchement en même temps que celle des muqueuses affectées, il peut en résulter des inconvénients graves pour l'audition, surtout si le malade est sous l'influence d'une diathèse rhumatogène ou exanthématogène ; alors la muqueuse du pavillon reste gonflée, s'hypertrophie, le canal déjà fort étroit, se trouve obstrué, les sons n'arrivent plus avec la même harmonie dans la caisse du tympan ; les vibrations ont lieu néanmoins par le conduit auditif externe au moyen de la membrane tympanique, mais les petits muscles des osselets sont souvent, eux-mêmes, en souffrance, rhumatisés, enflammés et ne peuvent produire que des oscillations imparfaites, de là des bruits anormaux, des sifflements, des roncus, enfin une confusion plus ou moins marquée dans le sens de l'ouïe.

D'autrefois ce catarrhe, surtout chez les enfants, est lié à une hypertrophie des amygdales, ou à un mouvement humoral qui passe et revient tour-à-tour par l'effet de la moindre cause, spécialement des variations atmosphériques, et s'il existe une diathèse lymphatique ou scrofuleuse, les rechutes sont encore plus fréquentes , enfin ce catarrhe dégénère souvent en un écoulement purulent par le conduit auditif externe avec dureté ou perte de l'ouïe.

Dans le premier cas, pour remédier à cette espèce de surdité, la chirurgie et notamment les spécialistes essaient bien de détruire l'obstacle en désobstruant le canal de la trompe par des cathétérismes, des cautérisations, des injections médicamenteuses et autres moyens, ils réussissent d'abord, et les malades semblent guéris, mais souvent ces guérisons sont illusoires et de courte durée, parce qu'il existe une diathèse qui s'oppose à un succès assuré ; les plus ordinaires chez les adultes sont les dispositions dartreuse et rhumatismale : dans l'enfance et la jeunesse, le lymphatisme et la scrofule. Dans tous les cas, notre médication saline, ferrugineuse et arsénifère est indiquée. D'ailleurs, rien n'est plus rationnel ; après le traitement chirurgical qui ouvre la voie, le traitement thermal dissipe ou atténue la diathèse et évite les rechutes.

Par exemple, j'ai vu deux cas réfractaires très-extraordinaires, tous les deux étaient de nature syphilitique, l'inoculation provenait, à n'en pas douter, des manœuvres et attouchements avec des instruments contaminés pour opérer le cathétérisme de la trompe, l'un concernait une jeune fille de 18 ans, soignée après la saison thermale par les Drs Vigla, Ricord et Gosselin ; l'autre, un jeune lycéen de 15 ans, soigné aussi plus tard par les Drs Ricord et Michon ; chez ces deux malades, dont nous rapporterons les observations, les eaux ont été complétement inutiles, et il a fallu un traitement bien dirigé pendant plus de six mois pour obtenir une guérison qui, il faut l'espérer, est radicale.

Pour arriver à une guérison ou à une amélioration sensible, il ne faut pas, cependant, qu'il y ait paralysie déclarée du nerf acoustique, ni destruction des pièces de l'organe de l'ouïe ; donner de l'espoir en pareille occurrence, serait le plus souvent un leurre ; il est même urgent que le catarrhe et la surdité ne soient pas de trop vieille date. J'ai vu cependant, il y a quelques années, un notaire qui m'était recommandé par le Dr Nicolas, de Vichy. Quoique très-sourd depuis six ans, ce malade, que je croyais incurable, quitta le Mont-Dore avec une amélioration notable, avantage immense pour l'exercice de ses fonctions, dont il avait besoin pour soutenir sa famille. Bien que ce ne soit qu'un demi-succès, le fait n'en est pas moins important à signaler, d'autant plus que les traitements chirurgicaux avaient été inutiles. Ce malade était sous l'influence d'une diathèse herpétique.

Celles qui ont le plus de chances de guérir sont les surdités rhumatismales et les surdités catarrhales de l'enfance. Souvent des adultes qui viennent pour des affections de la gorge, du larynx ou des bronches, et qui, en même temps, sont plus ou moins sourds, sont agréablement surpris, après dix ou quinze jours de traitement, d'entendre d'une manière claire et précise, comme aux beaux jours de leur jeunesse.

Si cette infirmité provient d'une hypertrophie des amygdales, le meilleur moyen, sans contredit, est de les faire réséquer. J'ai vu, cependant, des enfants chez lesquels cette opération n'avait pu être pratiquée, guérir en même temps de leur hypertrophie amygdalienne et de leur surdité. Nous en rapporterons des exemples.

J'en ai soigné d'autres plus âgés à qui on avait enlevé ces glandes et qui étaient aussi sourds après qu'avant, parce qu'il restait encore une inflammation chronique de la muqueuse du pavillon et de la trompe, suffisante pour obstruer ce conduit; et qu'il existait une diathèse qui entretenait cet engorgement.

Des considérations générales ci-dessus énoncées, et des faits contrôlés par l'expérience, nous dirons pour nous résumer :

1° Que le traitement minéral du Mont-Dore convient et rend de grands services dans la surdité catarrhale, quand elle a résisté aux médications ordinaires, surtout chez les enfants faibles, lymphatiques, scrofuleux, dont il modifie, d'ailleurs, avantageusement la constitution.

2° Que si la maladie est dominée par une cause rhumatismale le succès est plus certain, les eaux ayant une puissante action sur ce principe morbide. C'est dans cette variété que les inhalations de vapeur réussissent le mieux.

3° L'eau pulvérisée est employée de préférence pour les cas où l'herpétisme domine. Dans ce genre de surdité, il y a moins de catharrhe que d'hypérémie et d'inflammation chronique dans la trompe, le traitement doit être plus prolongé.

4° L'hypertrophie légère des amygdales n'est pas une contre-indication de l'usage des eaux, elles sont, au contraire, fort avantageuses en pareil cas.

5° Enfin le traitement ne convient pas quand l'inflammation est sous l'influence d'une siphilis aigue.

———

25ᵉ OBSERVATION

Bronchite emphisémateuse, dyspnée asthmatique. Amélioration sensible. Catarrhe de la trompe d'eustache, dureté de l'ouïe. Guérison.

En 1863, un négociant de la Côte-d'Or avait conduit à Vichy sa femme qui souffrait de la région du foie. Le Dʳ Gouttebessy qui fut consulté pour Madame, voyant son mari oppressé, sibilant, avec une toux bronchique fatigante, engagea M... à se rendre aux eaux du Mont-Dore, pendant que Madame suivrait son traitement à Vichy. Ce conseil était d'autant mieux fondé, que depuis quinze ou dix-huit mois, la dyspnée augmentait le soir ou la nuit, et qu'un asthme véritable était à craindre.

Lorsque je vis M..., il me fut facile de constater les symptômes déjà signalés ; de plus, il était rhumatisé et assez sourd, d'après ses observations, toutes ses souffrances devaient être attribuées à des alternatives de chaud et froid, étant obligé d'aller souvent dans ses caves ou celliers, et d'y séjourner un certain temps.

Ce malade, âgé de 56 ans, encore fort et robuste en apparence, n'en était pas moins devenu très-impressionnable, depuis que sa santé s'était détériorée, et sa demi-surdité le rendait triste et timoré, il toussait et expectorait beaucoup, sa respiration était muqueuse à l'inspiration, sibilante à l'expiration, la percussion donnait un son clair, son rhumatisme le faisait souffrir au bas des reins, quand il se portait sur la poitrine, la dyspnée était bien plus gênante, à peine alors s'il pouvait marcher, surtout en montant.

Soumis à la médication thermale, dans le but d'obtenir la guérison de cette bronchite emphysémateuse avec de l'asthme, quel fut l'étonnement de M... et le mien, de constater qu'après douze jours de traitement, le sens de l'ouïe était revenu à l'état normal, en même temps, les douleurs de lombago et l'oppression avaient disparu; il existait encore de la toux, mais elle était bien moindre et presque sans expectoration.

Au début du traitement, il n'était point entré dans notre pensée que les eaux auraient une action aussi manifeste sur la surdité; déjà nous avions bien observé quelques malades âgés et catarrheux nous dire qu'ils entendaient beaucoup mieux après qu'avant leur traitement, nous n'y avions pas attaché une grande importance; d'ailleurs, leur surdité était légère et souvent passagère. Ici le cas était bien différent, l'ouïe était à demi-perdue et d'une manière continue. Dès ce jour, cette guérison inattendue nous mit sur la voie de pratiques thermales spéciales et plus directes; souvent il faut le dire, nous n'en avons obtenu que de bons effets.

M... partit après avoir suivi son traitement sans interruption pendant vingt et un jours; depuis cette époque, il est revenu au Mont-Dore trois fois, par rapport à sa bronchite sous forme d'asthme, qui est pour ainsi dire annulée, mais dont il redoute les conséquences, se rappelant ce qu'il a souffert. Quant à la surdité, il n'en est plus question.

26° OBSERVATION

Bronchite chronique sous forme d'asthme, psore. Amélioration notable. Pharyngite et eustachite chronique, demi-surdité. Guérison.

Cette observation a une certaine analogie avec la précédente, en ce sens que nous ne pensions point à la guérison de la surdité.

Une dame de Genève consulta le Dr Garin, de Lyon, qui lui conseilla une cure aux eaux du Mont-Dore. Au premier abord, je m'aperçois qu'elle est assez sourde, en lisant sa consultation, je vois qu'elle est affectée d'une bronchite chronique accompagnée d'un certain degré d'oppression, qu'elle souffre souvent de la gorge, et que ces affections sont sous la dépendance d'une diathèse dartreuse.

Cette malade a 54 ans, constitution sanguine, très charnue, quatre enfants, sa vie s'est passée dans les meilleures conditions, cependant elle a toujours été plus ou moins sujette aux rhumes et aux maux de gorge, surtout en hiver; la figure est rouge, vultueuse et efforescente, sur les oreilles existent des croûtes d'eczéma sur certains endroits, sur d'autres, des parties humides ou vésiculeuses, cette éruption est bien plus manifeste aux aiselles, sous les seins et aux jarrets; il y a quinze à dix-huit ans, le cuir chevelu a été atteint de la même affection, aussi les cheveux sont-ils rares.

Depuis deux ans, la bronchite est plus intense, elle ne disparaît jamais entièrement, la respiration est courte et prend par instants la forme spasmodique, le cœur et la circulation sont dans l'état normal ; ces divers symptômes sont allés en augmentant depuis la ménopause, de même que la surdité ; pourtant Mme... remarque qu'elle est moins sujette aux accidents aigus du côté de la gorge.

Nous lui faisons suivre le traitement des affections bronchiques qui produit le meilleur résultat, non-seulement sur la poitrine, la gorge et les dartres, mais comme le malade précédent, elle nous fait remarquer avec bonheur qu'elle n'est plus sourde, et qu'elle entend comme dans sa jeunesse. Cette bonne nouvelle me fut annoncée le quinzième jour du traitement, il n'en fut pas moins continué huit jours encore, et Mme B... partit, ravie de sa cure thermale ; depuis, elle est revenue trois fois au Mont-Dore, l'ouïe toujours en bon état, et l'affection bronchique très-diminuée, sans dyspnée ; quant à l'éruption dartreuse, elle avait beaucoup augmenté à la dernière saison ; je conseillai à cette dame d'essayer dans l'avenir, d'Allevard ou de Louëches, pour sa maladie de la peau.

27ᵉ OBSERVATION

Emphysème pulmonaire, accès d'asthme, disparition de ces accidents, maux de gorge fréquents, Surdité à droite. Guérison.

Un receveur des finances de la Normandie, 32 ans, grand, sanguin, bien organisé, était sujet à des accès d'asthme et à de fréquentes amygdalites, en même temps, il était presque entièrement sourd de l'oreille droite ; suivant l'avis du Dr Constantin James, il m'arriva au Mont-Dore en juillet 1864. Dans le cours de ses études, au collége, il ne pouvait courir et jouer avec ses camarades, sans être essoufflé, sa gorge s'enflammait facilement, et il était obligé de passer quelques jours à l'infirmerie ; le père de ce malade avait été aussi asthmatique.

La surdité ne devint bien marquée que vers l'âge de 27 ans, à la suite d'une bronchite et d'une angine aiguës ; au moment où j'examinai la gorge, il n'y avait pas la moindre inflammation, les amygdales n'étaient pas plus volumineuses qu'à l'ordinaire.

Comme M. D... était en bonne disposition pour suivre notre traitement, il commença dès le lendemain. Vers le cinquième jour, les eaux agacèrent la gorge : il fallut les suspendre deux jours, et se contenter des inhalations et des pédiluves ; reprises coupées avec du sirop de gomme, elles passèrent sans aucune excitation, les douches pharyngiennes, administrées quelques jours après, produisirent un effet tellement salutaire sur la trompe d'eustache et l'organe de l'ouïe, qu'à la quatrième, la surdité fut dissipée comme par enchantement, M. D... vint m'en prévenir quelques heures après ; le traitement réglementaire fut néanmoins continué. Au départ, la respiration était large et facile, presque plus de toux ni d'expectoration, et M. D... entendait aussi bien de l'oreille droite que de la gauche ; je le crois toujours guéri, n'ayant plus eu de ses nouvelles.

Comme j'avais déjà observé plusieurs faits à peu près analogues, bien que satisfait d'apprendre que cette surdité avait disparu, je fus moins surpris que les années précédentes. A dater de ce moment, je m'occupai sérieusement de cette question, et je publiai le résultat de mes observations dans les journaux de médecine ; alors de tous côtés il arriva une multitude de sourds au Mont-Dore, il n'en vint que trop ; la plupart de ces surdités étaient un effet de l'âge, les autres provenaient de la paralysie du nerf acoustique ou de lésions différentes que le catarrhe de la trompe, et nous ne pouvions guérir que la surdité catarrhale et celles qui se trouvent sous la dépendance d'une maladie de la gorge ou d'un principe diathésique, surtout de nature rhumatismale.

Dans le but d'éviter beaucoup de mécomptes, nous avons mis une opposition formelle à l'emploi de notre traitement dans les cas que nous considérions comme incurables. Plusieurs malades ont vaincu notre résistance et ont voulu essayer, par cette raison qu'un sourd n'est pas comme un aveugle, il ne se résigne jamais. Dans le nombre, je dois le déclarer, quelques-uns ont fort amélioré leur position, tel est le notaire du Dr Nicolas, dont nous avons déjà parlé, et entre autres, un malade du Dr Lepiez, de Saint-Germain-en-Laye, dont nous allons tracer l'histoire.

28ᵉ OBSERVATION

Surdité complète de l'oreille gauche et incomplète du côté droit, douleurs névralgiques temporo-auriculaires et sciatiques. Deux cures thermales, grande amélioration.

M. G..., habitant les environs de Paris, 60 ans, sanguin, nerveux, sujet à des douleurs de sciatique et à des migraines fréquentes s'aperçut, il y a quatre ans, qu'à la suite d'une crise de névralgie temporo-auriculaire, il n'entendait que d'une manière confuse de l'oreille gauche, bientôt l'ouïe se perdit entièrement, le mouvement de sa montre n'était plus perçu ; quelques années après, l'oreille droite devint aussi paresseuse et les sons ne parvenaient qu'à travers un bruit comparé à celui d'un ruisseau ou d'une eau courante.

Ce malade n'avait jamais été sujet aux maux de gorge, pas d'apparence d'eustachite, le conduit auditif externe était sain et sans cérumen ; déjà, il avait suivi plusieurs traitements par des spécialistes renommés de Paris, mais sans succès.

Ma résistance ne fut pas très-grande à l'égard de M. G... parce qu'il existait chez lui une cause rhumatismale ; je supposais cependant les nerfs paralysés depuis longtemps et aussitôt je lui fis comprendre que je ne croyais pas au succès de nos eaux en pareil cas. Venu tout exprès dans l'intention d'essayer de ce traitement, M... insista et il fit bien.

Les prescriptions consistèrent en un bain chaque jour dans l'eau de César avec douches sur la nuque et autour des oreilles, pulvérisation et inhalations alternes, injections nasales et gutturales, d'après la méthode de Politzer ; plus tard, injections dans le conduit auditif externe, trois verres d'eau à boire ; cette médication complexe réveilla, au bout de quelques

jours, le rhumatisme et détermina de l'excitation avec douleurs auriculaires, les injections furent suspendues, de même
que les douches de la nuque et portées en place sur les jambes et les cuisses, en suivant le trajet des nerfs sciatiques
autrefois endoloris. Les bains de vapeur et les pédiluves rem-
placèrent la pulvérisation et l'inhalation ; le malade finit par
beaucoup suer, la tête se dégage, la montre est entendue à
gauche, l'ouïe est plus claire à droite. Grande joie ! M. G...
fait part de son bonheur à ses voisins d'hôtel, on crie au
miracle ; bref, il part ayant encore gagné plusieurs degrés, passe
très-bien l'hiver, en se soumettant à quelques prescriptions
que j'indiquai et revint l'année suivante. Sa situation s'est
encore de beaucoup améliorée et il se tint pour satisfait.

29ᵉ OBSERVATION

**Dureté de l'ouïe persistante, consécutive à des angines
palatines et tonsillaires, inflammation chronique du
pavillon de la trompe. Une seule cure thermale.
Guérison.**

Une jeune fille de Paris vint, en 1869, au Mont-Dore,
avec son père, atteint d'une laryngite chronique, pour laquelle
le Dᴿ Constantin James avait conseillé l'usage de nos eaux
en même temps, il m'engageait à examiner Mˡˡᵉ D... affectée
d'un commencement de surdité qu'il croyait curable, parce
qu'il semblait être la conséquence d'une inflammation catarrhale de la trompe d'eustache.

Cette demoiselle, âgée de 17 ans, est grande, assez faible et
lymphatique, réglée à 15 ans, il y a souvent des irrégularités.
Avant d'être menstruée, elle était beaucoup plus sujette aux

maux de gorge pendant la période aigue, les douleurs de tête et d'oreilles étaient violentes ; une fois l'inflammation passée, elle restait pendant plusieurs semaines avec un engourdissement de l'ouïe, accompagné de roncus et de sifflements déplaisants ; il n'y avait rien d'héréditaire dans cette situation qui, cependant, allait en augmentant chaque jour, surtout quand Mlle D*** était dans un salon ; le bourdonnement qui résultait des conversations des différents groupes lui enlevait, pour ainsi dire, la faculté de comprendre, ce qui la contrariait infiniment.

Au moment où j'examinai la gorge, il n'existait presque pas d'inflammation, les seules traces étaient une rougeur légère et un pointillé saillant des follicules de la muqueuse palatine et pharyngée, un vrai commencement de granulations. Les amygdales, sans être volumineuses, étaient plus grosses qu'à l'ordinaire ; d'après ces caractères on pouvait juger que ces parties avaient souvent été affectées et que l'inflammation s'étant prolongée jusque sur le pavillon de la trompe et probablement dans son intérieur membraneux, était la vraie cause de la surdité.

Mlle D... suivit son traitement avec la plus stricte ponctualité, chaque jour, je faisais moi-même les injections nasales politzer ; vers le dixième jour, les bains, les douches gutturales auriculaires et de la nuque furent supprimés par rapport à l'arrivée du mois plus abondant qu'avant, mais la boisson, la pulvérisation et les inhalations continuées. Déjà l'amélioration était considérable, les bruits auriculaires anormaux avaient disparu, l'audition était plus claire ; encouragés l'un et l'autre par ces avantages réels, le traitement complet fut repris et continué encore dix jours, le résultat fut des plus heureux, l'ouïe avait retrouvé son rhythme normal et l'organisme, dans son ensemble, avait gagné d'une manière remarquable. Mlle D... partit avec son père auquel les eaux avaient bien moins réussi ; mais il faut dire que son affection laryngée était symptomatique d'une tuberculose pulmonaire fort avancée, pour laquelle les eaux Bonnes et de Cauterets n'avaient pas été plus utiles que celles du Mont-Dore.

30ᵉ OBSERVATION

Demi-surdité, engorgement inflammatoire de la trompe, pharyngite et amygdalite chroniques, Cure thermale de 21 jours. Guérison.

L'observation suivante a la plus grande analogie avec la précédente, nous la rapporterons brièvement.

Une jeune fille de Lille, 20 ans, très-colorée, aux apparences sanguines et très nerveuse vint au Mont-Dore, en 1870, avec son père, auquel les eaux avaient été conseillées par les Dʳˢ Monod et Vigla pour un asthme emphysémateux de cause rhumatismale, et il était décidé qu'elle même y suivrait un traitement pour son affection gutturo-auriculaire.

Mˡˡᵉ *** très-spirituelle et d'un naturel gracieux, était cependant tellement contrariée de ne pouvoir entendre distinctement, surtout étant en société, qu'elle fuyait les réunions, même les plus intimes ; ce qui l'exaspérait par instants, au point d'avoir des agitations nerveuses suivies de pleurs.

Depuis l'âge de quinze ans, elle était très-sujette aux maux de gorge ; ils étaient pourtant moins fréquents et moins violents depuis deux ans ; cependant la surdité était toujours au même degré, elle augmentait ainsi que des bruits anormaux dans les oreilles, vers l'apparition des menstrues qui étaient très-régulières ; plusieurs fois, des attouchements avaient été faits sur le pavillon de la trompe, au moyen du cathétérisme, mais sans aucun succès.

Notre jeune malade fut soumise au traitement thermal pendant vingt-un jours, la pulvérisation a été employée de préférence aux inhalations de vapeurs, par rapport à l'état congestif de la tête ; en six jours, la pharyngite disparut ; vers le neuvième, les règles survinrent abondamment ; après, les oreilles se trouvèrent pour ainsi dire libres. Le traitement suspendu n'en fut pas moins repris et continué jusqu'au départ, alors l'ouïe était complétement revenue. Je ne doute pas que la guérison se soit maintenue. Le père de Mlle *** quitta le Mont-Dore aussi en très-bon état

---

31e OBSERVATION

Surdité incomplète double, plus marquée à gauche, éruption dartreuse sur les oreilles externes et dans les conduits auditifs, quelques granulations pharyngées. Deux saisons thermales. Guérison entière.

M. D..., ex-officier de la marine impériale, 52 ans, tempérament sanguin et nerveux, riche organisation, n'avait jamais eu d'autres souffrances que quelques douleurs de lumbago, lorsque sept à huit mois avant son arrivée au Mont-Dore, en 1869, à la suite d'un froid rigoureux, étant à Rome, il éprouva un mal de gorge et des douleurs de névralgie dans toute la tête, surtout aux oreilles, qui devinrent rouges, enflammées et s'excorièrent en certains endroits, imitant des érosions d'engelures. Malgré les soins les mieux entendus, les deux oreilles et les conduits auditifs restèrent comme indurés et calleux avec des croûtes et des vésicules d'eczéma qui se propagèrent jusque sur la membrane du tympan.

Dans la gorge, quelques pointillés granuleux au devant du pharynx et sur les côtés ; nul doute qu'une semblable affection existe sur le pavillon de la trompe.

Chez M. D..., la surdité n'est point héréditaire, et nulle part, on observe d'autres traces d'herpétisme. Le traitement fut institué comme pour les malades précédents, seulement la douche auriculaire fut donnée avec le tuyau en gomme et de très-près, pour qu'elle puisse être supportée sans douleur, ni aggraver l'inflammation de la peau ; vers le dixième jour, il ne s'était produit aucune amélioration : les bains de César furent échangés pour ceux du Pavillon, eau en boisson cinq verres, bientôt une diaphorèse extraordinaire s'en suivit et la scène changea vite.

La tuméfaction calleuse de la peau disparaît ; elle devient rose, se dépouille des vésicules et de toute espèce de suintement, la gorge reprend aussi ses caractères physiologiques et l'ouïe devient naturelle sans bourdonnement ni sifflement ; enfin le vingt-troisième jour, le traitement fut terminé. J'engageai M. D... à suivre une médication dépurative en hiver, à éviter les refroidissements, à suivre un régime adoucissant et à revenir l'année suivante, s'il éprouvait encore quelque chose d'insolite ou de la faiblesse dans l'audition.

M. D... arriva, en effet, en juillet 1870 bien mieux incomparablement sous tous les rapports ; en hiver, son affection herpétique s'était de temps en temps réveillée par l'impression du froid, alors l'ouïe se trouvait légèrement obscurcie. Quelques soins d'hygiène et du repos étaient suffisants pour arrêter ces accidents, la nouvelle saison thermale les dissipa entièrement.

32ᶜ OBSERVATION

Surdité rhumatismale à droite, Bruits anormaux dans la caisse du tympan. Une seule cure. Guérison.

Un négociant de Lyon, d'une organisation saine, bien constitué, 36 ans, étant de faction, comme garde national, par une nuit des plus froides de 1870, était exposé à un courant d'air glacial qui frappait spécialement sur le cou, l'oreille droite et la tempe, il rentre chez lui ayant toutes ces régions gelées fort douloureuses ainsi que la tête. Soigné de suite par M. le Dʳ Lacour qui me l'adressa, les symptômes les plus aigus avaient disparu, lorsque pendant une nuit aussi froide, il s'exposa à la même cause, en allant chercher un médecin pour sa femme qui était sur le point d'accoucher, alors les douleurs se réveillèrent avec autant d'intensité, la surdité était complète avec des bruits anormaux déplaisants.

Bien que l'état aigu ait disparu, la surdité n'en a pas moins persisté et il existe, en outre, quelques douleurs rhumatismales vagues aux reins, au cou et aux épaules ; le traitement thermal, continué pendant vingt jours, a conjuré ces divers accidents, l'inhalation et les douches de vapeur ont été employées de préférence à la pulvérisation, bains de César, pédiluves et quatre verres d'eau en boisson. Quand M. C... eut terminé son traitement, il n'éprouvait plus rien, en fait de douleurs rhumatismales, et l'ouïe était à l'état physiologique.

Jusqu'à présent, nous avons rapporté des exemples de guérison dans des cas où plusieurs malades étaient venus au Mont-Dore pour des maladies qui paraissaient n'avoir aucun trait avec leur surdité; d'autres, au contraire, y étaient venus tout exprès, mais dans des conditions pathologiques favorables au succès du traitement. Dans les observations qui vont suivre, nous ne constaterons pas de guérison, seulement des améliorations à divers degrés; enfin, nous en verrons d'autres dans lesquelles, si les eaux ont été inutiles, elles n'en ont pas moins conduït à la découverte de la nature du mal.

33ᵉ OBSERVATION

Surdité prononcée à droite, moindre à gauche, hérédité, pas de diathèse apparente; état catarrhal des narines, de la gorge et des bronches. Deux cures thermales. Amélioration.

Une jeune fille, portant un des plus grands noms de l'Angleterre, affectée de surdité prononcée à droite depuis 10 ans, et moindre à gauche, depuis 5 ans, vint au Mont-Dore, en 1869, pour essayer d'obtenir du soulagement à son infirmité. Miss ***, âgée de 30 ans, est d'une grande distinction, bien réglée, d'une organisation lymphatique et fort délicate, elle éprouve souvent des maux de gorge, s'enrhume facilement et se trouve sujette à un coryza presque perpétuel. Dès son enfance, l'ouïe a toujours été faible, son père et sa mère sont sourds, un frère s'en ressent aussi, je ne vois aucune diathèse apparente, qu'une disposition catarrhale des muqueuses naso-gutturales et bronchiques.

On pouvait supposer qu'après la disparition de cette prédis-position catarrhale, l'audition deviendrait meilleure ; mais considérant que l'affection était ancienne, invétérée et la cir-constance originaire, je ne comptais point sur une guérison, d'autant plus que Miss *** avait été, c'est le cas de le dire, instrumentée sans succès par les spécialistes les plus renommés de Londres et de Paris ; je fis part de mon pronostic à la famille, qui, ne voulant pas rendre inutile un si long voyage, d'ailleurs bien assurée que le traitement ne pourrait pas nuire à la santé générale, m'engagea à le commencer dès le lendemain.

Il fut institué à peu près comme à l'ordinaire et bien sup-porté pendant huit jours ; à cette époque, il faisait très-chaud, un embarras gastro-intestinal survint qui exigea une purga-tion et des boissons acidules pendant 5 jours, repris ensuite avec plus de modération, surtout concernant l'eau en boisson (3 demi-verres). Au quinzième jour, Miss *** entend le mouvement de la montre à droite, l'oreille gauche est moins engourdie, le coryza est dissipé, rien du côté de la gorge, ni des bronches, la médication thermale est continuée avec assi-duité jusqu'au vingt-cinquième jour ; en ce moment, les sons parviennent à gauche, sans trop de difficultés, à droite, le mouvement de la montre est perçu à 10 centimètres, ce qui n'était jamais arrivé depuis huit ans, enfin l'ensemble de l'organisme a beaucoup gagné.

Miss *** passe l'automne en Suisse, l'hiver en Italie, au printemps, elle se rend à Wursbourg, consulter le D^r de

Tresltch qui, après quelques attouchements inutiles de la trompe, la renvoie au Mont-Dore. Nous procédons dans nos prescriptions comme la première fois; au départ, l'amélioration est encore plus sensible : en tête à tête, sans trop élever la voix, Miss *** entend, avec moins de difficultés, pour peu qu'elle prête son attention ; quant aux muqueuses, elles sont vraiment aujourd'hui en bon état; mais les nerfs acoustiques n'en sont pas moins paralysés; une guérison est impossible.

34ᵉ OBSERVATION

Surdité prononcée à droite, moindre à gauche, angines fréquentes, quelques grosses granulations, eustachite, pas de diathèse apparente. Deux cures thermales. Amélioration.

Le cas suivant a la plus grande analogie avec l'observation précédente ; elle en diffère, en ce sens qu'il n'existe pas d'hérédité, que les rhumes et les coryzas sont plus rares ; en revanche les maux de gorge dominent.

Mlle *** est américaine. Ayant eu connaissance que Miss *** se trouvait mieux depuis son traitement thermal, elles vinrent ensemble au Mont-Dore en 1870 ; elle est âgée aussi d'environ 30 ans, très-délicate, lymphatique, mois réguliers, et obligée, par rapport à sa susceptibilité gutturale, de se soustraire au froid et aux vicissitudes atmosphériques, en passant les hivers dans une région méridionale.

La surdité date de 10 à 12 ans, elle est plus prononcée à

droite qu'à gauche, elle a encore été augmentée par les pluies et l'humidité du printemps dernier à Florence, et des maux de gorge en ont été le résultat. Au moment de mon examen, la muqueuse du palais et du pharynx est d'un gris légèrement rosé ; elle est épaisse et granulée, les petits mamelons sont plus nombreux du côté des pavillons de chaque trompe, aussi le cathétérisme est-il difficile et douloureux.

Tous les moyens topiques et généraux ont été employés en vain pour obtenir du soulagement. Considérant l'ancienneté de l'affection gutturale, supposant que l'innervation auditive était sinon paralysée du moins fort engourdie par la chronocité, je doutais de l'efficacité de nos moyens thermaux. Mlle *** essaya pendant quinze jours, la gorge et l'ouïe se trouvèrent surexcitées, de même que le système nerveux, en général ; le traitement fut suspendu vingt-cinq jours employés à se reposer à Vichy ; à son retour, les mêmes prescriptions thermales furent encore employées quinze jours et bien mieux supportées, la gorge s'était sensiblement améliorée, la muqueuse reprit sa teinte naturelle, les granulations s'étaient affaissées, les sons étaient perçus avec moins de difficulté. Il fallut s'arrêter par rapport à l'arrivée des affaires du mois.

Mlle *** passa de nouveau la mauvaise saison en Italie, n'éprouvant point d'angine aigue, seulement des malaises passagers et entendant mieux. Encouragée par ce modeste succès, elle revint au Mont-Dore, en 1871. Le traitement a été suivi avec assiduité pendant dix jours et en partie interrompu huit jours, par une surexcitation gutturale et auditive. Comme la première fois, cette recrudescence, considérée par nous comme de bonne augure, fut en effet salutaire ; après la reprise du traitement employé avec précaution pendant les premiers jours, tout se passa au gré de nos désirs jusqu'à la fin. Mlle *** partit encore bien mieux qu'après sa cure de 1870.

Nous allons maintenant rapporter des observations où le traitement thermal est resté sans effet, les nerfs acoustiques étant plus ou moins paralysés ou engourdis par une maladie organique au-dessus de nos ressources.

35ᵉ OBSERVATION

Surdité considérable, surtout à gauche. Catarrhe supposé de la trompe d'eustache, susceptibilité gutturale. Trois cures thermales sans succès.

Madame ***, habitant, par circonstance Constantinople, ne pouvait se résigner à rester sourde; elle avait consulté un très-grand nombre de médecins, entr'autres le Dr de Tresltch de Wursbourg, et vint me trouver en 1869, de la part du Dr Noack, de Lyon.

Cette dame, âgée de 35 ans, pâle, lymphatique et rhumatisée, mois réguliers, quatre enfants, avait souvent des maux de gorge, et sa surdité était attribuée à un catarrhe de la trompe, c'est pourquoi elle fut envoyée à nos eaux.

L'affection gutturale, très-légère, n'était pas en rapport avec la surdité qui était très-prononcée à gauche depuis 7 à 8 ans; d'ailleurs, cette dernière avait précédé les maux de gorge et elle était aussi manifeste dans l'intervalle des crises que pendant leur existence, qui était de courte durée.

Mon pronostic fut que nos eaux seraient de nul effet. Mais Mᵐᵉ *** s'appuyant de deux consultations des médecins distingués ci-dessus désignés, voulut être soumise au traitement thermal, qui fut parfaitement inutile.

Ayant perdu sa confiance, elle s'adressa alors à un des confrères de la station, et elle a persévéré ainsi pendant trois ans sans plus de succès. Je ne doute pas que chez cette malade, les nerfs auditifs soient paralysés et que son infirmité soit incurable.

36ᶜ OBSERVATION

Dureté de l'ouïe, cathétérisme de la trompe, inoculation syphilitique, eustachite, ulcéreuse, coryza, pleïade-ganglionnaire à gauche. Insuccès du traitement thermal.

En 1863, une jeune fille du Brésil me fut adressée par le D' Vigla, pour remédier à une faiblesse générale de l'organisme, à une disposition phymique et à des maux de gorge incessants, considérés comme causes d'un léger affaiblissement de l'ouïe.

Cette demoiselle, très-jolie personne, 19 ans, pâle, anémique et lymphatique, avait perdu cinq frères ou sœurs de la phthisie ; elle y était aussi disposée, mais elle n'offrait encore aucun des caractères physiques de cette redoutable maladie. Se trouvant à Paris, elle consulta un des spécialistes les plus renommés, pour une très-légère paresse de l'ouïe ; cathétérisée plusieurs fois, des douleurs dans la trompe se firent bientôt sentir, l'audition devint plus obscure, la gorge s'enflamma et il survint de la fièvre ; tout traitement chirurgical fut suspendu, c'est alors que le D' Vigla fut consulté.

Après avoir soigné cette jeune malade pendant près de cinq mois, tantôt il survenait de l'amélioration en ce sens que l'inflammation nasale et gutturale se dissipait, puis elle revenaît au même degré sans savoir pourquoi, et, chaque fois, les douleurs auriculaires étaient plus vives. Comme au milieu de ces souffrances la constitution générale allait plutôt en perdant, c'est alors que cette jeune fille fut dirigée sur le Mont-Dore.

La gorge n'est pas précisément enflammée, cependant la muqueuse est un peu rougeâtre et tapissée de mucosités épaisses; la déglutition est pourtant gênée, les amygdales tuméfiées, douleur sourde dans les oreilles, surtout à gauche, les glandes, de ce côté du cou, sont gonflées, principalement les sous-maxillaires, les narines sont très-enchifrènées dans leur arrière-fond, la respiration est très-bonne, même pure, sans aucun indice de tuberculose, point de respiration saccadée, ni d'expiration prolongée, pas de toux, mais pâleur, anémie, quelques pertes blanches après chaque époque qui étaient minimes et très-régulières, douleurs céphaliques et auriculaires la nuit; peu d'appétit.

Ne pouvant supposer qu'une cause toute spécifique pouvait présider à l'existence de ces diverses manifestations et convaincu, par expérience, que nos eaux seraient d'une efficacité réelle pour combattre cet ensemble maladif, de manière à en obtenir la guérison, je prescrivis par jour, trois demi-verres d'eau minérale avec une cuillerée de sirop de gomme, bain tempéré de 40 minutes, gargarismes, une séance de 25 minutes d'eau pulvérisée mêlée de vapeur et un pédiluve.

Trois ou quatre jours après, surexcitation extraordinaire du côté de la gorge et des tonsilles, eustachite aigue avec douleur intolérable dans l'oreille gauche, insomnie, coryza profond, ganglions cervicaux et sous-maxillaires durs et tuméfiés, fièvre. Cet appareil inflammatoire fut aussitôt combattu avantageusement par des moyens calmants, adoucissants et quelques prises de calomel à petites doses; au bout de quatre à cinq jours, amélioration sensible, vers le sixième, guérison apparente ; reprise du traitement le huitième jour, moins la pulvérisation ; cinq jours après, nouvelle explosion d'angine et d'inflammation de la trompe, douleurs affreuses dans l'oreille gauche, pléiade ganglionnaire énorme ; il fallut encore interrompre et revenir aux médications pharmaceutiques.

Pendant cette crise de huit jours, observant dans la marche de la maladie quelque chose d'insolite, il me vint à la pensée que ces retours si fréquents d'acuité pourraient bien être sous l'influence du principe syphylitique, communiqué par les attouchements de la canule introduite dans la trompe, il y avait plus de six mois ; cette idée était d'autant mieux fondée, qu'avant, Mlle ***, bien qu'avec une légère faiblesse de l'audition n'avait jamais souffert de la gorge, ni du conduit auditif interne.

Avant de faire part de ce diagnostic fâcheux et extraordinaire, j'ai voulu tenter une troisième épreuve thermale dont le résultat fut exactement semblable aux deux premières ; alors il n'y avait plus à hésiter. Aussitôt l'acuité disparue, je renvoyai Mlle ***, et j'écrivis au Dr Vigla, qui, sur le champ, réunit MM. Ricord et Gosselin ; mon diagnostic fut confirmé. A l'aide du rhinoscope on decouvrit de larges ulcérations sur les pavillons de chaque trompe et de la partie postérieure des narines en haut et en dehors.

Cette jeune fille n'avait rien ailleurs ; ces médecins distingués s'en sont assurés de même que de la présence de l'hymen, et l'origine ne fut pas plus douteuse pour eux que pour moi ; elle provenait bien du cabinet du spécialiste. Un traitement spécifique fut aussitôt institué et suivi pendant plus de six mois. J'ai revu Mlle *** en très-bon état au printemps suivant (1864), elle devait continuer encore le traitement un certain temps. Je ne doute pas qu'aujourd'hui elle soit complétement guérie.

37ᵉ OBSERVATION

Paresse de l'ouïe, cathétérisme de la trompe, inoculation syphilitique, eustachite et pharyngite consécutives. Insuccès du traitement thermal.

L'observation suivante ressemble beaucoup à la précédente.

En 1864, un jeune lycéen n'ayant pas encore quinze ans, bien constitué et d'une bonne santé, n'entendait pas toujours très-bien étant en classe, fut conduit chez le même spécialiste qui avait opéré Mˡˡᵉ *** un an avant. En quinze jours, cinq cathétérismes de la trompe furent pratiqués en même temps que des insufflations iodées. Dès la première séance, il survint un peu d'inflammation, après la seconde, l'ouïe fut plus obscurcie, à la quatrième, ces accidents étaient beaucoup plus marqués; il fallut cesser à la cinquième, tant cette dernière fut douloureuse.

Le Dʳ Michon, consulté alors, soigna ce jeune lycéen. Dix à douze jours après, il sembla guéri, mais les rechûtes devinrent si répétées et sans causes connues, qu'il fallut devancer les vacances de quelques jours pour envoyer ce jeune homme au Mont-Dore, par rapport à sa gorge, considérée comme cause de la surdité.

Comme j'avais lu la relation d'un fait de ce genre adressé à l'Académie de Médecine par le Dʳ Ed. Fournié, que le Dʳ Ricord m'avait déclaré avoir soigné plusieurs malades contaminés à cette même source, et que j'avais encore présent à l'esprit le cas de Mˡˡᵉ*** observé par moi l'année précédente, je me tins sur la réserve et sans manifester mon opinion, je me promis de suivre attentivement ce jeune malade.

Vers le sixième jour du traitement thermal, qui était des plus modérés, il survint une pharyngo-amygdalite avec eustachite, coryza, douleurs auriculaires et céphaliques violentes, engorgement des ganglions sous-maxillaires. Le traitement thermal est remplacé par des émollients, des calmants, de légers révulsifs, l'acuité disparaît; la médication thermale est reprise huit jours après, mêmes accidents aigus. Aussitôt dissipés, le malade est renvoyé, et j'écris au Dr Michon, pour lui faire part de mon diagnostic, en le prévenant que ce malade était le second que je voyais ainsi infecté; pour plus de sûreté, je l'engageai à s'adjoindre le Dr Ricord.

Ces deux célèbres médecins furent complètement de mon avis. Ils découvrirent une large ulcération syphilitique sur la muqueuse du pavillon. Soigné convenablement pendant plus de six mois, ce malade a fini par guérir. Il me revint deux ans plus tard au Mont-Dore, parce que la gorge était encore très-susceptible et l'ouïe était capricieuse; je lui fis suivre un traitement régulier qui fut supporté sans entraves; alors ce jeune homme partit guéri.

Les exemples rapportés ci-dessus sont suffisants pour démontrer que, dans certains cas, les eaux ont une efficacité réelle dans le traitement des surdités catarrhales, rhumatismales, et quelquefois dans celles de nature dartreuse et scrofuleuse. Exiger davantage serait un leurre. Relativement à la paresse de l'ouïe et à la surdité qui sont l'effet de l'âge, elles sont sans utilité, et pourtant, j'ai vu des malades venir des pays les plus éloignés pour tenter l'épreuve, entre

autres le chevalier ***, vieillard de 80 ans, sourd
depuis longtemps, d'ailleurs parfaitement conservé, venir d'Edimbourg, parce qu'il avait appris
par un de ses amis qui ne se trouvait pas dans le
même cas, qu'il s'était guéri de sa surdité au
Mont-Dore.

J'en ai vu d'autres, moins âgés, venir de la
Normandie, de la Belgique, des Etats-Unis,
même de la Californie, les uns avec une perforation de la membrane tympanique, d'autres avec
une destruction de quelques pièces de l'ouïe ; enfin
plusieurs avaient les nerfs acoustiques paralysés.
Tous insistaient pour suivre un traitement régulier qui leur était refusé ; s'ils insistaient, ils ne
continuaient pas longtemps. Au bout de quelques
jours, ils partaient comme ils étaient venus.

DE LA LARYNGITE CHRONIQUE.

La laryngite chronique, parfaitement étudiée
il y a quelques années par MM. Cruveilhier et
Barth, est une affection assez commune, qui fait
partie chaque année du contingent du Mont-
Dore ; souvent rebelle aux médications ordinaires
ou reparaissant facilement par l'effet des moindres

causes, cette maladie est tantôt idiopathique, concomitante d'une affection gutturale ou bronchique, d'autres fois elle est consécutive de la phthisie pulmonaire.

Dans le premier cas, cette pathogénée, ordinairement bénigne, peut se trouver sous l'influence d'une disposition particulière, d'une diathèse spéciale et prendre de mauvais caractères, dégénérer même en phthisie laryngée, alors des symptômes alarmants, parfaitement décrits par MM. Trousseau et Belloc, en sont la conséquence. Il est donc de la plus haute importance de bien distinguer les cas et de soigner la laryngite à temps, afin d'éviter une terminaison funéste.

Cette maladie a son siége dans la muqueuse laryngée, ou elle est sous-muqueuse, elle peut être péri, sus ou sous-glottique, et n'occuper que les cordes vocales.

Dans la laryngite simple ou catarrhale, les caractères hystologiques appréciables au laryngoscope sont un état irritatif, hypérémique ou hypertrophique de la muqueuse ; et suivant son ancienneté, le tissu de cette membrane peut être épaissi, induré, ramolli ou ulcéré ; d'autres fois, l'appareil folliculaire est isolément altéré, laryngite folliculaire. Si ces follicules constituent de petites saillies fermes et dures, c'est la laryngite granulée ; si au contraire la matière est ramollie, demi-concrète, on la qualifie de caséeuse ; elle peut être tuberculeuse ; dans ce cas, elle est plus ou moins liée à la phthisie pulmonaire ; enfin il y en a d'ulcéreuses, ces deux formes sont plus connues sous le nom de phthisie laryngée. Nous en parlerons dans le chapitre suivant.

Les circonstances principales dans lesquelles notre traitement offre des chances de succès sont :

1° Cas simples, dont la cause est facile à apprécier, tempérament faible, susceptibilité nerveuse ; fatigue, suite d'efforts habituels de la voix ; aussi cette affection, comme la pharyngite, est-elle très-fréquente chez les ecclésiastiques, les avocats, les chanteurs, etc. ; tendance aux rhumes, aux maux de gorge par l'effet du refroidissement des pieds, l'inspiration d'un air humide et frais, une légère suppression de la transpiration, enfin une disposition rhumatoïde.

2° Le principe rhumatismal originaire ou acquis, se portant au moindre appel ou par métastase vers les organes de la respiration et de la phonation, est une cause commune de chaleur et de sécheresse dans le larynx, suivies d'enrouement avec un modification plus ou moins grande de la voix, une toux gutturale et laryngée toute particulière, dans ce cas, les eaux n'agissent pas seulement sur les parties lésées comme résolutives, mais par leurs propriétés essentiellement sudoriques, elles peuvent conjurer la cause rhumatismale elle-même.

3° L'herpétisme, état particulier de l'économie qui, dans ses manifestations, offre tant de nuances diverses, depuis le simple échauffement du sang et l'acrimonie des humeurs, comme le disaient les anciens, jusqu'à la diathèse dartreuse, est souvent une cause de laryngite chronique.

A chaque saison thermale, nous voyons deux séries de malades qui, sous l'influence de cette diathèse, ont été traités, les uns directement par des escharotiques ou divers moyens topiques ; les autres, par des préparations sulfureuses, sans avantages manifestes. Cette dernière médication, si souvent employée dans le traitement de l'herpétisme a une grande valeur sans doute, mais elle a aussi ses écueils, et nous ne passons pas d'année sans voir des malades réfractaires chez lesquels elle a échoué complétement. D'ailleurs, les faits de ce genre sont constatés journellement à l'hôpital Saint-Louis ; ce que le soufre ne guérit pas, l'arsenic en fait souvent justice.

Les résultats sont les mêmes au Mont-Dore, dont les eaux ne contiennent pas un atôme de soufre, l'arséniate de soude, le fer, les chlorures, les sulfates, les carbonates, etc., en étant les principes essentiellement constituants.

4° Les eaux peuvent aussi être utiles lorsque la laryngite est concomitante du lymphatisme, ce que nous observons souvent dans la jeunesse, mais si cette idiosyncrasie est portée à un état scrofuleux assez prononcé, seules, elles ne pourraient suffire ; il en est de même des principes syphilitiques, cancéreux, scorbutiques, qui pour guérir ou au moins être atténués, ont besoin de traitements spéciaux.

5° La laryngite chronique est souvent accompagnée de coryza, d'angine, d'affections trachéales, bronchiques ou pulmonaires ; ces liaisons ne sont point des contre-indications, seulement quand il existe des ulcérations ou des tubercules, le pronostic est bien plus grave.

38ᵉ OBSERVATION

Laryngite chronique simple, fatigue habituelle de la voix. Une saison thermale à Allevard, une autre à Aix, une troisième au Mont-Dore. Guérison.

Un curé de Lyon, 54 ans, grand, bien établi, tempérament mixte, dirigeant une grande paroisse, étant obligé de parler beaucoup, de prêcher souvent, enfin remplissant avec zèle les charges de son ministère, éprouvait à la suite des fatigues ainsi réitérées, des titillations et de l'irritation dans le larynx, accompagnées de toux, d'enrouement, et la voix s'affaiblissait au point de ne pouvoir qu'articuler difficilement les sons. Il avait fait une cure à Allevard, une autre à Aix, et comme sa maladie allait plutôt en empirant, il fut dirigé en 1867 sur le Mont-Dore, par le Dʳ Morel, de Lyon.

Ce malade a les meilleures apparences d'une bonne constitution, seulement il est un peu pâle et énervé, son larynx est extrêmement susceptible à l'impression du froid et de l'humidité, surtout si cet organe y a été préparé par un sermon exigeant des efforts de voix, ou par des courses et des séances fatigantes ; d'ailleurs pas de diathèse apparente, mais tendance au flux hémorroïdal.

Examiné au laryngoscope, on n'aperçoit qu'un peu de rougeur et de congestion uniformément réparties sur les cordes vocales ; certainement les nerfs laryngés sont plus affectés que le tissu de la muqueuse, et les intonations faibles et variées de la voix proviennent plutôt d'un défaut d'innervation, l'irritation de la muqueuse n'en est que l'effet.

Prescriptions : trois verres d'eau de la Madeleine, à boire, bain de César, avec douche sur la nuque et sur le trajet des nerfs laryngés, pulvérisation et inhalation alternés, gargarisme, pédiluve.

Les eaux d'une part, le repos de l'autre, et l'air vivifiant des montagnes opérèrent en huit à dix jours un changement tellement remarquable, que le malade lui-même fut étonné de cette transformation. Le teint devint rose, les forces sont augmentées, la voix est sonore et reprend son rhythme normal, l'appétit est vif, le sommeil réparateur.

Le traitement est continué avec augmentation d'un verre d'eau de plus à boire, et la douche est dirigée sur toute la colonne vertébrale et les membres. Après trois semaines, M.*** part, parfaitement guéri.

Par précaution, il est bien convenu que M. le curé se modérera beaucoup dans l'exercice de ses fonctions, qu'il boira pendant vingt jours de l'eau du Mont-Dore, en novembre et en avril, et que s'il éprouve encore quelques malaises, il reviendra assurer la cure par un modeste traitement, l'année suivante. Toutes ces indications ont été remplies ; à la suite de cette seconde saison, la santé a toujours été excellente.

39e OBSERVATION

Laryngite chronique folliculeuse entretenue par des discussions d'affaires sérieuses, diathèse rhumatismale après chaque saison thermale. Guérison.

Un conseiller d'Etat, taille ordinaire, sanguin, nerveux, 40 ans, souffrait souvent d'un lumbago qui, par instants, l'obligeait à garder la chambre et même le lit. Dans l'hiver de 1860, il fut atteint d'une forte grippe ; cette maladie laissa une telle susceptibilité des bronches, mais surtout du larynx, qu'après chaque séance du conseil d'état, où il était obligé de porter la parole, il survenait une irritation laryngée avec cuisson, douleur, enrouement, toux violente, enfin, voix voilée et rauque ; ces accidents aigus persistaient pendant quelques jours, puis des sons clairs, bien que faibles, reparaissaient en même temps qu'une expuition de mucus, le matin ; alors la crise touchait à sa fin pour reparaître bientôt.

Comme la nutrition n'allait pas gagnant, M. le Dr Gendrin m'adressa M. D... au Mont-Dore, pour remédier à cette laryngo-bronchite et au lumbago, affections qui étaient aussi facilement exaspérées par les variations atmosphériques.

L'auscultation ne donnait aucune inquiétude sous le rapport d'une tuberculose pulmonaire, les crachats avaient bien été quelquefois teintés de sang, mais ils provenaient du larynx seulement, et sur ce point, on entendait un bruit rude et un peu rapeux. Au laryngoscope, les follicules muqueux étaient saillants et très-développés ; toutes les conditions étaient favorables à l'action de nos eaux, aussi il ne fallut pas longtemps pour obtenir un soulagement extraordinaire.

Vers le quinzième jour, cependant, par l'effet de la douche sur les lombes, des douleurs se firent sentir ; ce moyen fut supprimé, mais les bains continués, ainsi que l'eau à boire et l'inhalation. Une grande quantité de sables uriques fut rendue pendant cinq jours, et la douleur lombaire se dissipa. M.*** partit alors sans souffrance aucune, la voix revenue, plus de laryngite ni de bronchite.

L'hiver suivant, bien qu'avec un surcroît de travail au conseil, M.*** put assister à toutes les séances sans éprouver, selon son expression, la dixième partie des malaises de l'année précédente. Il revint au Mont-Dore en 1861 et en 1862, ayant en effet beaucoup gagné, mais c'était plutôt pour son affection rhumatismale que pour sa susceptibilité laryngée, qui était très-légère ; chaque fois, il partait rétabli. Il ne vint pas en 1863, et il souffrit beaucoup pendant tout l'hiver de son rhumatisme. Depuis cette époque il manque rarement, au commencement de ses vacances, de passer quinze jours à se soigner au Mont-Dore, et toujours il quitte nos montagnes en très-bon état.

40ᵉ OBSERVATION

Laryngite chronique caséeuse, altération de la voix, expuition sanguinolente, tendance phymique, lymphatisme prononcé. Une seule cure, très-grande amélioration.

Une jeune femme de Paris, 28 ans, grande, peau très-blanche, belle carnation, mais très-lymphatique, deux enfants, mois réguliers suivis de leucorrhée abondante pendant huit à dix jours, et ne paraissant souffrante en aucune manière, n'en était pas moins sujette aux rhumes et surtout aux affections laryngées ; à la première période d'acuité, la voix se perdait aussitôt par l'effet de la toux ; il semblait qu'une sorte de griffe déchirait douloureusement le larynx, aussi l'expuition qui était fort abondante, était souvent mêlée à du sang ; comme les crises se renouvelaient fréquemment, une phthisie laryngée était à craindre, et peut-être une phthisie pulmonaire, bien qu'à l'auscultation aucun signe physique ne révéla encore la présence des tubercules. Pour plus de sûreté, le Dr Vigla envoya Mme *** au Mont-Dore.

Examinée au laryngoscope, il est difficile de voir la muqueuse laryngée à nu, tant elle est tapissée d'une matière caséeuse, qui se retrouve dans les crachats ; malgré des efforts réitérés de toux, cette couche de mucus épaissi ne peut être détachée ; ce ne fut qu'au huitième jour du traitement que la muqueuse put être détergée et que l'expectoration fut bien moindre.

Le traitement consista à prendre un bain par jour, à boire trois demi-verres d'eau avec du sirop de gomme, d'abord ; un jour, une séance à l'eau pulvérisée, deux jours de suite à l'inhalation de vapeur ; peu à peu l'eau fut bue pure et la dose portée à trois verres, puis à quatre ; il ne survint aucun incident particulier, si ce n'est quelques crachats rosés quand l'enduit caséeux disparut, et disons avec sincérité aussi, ce ne fut que deux ou trois jours après, c'est-à-dire vers le douzième jour, qu'une amélioration notable survint. Je crois que cette dame a dû guérir radicalement, ne l'ayant plus revue, surtout si elle a tenu sa promesse de boire de l'eau minérale à l'entrée de l'hiver et au printemps, et même de s'en servir en pulvérisation, si le besoin s'en faisait sentir.

41ᵉ OBSERVATION

Laryngite chronique, granulations sus-glottiques et pharyngées, voix enrouée et voilée. Une cure thermale; guérison apparente.

Un fabricant d'horlogerie, de Genève, me fut adressé en 1869 par le Dᵣ Bondet, de Lyon. Ce malade, 48 ans, tempérament mixte, assez rhumatisé et sujet aux hémorrhoïdes, avait la voix enrouée le matin, faible et voilée dans la journée, le soir elle se perdait presque complètement, il toussait beaucoup, les crachats rendus étaient globuleux, arrondis, ressemblaient à de l'empois, et avaient les caractères du muco-pus.

Dans les moments d'acuité, l'affection se propageait jusque

dans la trachée et les grosses bronches; il existait souvent vers la fourchette du sternum une douleur sourde, attribuée au rhumatisme, enfin elle s'étendait quelquefois jusque dans la gorge, qui était aussi assez granulée.

M. *** rattachait tous ses maux à une affection syphilitique, éprouvée il y avait vingt ans; depuis cette époque, malgré les traitements les mieux entendus, les organes de la déglutition, mais surtout ceux de la phonation, sont restés très-susceptibles, le moindre refroidissement ou l'impression de l'humidité réveillaient cette prédisposition catarrhale qui le gênait beaucoup, étant à la tête d'une grande maison de commerce.

Une saison aux eaux Bonnes et une autre à Allevard, avaient produit quelques soulagements, mais il restait encore beaucoup à faire pour arriver, sinon à une guérison, du moins à une grande amélioration. Comme l'affection laryngo-trachéale était sous l'influence d'une cause rhumatismale et que la poitrine était en bon état, je ne doutais pas du résultat avantageux de notre traitement, il fut réalisé en effet; au départ, la douleur sternale avait disparu par l'effet des bains et des douches de vapeurs, pendant que l'eau minérale en boisson, les inhalations et les irrigations dans la gorge avaient modifié la pathogénée de la muqueuse gutturale et aérienne, au point de ne plus apercevoir de granulations ni d'inflammation; aussi la voix avait repris son timbre normal, il n'existait plus de toux, et l'ensemble de l'organisme avait beaucoup gagné. Cette guérison apparente a probablement été définitive. Je n'ai plus revu ce malade.

42ᵉ OBSERVATION

**Laryngite chronique, herpétisme, voix presque éteinte,
phthisie pulmonaire au début, expuition hémoptoïque.
Arrêt complet de ces symptômes, retour de la voix.**

Mme ***, des environs de Paris, me fut adressée en 1868
par le Dr Lepiez, de Saint-Germain-en-Laye. Elle est âgée de
30 ans, trois enfants, petite, nature sanguine et nerveuse,
irrégularité menstruelle depuis une couche, il y a trois ans, à
la suite de laquelle survint une ovarite gauche, qui a nécessité
un traitement long et énergique. Après la guérison de cette
maladie, il se manifesta des granulations utérines et vaginales
avec leucorrhée, attribuées à un principe herpétique.

Lorsque ces dernières affections disparurent, les voies aériennes commencèrent alors à s'entreprendre, chatouillement douloureux dans le larynx, toux, essouflement, quelques crachats
rosés, gorge sèche, chaude, un petit mouvement fébrile le soir.
Malgré tous les soins, persistance de ces symptômes, amaigrissement, et la voix allait s'éteignant ; c'est dans cet état
que Mme *** arriva au Mont-Dore.

Est-ce la laryngite qui a précédé la bronchite suspecte
dont il est question ? Est-ce cette dernière maladie qui a été
primitive ou l'une et l'autre sont-elles concomitantes ? Je
pense qu'elles ont débuté simultanément ; ce qui me le fait
supposer, c'est la dyspnée dont la malade s'est plaint dès les
premiers jours, avec toux profonde suivie d'expuition sanguinolente. Quoi qu'il en soit, matité a la percussion sous les
clavicules, à droite spécialement. Le Dr Lepiez avait déjà badigeonné cette région de teinture d'iode ; à l'auscultation,
diminution du murmure respiratoire, sans bruit anormal,
seulement la respiration est rude, saccadée à l'inspiration,
et l'expiration est prolongée.

Une simple congestion pulmonaire, d'après le Dr Bouchut, est susceptible de produire ces phénomènes, aussi bien que des tubercules ; à la rigueur, la méprise est possible. Quoi qu'il en soit, le traitement minéral, continué pendant vingt-cinq jours, a produit les meilleurs résultats ; à cette époque, la percussion et l'auscultation n'annonçaient aucune maladie du poumon ni du larynx, le tissu et les voies pulmonaires se sont dégagés, la toux a disparu en même temps que les crachats rosés et la voix a repris son timbre normal.

Enfin l'organisme dans son ensemble présentait les attributs d'un retour franc à la santé.

DE LA PHTHISIE LARYNGÉE.

La phthisie laryngée, parfaitement décrite par MM. Trousseau et Belloc, étudiée aussi plus tard avec un soin tout particulier par MM. Barth et Cruveilhier, est une maladie généralement grave, même quand elle est simple, idiopathique, parce que les érosions de la muqueuse peuvent à la rigueur dégénérer en de véritables ulcères, envahissant les parties sous-jacentes, tissu cellulaire, ligaments, muscles ; enfin, détruire, carier, nécroser les cartilages, et produire des perforations *intus* et *extra*.

Les ulcérations laryngées peuvent être idiopathiques, avons-nous dit, mais le plus ordinairement elles sont concomitantes ou la conséquence d'un principe syphilitique de la tuberculose ou du cancer : de là, quatre espèces de phthisie laryngée : l'ulcéreuse, la syphilitique, la tuberculeuse et la cancéreuse ; on peut y ajouter la nécrosique d'emblée de MM. de Chambre et Charcot, forme très-grave que nous observons bien rarement.

La phthisie ulcéreuse simple résiste moins que les autres au Mont-Dore, lorsqu'elle succède à des trachéo-bronchites répétées, à des laryngites à frigore ; chez les fumeurs outre mesure et ceux qui abusent des boissons spiritueuses ou se livrent avec excès à de grands efforts de voix ; les eaux sont souvent efficaces, à la condition de cesser ces mauvaises habitudes ; si les malades ne veulent ou ne peuvent s'en sevrer, alors leur voix reste enrouée et rogue ; à la place des ulcérations cicatrisées, les cordes vocales sont dépolies, les environs, plus ou moins congestionnés ; il existe enfin une espèce de laryngite chronique habituelle, et si le sujet est en même temps sous l'influence d'un principe morbigène, il court les risques d'avoir de nouvelles rechutes ; en pareil cas, il lui faudra nécessairement plusieurs saisons thermales pour les éviter ou améliorer sa position.

La phthisie laryngée syphilitique peut bien occuper les cordes vocales, mais son siége d'élection est plutôt sus-glottique et affecte de préférence les cartilages aryténoïdes, l'épiglotte et les replis glosso-épiglottiques, la voix n'en est pas moins altérée, l'aphonie peut même s'en suivre.

Rarement les malades nous arrivent sans avoir été préalablement soumis à un traitement spécial. S'il a été suffisant pour détruire le principe maladif, les lésions qui restent sont tout simplement un érythème plus ou moins étendu ; çà et là, quelques plaques muqueuses et de très petites érosions sur les cordes vocales ou sur les glandules de l'épiglotte ; c'est ce que nous avons constaté plusieurs fois à l'aide du laryngoscope. Dans ces cas, l'eau en boisson, la pulvérisation et l'inhalation suffisent ordinairement pour obtenir la guérison, mais il arrive quelquefois qu'il reste encore de larges ulcérations atoniques, dont les contours sont boursoufflés et œdémateux ; si elles résistent, il est urgent d'employer simultanément le sirop de Gibert ou de Ricord, afin d'arriver à une solution plus prompte, mais on ne doit avoir recours à ces moyens qu'après avoir tenté l'épreuve de la médication thermale seule, pendant douze ou quinze jours.

La phthisie laryngée tuberculeuse est malheureusement la plus commune, quelquefois elle est localisée à la muqueuse laryngienne seule, et existe indépendamment de toute autre production de même nature, siégeant dans les poumons ou ailleurs, alors elle est susceptible de guérison ; d'autres fois, elle précède la phthisie pulmonaire d'une ou de plusieurs années ; enfin, ces deux affections peuvent exister simultanément. Le plus ordinairement, la phthisie laryngée est consécutive de la tuberculose pulmonaire, surtout à sa période ultime ; dans cette forme, la matière tuberculeuse est déposée dans les follicules de la muqueuse, elle obstrue l'orifice de ces petits canalicules excréteurs, il survient de l'inflammation, du ramollissement, et les utricules s'ulcèrent, alors les malades toussent, crachent de la matière puriforme, plus ou moins globuleuse, quelquefois caséeuse, rarement crétacée ; de petits vaisseaux peuvent être déchirés, et le muco-pus expectoré contient du sang mêlé à des débris d'épithélium.

Ces ulcérations ont de la tendance à se multiplier, à envahir les parties en profondeur et à les détruire, alors la voix est sensiblement altérée, elle se perd même par instants, et pour

articuler les sons, les malades sont obligés d'expectorer, de boire quelques gorgées de liquides,
ou d'adoucir la gorge avec quelques pastilles
mucilagineuses.

La phthisie laryngée cancéreuse est incurable,
je n'en ai vu que deux cas : l'un concernant un
ministre protestant, que m'avait adressé le D^r
Monod ; opéré six mois apres de la trachéotomie
par M. Nélaton, il a succombé. Le second était
un colonel italien, me venant de la part du D^r
Ribéry, de Turin ; j'ai su, par le Dr Gamba,
que ce malade était mort l'hiver suivant. Relativement à la nécrosique d'emblée, qui est le résultat de l'inflammation ou de l'ossification des
cartilages, suivie de carie ou de nécrose, je n'en
ai observé qu'un seul cas chez un scrofuleux, et
ce qu'il y a de remarquable, c'est que le malade
est guéri après deux cures thermales.

43e OBSERVATION

**Phthisie laryngée ulcéreuse à frigore, accompagnée
d'angine granuleuse. Une cure thermale. Guérison.**

En 1868, le Dr Gendrin m'adressa un brasseur de Paris,
qui, s'exposant chaque jour à des alternatives de froid et de
chaud, dans son établissement ou dans ses caves, s'enrouait,

ressentait de l'irritation à la gorge et dans le larynx, perdait la voix et se trouvait très-mal à l'aise, sans cependant s'aliter; ajoutons à celà que M. *** fumait beaucoup et buvait en quantité de la bière très-fraîche; quelques jours d'attention et de repos faisaient disparaître ces accidents, qui reparaissaient dès que le malade reprenait ses habitudes et s'exposait aux mêmes causes.

Comme la constitution s'altérait, que la maigreur avait augmenté depuis quelques mois, et craignant une tuberculose pulmonaire, M. *** fut dirigé sur le Mont-Dore.

Ce malade est de petite stature, 40 ans, nerveux et sanguin, sans diathèse manifeste, les traits sont tirés, on voit qu'il est maladif depuis longtemps; dans sa jeunesse, il n'a jamais éprouvé de maladies autres que des rhumes ou des affections gutturales. Actuellement, la toux est laryngée suivie d'expuition de muco-pus, la voix est voilée, fort enrouée, la gorge, chaude et sèche; en examinant cette partie, on constate facilement de la pharyngite avec quelques granulations.

Sans le laryngoscope, il eut été impossible de s'assurer des lésions du larynx; à l'aide de cet instrument, on voit que toute la muqueuse est pointillée de rouge, que les follicules sont gonflés, hypertrophiés, et que sur plusieurs existent de petites érosions. Après avoir fait tousser et cracher le malade, pour déterger la muqueuse, on aperçoit deux ulcérations véritables à bords boursoufflés sur les cordes vocales, près de leur réunion au cartilage tyroïde.

M. *** est soumis aux médications suivantes : deux demi-verres d'eau minérale, le matin et un dans la journée, avec sirop de gomme, séances d'aspiration et de pulvérisation alternes, bains de César, avec douches sur la nuque et irrigations dans la gorge, gargarismes, pédiluves les jours de l'inhalation.

Vers le quatrième jour, suppression du sirop, un demi-verre

de plus ; peu à peu, l'eau en boisson a été augmentée et portée à quatre verres.

Le traitement, sauf quelques variantes insignifiantes, a été très-bien supporté. Au dixième jour, la muqueuse laryngée était nettoyée et rose, sans érosions manifestes, les ulcérations des cordes vocales à demi-cicatrisées ; le vingtième jour la guérison était complète.

Remarquons que M. *** n'avait aucune maladie de poitrine, et que, soustrait aux causes de son affection, nous n'avons pas été surpris de voir son organisation gagner chaque jour, l'embonpoint revenir, et sa physionomie recouvrer promptement les attributs de la santé.

44ᵉ OBSERVATION

Phthisie laryngée ulcéreuse, usage immodéré de la parole, efforts de voix, douleurs rhumatismales vagues. Deux cures thermales. Guérison.

Un ecclésiastique du diocèse de Moulins, 36 ans, faible, maigre, nerveux, sujet à des douleurs rhumatismales vagues : à la tête d'une cure de campagne fatigante, se refroidissait et s'enrhumait à chaque instant, en allant voir des malades au loin ; de plus, s'occupant avec zèle de son ministère, parlant avec entrain et prêchant souvent ; depuis plusieurs années, il ne passait pas quinze jours par mois sans avoir des affections gutturales et laryngées, qui l'obligeaient à garder le repos pendant quelques jours.

Dans le cours du carême de 1869, il fut très-souffrant et retenu au lit par une laryngo-bronchite aigüe, à la suite de laquelle la voix, dont le timbre était clair autrefois, devint râpeuse, enrouée, et se perdait même dès que M. *** avait parlé quelques instants, on s'était fatigué physiquement ; de plus, il toussait beaucoup, expectorait un peu de muco-pus et se plaignait d'une douleur fixe sur la région tyroïdienne gauche ; d'ailleurs, pas de tubercules pulmonaires, si la respiration était courte et précipitée par la marche, c'est qu'il existait des palpitations anémiques.

M. le Dr Meilheurat, de Lapalisse, m'adressa ce malade, dans le but de prévenir une phthisie laryngée, si elle n'existait déjà ; deux ulcérations occupaient les cordes vocales, surtout à gauche, et beaucoup d'autres, très-petites, étaient répandues sur la muqueuse, mais il fallait absolument l'application du miroir laryngien pour les constater ; cette inspection démontrait en même temps de la turgescence dans la muqueuse qui était très-rouge, et dont les follicules étaient pointillés et grenus, quand ils n'étaient pas excoriés.

M. le curé est soumis à notre traitement thermal, employé d'abord avec modération, parce qu'il est très-faible et d'une grande susceptibilité nerveuse ; bien supporté d'abord, je suis encouragé pour augmenter l'eau en boisson, les séances d'inhalation et de pulvérisation sont de trente à trente-cinq minutes, et les bains plus prolongés.

Le dixième jour, nous examinons le larynx avec le miroir : changement complet dans l'état de la muqueuse, moins d'hypérémie, érosions folliculaires à peu près disparues, les deux ulcérations des cordes vocales sont amoindries, d'ailleurs, la voix est plus naturelle, et l'ensemble de l'organisme meilleur, l'appétit est vif, le sommeil très-bon ; continuation des pratiques thermales.

Quelques douleurs rhumatismales se font sentir aux épaules et aux lombes, urines chargées de sables rouges, disparition vers le dix-huitième jour de ces incidents considérés comme des crises salutaires ; M. *** part le vingt et unième jour, bien mieux et satisfait. Il est convenu qu'il boira, chez lui, de l'eau

minérale en novembre et avril, et qu'il s'observera beaucoup
jusqu'à la saison thermale prochaine, qui sera employée à
compléter et à assurer la cure. C'est en effet ce qui a eu lieu.
A l'aide de quelques ménagements, la santé de M. *** se
maintient assez bonne.

45ᵉ OBSERVATION

**Phthisie laryngée syphilitique, ulcérations multiples
sus-glottiques, voix rapeuse, enrouement persistant.
Première cure thermale, grande amélioration. Guérison
après la seconde.**

Je pourrais rapporter un grand nombre d'observations d'ulcérations laryngées provenant de
cette cause spéciale, et ayant plus ou moins d'analogie avec la suivante, qui les résumera toutes,
attendu que les lésions étaient très-multiples, les
symptômes fort accentués, et que les eaux ont eu
une action réelle et incontestable qui, je dois le
dire, n'a pas toujours été aussi efficace dans d'autres cas.

Un entrepreneur de travaux publics, 35 ans, grand, fort,
bien constitué, avait contracté une affection syphilitique en
1862. Soigné d'une manière irrégulière, six mois après il
survint des pustules sur le dos et les épaules ; plus tard, des
ulcérations dans la gorge et dans les fosses nasales ; alors un
traitement approprié fut institué par le Dʳ Diday, de Lyon ;
ces divers accidents disparurent, mais les médications n'étant

pas prolongées assez longtemps, tantôt M. *** avait des aphes sur la langue et dans la bouche ; quand il avait parlé, il éprouvait de la sécheresse et de la chaleur dans la gorge et dans le larynx ; par les temps froids et pluvieux, il s'enrhumait facilement, la voix perdait son timbre clair et sonore, elle se voilait et restait enrouée ; enfin, la toux devint rapeuse et son siége était seulement dans le larynx, sans douleur manifeste qu'une gêne incommode.

M. le Dr Ricord, consulté alors, fit suivre à ce malade un nouveau traitement pendant le printemps de 1865, et l'envoya au Mont-Dore, en juillet de la même année, pour consolider la guérison de son larynx, raviver la voix encore faible, enfin, dans le but de fortifier l'organisme fort débilité par les phases diverses de sa maladie et les médications exigées pour les combattre.

A son arrivée au Mont-Dore, il n'y avait plus de traces de syphilisme que dans la région laryngée : la toux, l'enrouement et une certaine gêne dans la déglutition, en étaient les seules indices réunis à de l'anémie.

Il fallait, de toute nécessité, l'intervention du miroir laryngien, pour découvrir des érosions aux cartilages aryténoïdes, et sur leurs replis, pour voir les bords de l'épiglotte frangés et corrodés, enfin, constater une vieille inflammation laryngée, dont la muqueuse grenue partout et rouge, présentait sur l'angle postérieur des deux cordes vocales supérieures, surtout à gauche, une large ulcération grisâtre, dont les bords adématiés avaient tous les caractères de l'atonie.

Il y avait plus de lésions anatomiques qu'il n'en fallait pour expliquer les troubles de la phonation.

Comme M. *** avait suivi des traitements spéciaux nombreux, bien que fort irrégulièrement, je ne mis pas en doute qu'ils avaient été plus que suffisants pour détruire le principe virulent, et que les lésions observées tenaient à une idiosyncrasie particulière, à une atonie générale, et aussi à des courses et des voyages incessants, par tous les temps, sur ses chantiers d'entrepreneur; ajoutez à celà un régime fort échauffant et une vie assez énervante.

Prescriptions : trois demi-verres d'eau minérale tachée d'un peu de lait, bains de César, douches gutturales, pulvérisation et inhalation alternes pendant vingt-cinq à trente minutes ; le traitement est bien supporté. A dater du quatrième jour, quatre demi-verres d'eau pure, aspirations de trente-cinq minutes. Vers le huitième, l'eau à boire est portée à quatre verres, gargarismes politzer. Au douzième jour, symptômes d'embarras gastrique avec constipation ; suspension de l'eau en boisson pendant deux jours. Un cruchon d'eau de Pullna ; la langue se nettoie, l'appétit revient ; continuation du traitement, *ut supra*. La voix reprend peu à peu son timbre normal, l'embonpoint et les forces gagnent chaque jour ; examen du larynx, le dix-huitième jour, amélioration extrême, disparition des glandes hypertrophiées et des érosions, l'ulcération des cordes vocales supérieures a sensiblement diminué et offre un bon aspect. Le vingt-deuxième jour, M. *** part avec la promesse de suivre nos conseils ; il passe un bon hiver, l'ulcération des cordes vocales a été brûlée deux fois, par le Dr E. Fournié. A la saison suivante, l'état de la santé est bien meilleur, à la place du vaste ulcère dont nous avons parlé, il n'existe qu'une simple excoriation , qui s'est guérie complètement après cette seconde saison thermale. Depuis cette époque, aucun accident n'a reparu.

46ᵉ OBSERVATION

Phthisie laryngée tuberculeuse. Deux cures thermales, amélioration équivalant à une guérison. Cinq ans plus tard, phthisie pulmonaire, retour de l'affection laryngée, mort par hémoptysie.

L'observation suivante démontre que la phthisie laryngée avait précédé la tuberculose pulmonaire, et que par l'effet du traitement thermominéral, l'évolution de cette dernière affection a été reculée de cinq ans.

Le fils d'un grand fonctionnaire de l'Etat, 23 ans, taille moyenne, pâle, lymphatique, nerveux, très-impréssionnable, avait perdu une sœur aînée de la poitrine, lui-même, quoique très-sujet à s'enrouer et à s'enrhumer, ne voulait s'astreindre à aucune précaution, et cependant son existence réclamait de grands ménagements ; loin de là, il chassait avec ardeur, veillait tard, recherchait les fêtes et les plaisirs.

Plusieurs fois, à la suite de fatigue et de refroidissement, la voix se perdait, et il était sous l'influence d'une laryngo-trachéite. Soigné à diverses reprises, par MM. Barth et Guéneau, de Mussy et ne guérissant pas, ces savants médecins me l'adressèrent au Mont-Dore, d'autant mieux que l'organisme, dans son ensemble, allait s'altérant de jour en jour.

A l'aide du laryngoscope, on aperçoit, sur toute la muqueuse qui est d'un gris blanchâtre, un pointillé de la même couleur, provenant des follicules du derme, pleins de matière tuberculeuse faisant saillie, et sur certains endroits, des orifices miliaires, béants, semblables à des érosions et correspon-

dant à des utricules vides et enfoncés ; il est probable qu'il
existait des lésions pareilles au quart supérieur de la trachée,
M. D... éprouvant une douleur fixe dans cette région ; la toux
était prononcée le matin et suivie d'une expuition muqueuse,
mêlée à des grumaux arrondis, de matière tuberculeuse ; alors
la voix qui était rauque et sèche, devenait un peu plus claire.

Les poumons, auscultés à plusieurs reprises avec le plus
grand soin, étaient sains, du moins ne présentaient aucun
symptôme morbide, mais au facies du malade, à ses antécédents de famille, les médecins consultés n'en étaient pas moins
convaincus que ce jeune homme était sous l'influence d'une
diathèse tuberculeuse ; d'ailleurs, l'appétit était capricieux et
les digestions, bonnes en apparence, n'étaient point en rapport
avec l'imperfection de la nutrition.

Le traitement thermo-minéral fut suivi avec prudence
pendant la première semaine, trois demi-verres d'eau de la
Madeleine, avec du lait, bains tempérés de vingt-cinq minutes, aspiration de vingt minutes ; l'eau en boisson ne dé-
rangeant pas la digestion, elle fut bue pure après le quatrième
jour, le reste, *ut supra*.

Une fois la tolérance bien établie, et le malade se trouvant
mieux, quatre demi-verres, bains de trente-cinq minutes,
pulvérisation et aspiration alternes d'une demi-heure, pédiluve.

Le larynx, examiné au miroir, le douzième jour, était net-
toyé, le gris sale avait disparu et remplacé par une couleur
rosée de la muqueuse, le pointillé folliculeux était très-affaissé,
et les érosions des orifices fort diminuées.

Le traitement fut continué avec persévérance jusqu'au
vingt-troisième jour ; à cette époque, le succès avait dépassé
toute espérance. M. D... partit pour la Touraine. Il but de
l'eau du Mont-Dore en novembre, passa l'hiver à Nice, et
revint en très-bon état, la saison suivante, qui fut extrême-

ment utile et releva les forces surabondamment. Alors M. D...
pouvait se considérer comme guéri, en observant certaines
précautions; la toux était nulle et la voix redevenue naturelle.

Pendant cinq ans, la santé fut assez bonne et sans avoir
besoin d'aucune intervention médicale ; à la suite de veilles
et de fatigues nocturnes, une laryngo-bronchite survint, elle
fut suivie de plusieurs crises d'hémoptysie. Étant mieux à
l'époque de la saison thermale, ce malade revint au Mont-
Dore, en 1869 ; nul doute sur l'existence d'une explosion
tuberculeuse envahissant le sommet des deux poumons, surtout à droite. Malgré les plus grands soins, la marche de la
phthisie ne peut être arrêtée. En novembre suivant, une
abondante hémoptysie mit fin à ses jours.

47ᵉ OBSERVATION

**Phthisie laryngée tuberculeuse, concomitante d'une
tuberculose pulmonaire. Sept cures thermales en
treize ans. Amélioration très-grande après chaque
cure.**

Un propriétaire du département de la Creuse me fut adressé
en 1859, par le Dʳ Desfosses, de la Gravière, pour remédier
à une double phthisie pulmonaire et laryngée, qui existaient
depuis un an ; mais il faut dire que depuis longtemps, avant
l'explosion tuberculeuse, M. D... était souvent valétudinaire,
sa constitution étant entachée de phymohémie.

Si je rapporte brièvement ce fait, c'est pour démontrer que
dans des cas qui paraissent désespérés, la vie, sous l'influence
des eaux, a pu être prolongée pendant treize ans.

Ce malade est âgé de 42 ans, grand, maigre, pâle, avec tous les attributs d'une affection grave des organes de la respiration et de la phonation ; son père est mort poitrinaire, sa mère, d'une fièvre muqueuse, ses deux sœurs se portent bien. Quoi qu'il se soit souvent enroué et enrhumé, il n'a jamais craché de sang ; en marchant il est essoufflé et éprouve des palpitations, les digestions sont assez bonnes, sans diarrhée. Matité sous-claviculaire à droite, craquements humides, résonnance de la voix, expiration prolongée : à gauche, vers le scapulum, rales muqueux et caverneux, pectoriloquie dans le larynx, rougeur de la muqueuse, et çà et là un pointillé gris sale avec deux érosions livides sur la corde vocale supérieure droite, expectoration assez copieuse de muco-pus, le matin, avec chaleur et sécheresse de la gorge, voix presque éteinte, un mouvement fébrile le soir, sueur au réveil.

Traitement : trois demi-verres d'eau de la Madeleine, avec le sirop de Tolu, inhalation de vingt-cinq à trente minutes, pédiluve ; le cinquième jour, demi-bain dans la salle du Midi, suppression du sirop ; le septième jour, quatre demi-verres, aspirations de trente-cinq minutes, demi-bain alterne. Le traitement est ainsi continué pendant une semaine ; le malade se revivifie, l'appétit est vif, il existe de la constipation qui est vaincue par des lavements, l'eau à boire est portée à la dose de cinq demi-verres, les bains tonifient la peau, la sueur du matin est nulle. Bref, notre malade part le vingt-deuxième jour, engraissé, et le visage, blême à l'arrivée, est devenu rosé.

M. D... s'observe beaucoup pendant l'hiver, il boit chez lui de l'eau minérale, en novembre et avril, couche dans une pièce où chaque soir on dégage des vapeurs résineuses de Galipot, et revient l'année suivante, en meilleur état. A dater de cette époque, 1860, il met un an d'intervalle entre chaque cure, et chaque fois, en vérité, il s'est bien trouvé. Je ne l'ai pas revu depuis 1872.

48ᵉ OBSERVATION

Phthisie laryngée, néorosique d'emblée, fistule traversant de part en part le cartilage tyroïde et venant s'ouvrir vers les premiers anneaux de la trachée. Trois cures thermales ; dès la première, grande amélioration, guérison après la seconde, retour à peu près naturel de la voix, après la troisième.

Ce fait, qui semble être plutôt du ressort de la chirurgie, est intéressant, en ce sens que le traitement local par les eaux a été utile, mais surtout que leur puissante action sur l'organisme en a modifié la nature si avantageusement que la guérison s'en est suivie ; ce qu'on aurait obtenu que très-difficilement avec la médecine opératoire seule.

M. le comte de ***, 50 ans, habitant le département de l'Allier, soigné pendant longtemps par les Dʳˢ Bernard et Prieur, de Moulins, pour une inflammation laryngée, très-aigüe et très-grave, qui s'était terminée deux fois par suppuration, et, à chaque crise, avait failli suffoquer le malade, me fut envoyé au Mont-Dore pour s'opposer au retour de semblables accidents, d'autant mieux que sa constitution était entachée de scrofulose.

Voilà ce qui s'était passé : en 1862, les médecins se trouvèrent en présence d'une laryngite fort aigüe, accompagnée d'une tuméfaction phlegmoneuse autour du larynx, surtout à gauche ; l'abcès qui en résulta se fit jour au niveau du premier cerceau de la trachée ; avant d'aboutir, cette phlogose complèxe, obstruant le diamètre de la glotte, faisait craindre une asphyxie ; les symptômes aigus passés, le mieux se fit bientôt sentir ; mais au moment où l'orifice de l'abcès fut cicatrisé, il survint des symptômes semblables qui furent bientôt arrêtés en ouvrant la cicatrice.

C'est alors que l'on put constater que ces accidents provenaient d'une chondro-périostite du cartilage tyroïde ; bien que soigné convenablement, il sortait toujours du pus par la fistule, et M. D... s'enrhumait facilement. Il y avait plus de six mois que cet état persistait, quand le malade vint me trouver au Mont-Dore.

La fistule étant sinueuse et sous-cutanée, en sondant la peau décollée jusqu'au cartilage, et en touchant la surface cariée ou nécrosée avec un caustique ou de la teinture d'iode, on eut pu peut-être obtenir la guérison. M. D... se refusait à toute opération ; il me permit cependant d'introduire un stylet jusque sur le point malade où je sentais très-bien une sorte de rudesse avec légère crépitation, la muqueuse n'était pas perforée et je ne poussai pas plus loin mon investigation, la fistule était borgne externe, le cartilage n'en était pas moins compromis, dans toute son épaisseur, sur une surface de la grandeur d'une pièce de vingt centimes, la voix était fortement voilée, réduite à un petit volume et le malade toussait beaucoup du larynx seulement ; la poitrine était en bon état, il y avait quelques glandes au cou du côté malade, et pas autre chose qu'une diathèse scrofuleuse.

Chaque jour, le malade prend un bain dans la grande salle avec une douche en pluie sur la région laryngée ; je fais moi-même, deux fois par jour, des injections d'eau minérale dans le trajet fistuleux, pulvérisation mêlée de vapeur, trois demi-verres d'eau de la Madeleine ; huit jours après, je constate un mieux sensible local et général ; le traitement est ainsi continué. Vers le quinzième jour, la suppuration a diminué beaucoup, et l'ouverture fistuleuse est si étroite, que je suis obligé de me servir d'une canule de très-petit calibre ; impossible d'y pénétrer le vingtième. M. *** quitte le Mont-Dore à peu près guéri ; il s'observe beaucoup l'hiver suivant, ne s'est pas enrhumé et revient en 1864. La voix est bien meilleure, c'est à peine si l'on peut introduire le plus mince stylet dans l'ouverture de la fistule qui suppure fort peu, je suis obligé de l'agrandir pour y pousser quelques injections, l'adénite cerviale a disparu. D'ailleurs, même traitement que l'année précédente. M. D... part guéri après cette seconde cure, l'ouverture fistuleuse est cicatrisée, on sent une petite dépression sur la face externe gauche du cartilage tyroïde. A la troisième saison, en 1865, la guérison est complète et radicale, aucun malaise ne s'est plus manifesté du côté du larynx.

DE L'APHONIE NERVEUSE

Pour clore la liste des maladies du larynx qui nous concernent, nous croyons devoir placer ici l'aphonie nerveuse, bien qu'il soit impossible de constater la moindre lésion organique de l'appareil vocal.

Dans cette affection qui, en général, est sans douleur, ni toux, et point d'expectoration, la voix est plus ou moins affaiblie, sans être complètement perdue, mais souvent le diapason est tellement bas que les sons ne peuvent être articulés ; aussi ils ne sont que difficilement perçus et les aphones à ce point sont obligés de se servir d'une ardoise pour transmettre par écrit ce qu'ils désirent exprimer.

L'examen laryngoscopique le plus minutieux ne dénote aucune maladie organique, les nerfs récurrents sont seuls affaiblis ou paralysés. Si dans quelques circonstances, une très-légère inflammation de la gorge ou du larynx a existé au début, elle disparaît très ordinairement, mais l'aphonie persiste plus ou moins, diminue ou augmente sans cause appréciable.

Parmi les malades que nous avons soignés, les causes principales ont été l'impression du froid, la suppression mensuelle, une dépression de l'organisme avec anémie produite et entretenue par des occupations au-dessus des forces, enfin l'obligation de parler beaucoup et à haute voix.

49e OBSERVATION

Aphonie nerveuse complète, communication à l'aide d'une ardoise, anémie, abus de la voix. Amélioration suivie plus tard de guérison.

Un Lazariste, professeur de philosophie à Mont-Didier, me fut adressé par le Dr Lefèvre en 1865. Depuis près d'un an, ce malade qui avait alors 35 ans, s'apercevait qu'après chaque leçon sa voix allait diminuant de jour en jour, et finalement s'était perdue en même temps que sa constitution s'affaiblissait.

Son tempérament est sec, nerveux, sans diathèse, quoique très-brun naturellement, sa figure est pâle et amaigrie, il est impossible d'entendre ses paroles, la voix est comme éteinte; il me transmet, par écrit, ses observations sur une ardoise, d'ailleurs il ne souffre pas, point de toux, l'appétit est conservé, le sommeil est bon, les battements du cœur sont étendus, réguliers et éclatants sans souffle, mais il en existe aux carotides. Depuis quatre mois il a été forcé d'abandonner sa classe, l'aphonie n'en persiste pas moins.

Soumis de suite au traitement thermal : bains avec douches sur la région laryngée et sur la nuque, pulvérisation et inhalation alternes, trois demi-verres d'eau en boisson, gargarismes répétés. On voit bientôt le malade changer de physionomie et gagner des forces, la voix reste néanmoins silencieuse. Persévérance dans les prescriptions : de plus, douches intra-gutturales; vers le quinzième jour, amélioration générale manifeste, le visage se vivifie, un filet de voix est perçu par instants; il s'accentue graduellement quoique fugace et irrégulier. Le malade rejoint son collége dans cet état espérant un retour complet de la phonation, c'est ce qui est arrivé, à la condition toutefois de ne plus professer de longtemps.

Trois ans après, j'ai vu et soigné au Mont-Dore le supérieur de l'établissement, affecté d'une bronchite chronique, et j'appris de lui que notre malade était si bien guéri qu'il était actuellement missionnaire en Amérique.

50ᵉ OBSERVATION

Aphonie nerveuse chez une jeune fille, Suppression de la menstruation. Guérison.

Une jeune fille de 15 ans, bien constituée, réglée depuis un an, encore au couvent, est mouillée par une forte averse, un jour de sortie ; la transpiration et la menstruation sont supprimées, un rhume léger s'en suit, la voix s'altère, deux jours après on ne l'entend plus ; la jeune malade reste six semaines aphone, et le Dʳ Auclerc, de Clermont, me l'envoie au Mont-Dore.

Les eaux, essentiellement sudorifiques et toniques de cette station, eurent bientôt fait justice de cette affection récente. Une semaine a suffi pour ramener la transpiration et des sueurs, et, comme deux époques franches avaient manqué, les règles revinrent en abondance. Le douzième jour, la voix suivit la même évolution, son timbre s'accentua rapidement, et le vingtième jour, cette jeune fille parlait comme avant.

51ᵉ OBSERVATION

**Aphonie nerveuse occasionnée par un bain froid.
Guérison.**

Cette observation a beaucoup d'analogie avec la précédente.

Deux religieuses, pendant les plus grandes chaleurs de 1869, prirent, à la nuit tombante, un bain dans le bassin du jardin de leur établissement; l'eau y est toujours très-froide, entretenue par un jet provenant d'une source vive.

La plus jeune, 28 ans, quoique forte et bien constituée, n'en fut pas plutôt sortie qu'elle éprouva des frissons, se trouva enrouée, la voix voilée; le lendemain elle ne pouvait plus parler. Elle resta dans cet état pendant quelques jours, refroidie, courbaturée, sans précisément tousser; à l'époque de ses règles, quinze jours après, le flux parut pendant quelques heures, sa durée était ordinairement de quatre jours. Le mois suivant, l'aménorrhée fut complète; pendant tout ce temps, l'aphonie persista toujours au même degré.

Le traitement thermal produisit les mêmes effets que sur la jeune pensionnaire citée plus haut; au sentiment de froid, succéda de la chaleur suivie de sueurs, les règles revinrent franchement et abondamment, la voix reprit son timbre normal. Cette religieuse partit guérie, le dix-neuvième jour de son traitement.

Je considère comme inutile de rapporter un plus grand nombre d'observations de malades ainsi affectés. En général, la guérison a été la règle ; chez quelques autres, la voix a reparu sans avoir pourtant recouvré son timbre normal, parce que la maladie était ancienne, invétérée, entretenue par des causes débilitantes et la constitution épuisée ; c'est ce que j'ai constaté pendant le cours de la dernière saison, sur une modiste d'Avignon, qui, veillant fort tard et très-occupée le jour, était exténuée ; sa voix, presque éteinte est pourtant revenue, mais elle est voilée et peu étendue. Si cette jeune femme peut abandonner son état, je ne doute pas que faisant provision d'innervation, sa demi-aphonie disparaisse entièrement.

DE LA TRACHÉÏTE CHRONIQUE.

Placée entre le larynx et les bronches, il est d'observation clinique que, par extension, la trachée se ressent de l'inflammation aiguë ou chronique de ces organes. Quant à la trachéïte seule, indépendante de toute autre maladie, rien n'est plus rare ; d'ailleurs, cette affection n'a point

l'importance que M. Beau a cru devoir lui attribuer, et, si quelquefois la muqueuse est ramollie
avec érosions ou ulcérations, ces lésions sont
concomitantes d'une phthisie laryngée ou de la
tuberculose pulmonaire. Nous ne lui consacrerons
donc pas un chapitre particulier, son traitement
étant le même que celui de ces dernières maladies.

DE LA BRONCHITE CHRONIQUE

S'il est une maladie très-fréquente qui offre
des différences dans sa nature, ses variétés, ses
degrés, son étendue, ses complications, c'est sans
contredit la bronchite chronique ; cependant,
les eaux ont en général une influence des plus
salutaires dans le traitement de cette affection
rebelle que nous observons rarement dans sa simplicité, tantôt l'inflammation qui n'est le plus
souvent qu'une congestion hypérémique est bornée à la trachée et aux gros tuyaux bronchiques
(trachéo-bronchite) ; d'autrefois, elle s'étend
jusqu'aux bronches d'un moyen calibre (bronchite simple), enfin elle peut envahir les rami-

fications les plus capillaires et se prolonger jusqu'aux vésicules (bronchite capillaire).

Souvent la toux est sèche, irritative, spasmodique, sans expectoration (catarrhe sec de Laënnec), ou est suivie de crachements sanguinolents
et d'hémoptysie (bronchite hémoptoïque); d'autre
fois, c'est une hypersécrétion des glandes muqueuses avec flux abondant d'un liquide visqueux
filant ou mousseux (bronchorrée, bronchite pituiteuse), ou bien la toux est grasse avec expuition
d'un muco-pus épais rendu en quantité le matin,
surtout après avoir mangé (bronchite catarrhale);
il arrive souvent aussi que les vésicules sont distendues par des mucosités et de l'air qui y sont
emprisonnés, alors la respiration est courte,
gênée, il existe une dyspnée asthmatique (bronchite emphysémateuse).

Dans certaines circonstances, les complications
locales sont plus sérieuses, telles sont des portions
de tissu pulmonaire engoué ou enflammé (broncho-pneumonie lobulaire et même lobaire), une
production particulière d'un blanc jaunâtre demi-
concrète comme du fromage gras ou du riz cuit
(bronchite caséeuse), ou bien du pus véritable
(bronchite purulente), ou bien ce sont des érosions de la muqueuse (bronchite ulcéreuse) et

sans vouloir empiéter sur le domaine de la phthisie, il existe encore d'autres variétés.

Beaucoup de ces complications locales peuvent être causes ou effets, c'est dans ces conditions que les malades nous arrivent le plus ordinairement aux eaux, fréquemment aussi, elles sont sous la dépendance d'un principe diathésique rhumatismal, goutteux, dartreux, scrofuleux, la suppression du flux menstruel, hémorroïdal, la suspension de la transpiration ; dans ces cas, la peau est sèche, écailleuse, sans la moindre perspiration.

Considérées sous d'autres points de vue, ces diverses espèces de bronchites ont été rapportées à deux groupes principaux par MM. Beau et Raciborski, BRONCHITES A RALES BULLAIRES, BRONCHITES A RALES VIBRANTS. Cette distinction toute artificielle qui ne préjuge rien sur la nature de la maladie, ne manque pas d'une certaine valeur pour la description générale.

BRONCHITE A RALES BULLAIRES

Elle a pour siége principal la muqueuse des tuyaux bronchiques d'un certain calibre ; elle s'étend facilement du côté de la trachée ; mais elle pénètre moins aisément dans les capillaires et les vésicules pulmonaires, souvent il n'y a qu'un seul côté d'affecté ; il peut même n'être attaqué que partiellement ; elle se montre de préférence dans l'enfance et la jeunesse, plutôt chez les petites filles et les jeunes femmes, cependant il n'est pas rare de l'observer chez les adultes débiles ainsi que sur des vieillards ; chez ces derniers, elle constitue l'état catarrhal ou pituiteux des anciens auteurs, tandis que dans l'âge tendre, quand la maladie se prolonge avec pâleur, altération des traits, épuisement, cette forme de bronchite est encore considérée par quelques médecins comme une phthisie avec ulcération des muqueuses (Cayol) ; c'est qu'en effet à ces deux périodes extrêmes de la vie, une terminaison aussi funeste peut s'en suivre, soit par le fait d'une diathèse purulente, soit plutôt par une production de granulations miliaires, seulement les tubercules se développent avec bien plus de facilité dans la jeunesse.

Les caractères principaux de la bronchite à râles bullaires, sont une toux grasse, facile, sans spasme, suivie d'une expuition abondante de mucosités verdâtres, jaunâtres ou de muco-pus ; souvent une sensation de douleur obtuse retro-sternale, quelquefois le soir un peu de fièvre avec une dyspnée légère, mais bien différente de celle de l'asthme ; du râle muqueux à grosses bulles, spécialement en arrière et au devant du thorax ; dans certains cas, du gargouillement dans les grosses bronches, mais sans cavernes, il peut arriver aussi qu'après l'expectoration, succèdent à ces bruits, çà et là, de la sibilance et une sous-crépitation humide.

Ce qui distingue cette bronchite de la phthisie, c'est qu'en outre des symptômes généraux, des antécédents et des commémoratifs, il y a absence d'hémoptysie, de craquements et de respiration saccadée d'abord, ensuite de râle caverneux et de pectoriloquie ; enfin, par la percussion, le son n'est jamais ni trop mat ni trop clair.

La bronchite chronique à râles bullaires est d'autant plus grave que les médications les mieux entendues sont souvent sans influence sur sa marche et sa continuité. Quand elle résiste, le traitement du Mont-Dore est certainement celui qui lui convient le mieux ; après une saison bien conduite, règle générale, une amélioration remarquable succède à l'état de faiblesse et d'épuisement, et si les malades ne sont pas guéris à leur départ, ils sont ordinairement assurés d'être bien moins incommodés par les accès de toux et les crachements abondants qui en sont la conséquence.

BRONCHITE A RALES VIBRANTS.

Les eaux du Mont-Dore sont encore employées avec avantage dans le traitement des bronchites chroniques à râles vibrants, sibilants, avec roncus sonores, ronflants, et même quand elles sont compliquées d'asthme ou d'emphysème ; beaucoup plus commune que celle à râles bullaires, la bronchite sibilante peut exister sans oppression ; dans ce cas, elle constitue les rhumes ordinaires qui chez certaines personnes se développent si facilement par l'impression de l'humidité et de la moindre fraîcheur ; elle est souvent précédée et accompagnée pendant quelques jours ou même quelques heures, de céphalalgie, d'éternuement, de larmoiement, de coryza, enfin d'un état de courbature générale ; c'est cette variété que l'on observe habituellement dans les épidémies de grippe.

Chez certains individus, cette espèce de pathogénie qui mérite à peine le nom de maladie, passe et revient tour à tour avec la plus grande facilité, soit par l'effet d'une disposition toute spéciale de circonstances professionnelles ou par négligence et manque de soins; en passant et revenant fréquemment, ces espèces de rhumes finissent quelquefois par s'accompagner d'accès de dyspnée nerveuse ou emphysémateuse, surtout si les parents ont été asthmatiques ou si les malades sont entachés d'un principe diathésique.

Quoi qu'il en soit, les bronchites chroniques à râles vibrants se développent à tous les âges de la vie, mais surtout dans l'âge mûr et la vieillesse, nous en voyons cependant annuellement, sous forme d'asthme, sur des enfants, surtout à la suite de coqueluche et de l'hérédité.

Contrairement aux bronchites bullaires, celles à râles vibrants affectent plutôt les deux poumons; il est rare qu'elles se bornent à un seul côté et y deviennent partielles; si ce cas se produit, ce n'est que temporairement; elles se généralisent facilement et gagnent de préférence les capillaires et les vésicules bronchiques, de manière à les dilater.

Les caractères principaux sont, après ou pendant le coryza, une toux quinteuse, sèche d'abord, sans expuition et un peu d'oppression ; si la bronchite est entachée d'asthme nerveux ou d'emphysème, ces symptômes se manifestent surtout la nuit, la dyspnée peut aller jusqu'à l'orthopnée, alors il tarde au malade comme au médecin de voir expectorer le mucus gluant qui s'oppose au passage de l'air et à l'hématose.

Par la percussion, sonorité de la poitrine, à l'auscultation, râle sibilant pur ou mêlé à du râle muqueux. Çà et là, roncus sonore et quelquefois sous-crépitation sèche. Ces bruits sont plus marqués à l'expiration qu'à l'inspiration dont le murmure respiratoire est affaibli.

Les bronchites à râles vibrants n'offrent pas les mêmes dangers que celles à râles bullaires, la première variété qui n'est souvent qu'un rhume plus ou moins fort avec fièvre ou état grippal est ordinairement sans gravité ; cependant, par ses retours fréquents, elle peut parfaitement conduire à l'emphysème et à l'asthme, affections considérées comme peu dangereuses, mais en réalité fort incommodes, tandis que les bronchites bullaires épuisent les malades et peuvent dégénérer en phthisie. Dans tous les cas, les unes et les autres sont susceptibles de produire des troubles incurables, non-seulement dans les organes de la respiration, mais encore dans ceux de la circulation, c'est pourquoi il est urgent de les faire disparaître le plus tôt possible.

Parmi le grand nombre de malades que nous avons soignés, affectés de bronchite chronique, nous rapporterons comme types les cas suivants.

52e OBSERVATION

Trachéo-bronchite chronique à râles bullaires, expectoration abondante de muco-pus, douleurs rhumatismales vagues. Deux saisons. Guérison.

En 1868, le Dr Duchollet, de Saint-Pourçain, m'adressa un malade, grand, maigre, sanguin, 53 ans, qui avait habité pendant vingt ans la Russie, et y avait contracté des douleurs rhumatismales présentant souvent les symptômes de la pleurodynie.

Pendant le cours de l'hiver de 1867 à 1868, il fut affecté d'une broncho-pneumonie intense, attribuée au froid et à une répercussion de ses douleurs pleurodyniques, dont il avait beaucoup souffert, quinze jours avant la déclaration franche de son espèce de fluxion de poitrine.

Soigné convenablement, la maladie aiguë disparut, mais une toux catarrhale grasse avec expulsion considérable de mucosités purulentes s'en suivit; cette excrétion continue avait tellement affaibli et amaigri M. ***, que son médecin craignant une phthisie, l'envoya au Mont-Dore. Ce qui lui faisait supposer qu'il existait quelques noyaux tuberculeux, c'est qu'à l'auscultation, divers lobules pulmonaires n'étaient que très-peu perméables ; d'ailleurs, pas de gargouillement de râle caverneux ni de pectoriloquie, mais râle muqueux à grosses bulles, depuis la trachée jusqu'aux capillaires bronchiques.

Après avoir examiné le malade avec soin, considérant l'absence de craquements et d'hémoptysie, tenant compte des antécédents et de la bonne organisation de M. ***, je ne fis point de doute, que l'absence ou la diminution notable du murmure respiratoire sur certains points, tenaient à ce que la résolution de la pneumonie n'avait eu lieu qu'imparfaitement, qu'il existait encore çà et là quelques noyaux de congestion latente, d'hypérémie passive, mais pas de néoplasie tuberculeuse, et je pronostiquai la guérison ou une grande amélioration. Soumis au traitement pendant vingt jours, la peau qui était sèche et terreuse, devint douce et luisante par l'effet des bains ; vers le sixième jour, elle devint rosée ; enfin les pores s'entr'ouvrent, la moiteur s'en suit ; en même temps, l'eau en boisson et les inhalations dégagèrent le poumon engoué, la muqueuse bronchique fut sensiblement modifiée dans sa texture et son hypersécrétion, la toux devint plus rare, l'expectoration bien moindre. M. *** partit démaigri, fortifié et son catarrhe presque guéri ; il but de l'eau minérale, chez lui, en automne et au printemps ; l'année suivante, il revint passer dix-huit jours au Mont-Dore, et s'en retourna ne toussant pour ainsi dire plus. Depuis cette époque, il s'est toujours assez bien porté.

53ᵉ OBSERVATION

Bronchite catarrhale, suite de grippe, râle muqueux à grosses bulles, expectoration abondante de muco-pus, amaigrissement, deux saisons. Amélioration équivalant à une guérison.

Une dame des environs de Laon s'enrhumait régulièrement pendant tous les hivers, depuis quatre ans ; cette affection bronchique s'amendait au printemps, diminuait sensiblement en été, et revenait infailliblement à l'état aigu pendant la mauvaise saison ; de cette manière, elle était toujours plus ou moins toussant et crachant, malgré les traitements les plus actifs et les mieux entendus.

M. le Dʳ Hugo voyant que sa malade allait s'épuisant, la décida à se rendre aux eaux du Mont-Dore. Cette dame est en effet très-amaigrie et faible, 58 ans, sa santé a toujours été assez bonne, cependant elle a allaité quatre enfants, la ménaupose s'est passée sans accidents ; sept ans après, elle fut affectée d'une grippe violente qui s'est continuée sous forme de bronchite catarrhale.

La percussion et l'auscultation de la poitrine ne donnent aucun indice de la bronchite phymique, seulement des râles muqueux, des roncus gras, le matin surtout, et une expectoration de mucosités jaunâtres et épaisses, quelquefois un peu d'oppression, produite par l'enchifrènement des tubes aériens ; rien du côté des organes de la circulation.

Prescriptions : trois demi-verres d'eau minérale, bains tempérés, aspirations de trente minutes ; comme chez le malade ci-dessus, la peau sèche, ridée et écailleuse, devient souple, douce et colorée, la toux est moins fréquente, l'expectoration moins considérable, quatre verres d'eau sont prescrits,

aspirations de quarante-cinq minutes, douches en pluie sur
la poitrine, en arrière et sur les côtes, diaphorèse manifeste.
A dater de ce moment, la malade se sent mieux, elle est moins
faible, l'appétit est plus franc, tous les symptômes ont diminué de plus de moitié. Mme *** quitta le Mont-Dore le
vingt-deuxième jour, n'emportant pas un quart de son mal.
Elle boit de l'eau minérale, chez elle, en novembre et mars ;
dans l'intervalle, une tasse, matin et soir, d'eau de goudron,
avec cinq gouttes de liqueur de Fowler, et elle nous revient
l'année suivante, encore mieux qu'à son départ. Le même
traitement est institué, il produit un excellent effet, la guérison est apparente ; j'insiste, pour éviter de nouvelles rechûtes, sur mes prescriptions de l'hiver précédent. Il paraît
qu'elles ont réussi ; j'ai su depuis que cette dame s'était même
fait placer un cautère, et qu'elle se trouvait bien.

<hr>

54e OBSERVATION

**Bronchite catarrhale invétérée, suite d'un rhume ordi-
naire, expectoration considérable de muco-pus. Une
seule saison. Amélioration manifeste. Séjour pendant
deux hivers à Alger et à Pau. Guérison.**

En 1866, une jeune femme de Paris, 24 ans, grande, charnue, brune, peau très-blanche, assez lymphathique, leucor-
rhéïque, mois irréguliers, pas d'enfants, s'enrhuma fortement
l'hiver précédent à la sortie d'un bal ; une fois les symptômes
d'acuité passés, elle continua de tousser et de cracher énormément sans que sa santé en souffrit ; elle était néanmoins
vivement contrariée, obligée par position et aussi par goût
de fréquenter le monde et les fêtes. Durant chaque soirée, il

lui fallait trois ou quatre mouchoirs, et de plus l'ennui d'être remarquée et probablement critiquée ; hors les quintes de toux et leur suite, on ne se serait jamais douté qu'une affection catarrhale se fut nichée dans la poitrine d'une aussi agréable jeune femme, offrant d'ailleurs tous les attributs de la santé, pas d'autre diathèse que du lymphatisme ; à l'auscultation, râle muqueux à grosses bulles, les bronches vidées, quelques roncus sonores, et pas d'autres symptômes qu'une toux grasse, suivie d'expectoration abondante, peau souple et douce sans sécheresse.

Pendant les huit premiers jours du traitement thermal, peu de changements : dans le cours du second septénaire, la toux devient moins fréquente, les crachats sont moins épais, plus visqueux et moins jaunes ; la peau, d'un blanc mat, prend une apparence un peu rose, les séances d'aspiration sont prescrites à quarante minutes ; quatre verres d'eau à boire, continuation des bains, mais à 30° Réaumur et de 25 minutes seulement. Deux jours après ces médications, la toux se calme et se fait plus rare, de même que l'expectoration qui devient muqueuse, la turgescence de la peau est plus manifeste ; le vingt-unième jour, les règles se déclarent franchement. Cette dame est incomparablement mieux qu'à son arrivée, elle retourne à Paris, passe l'hiver à Alger. L'année suivante, ne pouvant revenir au Mont-Dore, elle boit les eaux chez elle, passe un second hiver à Pau et se trouve très-bien aujourd'hui, d'après les renseignements qui m'ont été donnés par le professeur Monneret qui me l'avait adressée.

55ᵉ OBSERVATION

Broncho-pneumonie lobulaire chronique. Suite d'une affection aigue cinq mois avant, râles muqueux, sibilants et sous-crépitants, gêne de la respiration. Deux saisons. Guérison.

Dans le cours de l'hiver de 1868, M. le comte de *** fut atteint, se trouvant à Riom, d'une broncho-pneumonie fort intense qui nécessita un traitement des plus actifs et les soins assidus du Dʳ Aiguilhon pendant trois semaines. Dès que ses forces le lui permirent, il partit pour sa résidence en Bourbonnais, la fièvre avait disparu, mais la respiration était souvent courte, gênée et il survenait par instants des accès de toux irritative avec expuition de mucosités visqueuses. La résolution des points pneumoniques ne s'était point faite franchement, il restait encore quelques noyaux congestifs qui tantôt étaient très-manifestes à l'auscultation et semblaient disparaître par instants, pour revenir dès que le temps devenait froid et humide. Tout le printemps se passa : une semaine bien, une autre mal ; aussi dès que la saison thermale fut ouverte, le Dʳ Meilheurat, de la Palisse, qui voyait le malade, l'envoya vite au Mont-Dore.

M. *** a 58 ans, il est d'une forte organisation, sanguin, et n'a certes pas l'apparence malade à la simple vue ; il faut examiner la poitrine pour s'assurer qu'il existe des râles muqueux à grosses bulles, de la sibilance surtout à l'expiration, enfin çà et là des râles sous-crépitants.

Après avoir pris connaissance des antécédents, je ne mis point en doute que la muqueuse n'était pas seule affectée et que la dyspnée, de même que la toux, devaient plutôt être attribuées à l'inflammation latente du tissu pulmonaire.

19

Comme M. *** avait toujours eu une belle santé, sauf quelques douleurs rhumatismales vagues, qui ne l'avaient jamais arrêté, mon pronostic fut que notre traitement thermal devait réussir infailliblement, c'est en effet ce qui arriva; un indice certain de son action fut, vers le septième jour, la présence de quelques grumeaux sanguignolents dans les crachats; cette espèce de saignée locale, quand elle est modérée, indique une détente certaine dans les noyaux engoués; je n'en fus point effrayé. Tout en l'observant, le traitement fut plus modéré pendant cinq jours; la poitrine, examinée alors au stéthoscope, ne donnait plus aucun signe de crépitation ni de râle muqueux, seulement de la sibilance, et la respiration n'était plus aussi courte; M. *** pouvait facilement monter dans sa chambre, ce qu'il ne faisait pas avant sans un certain degré d'essoufflement. L'hémopthoïcée ayant disparu entièrement, le traitement thermal fut repris avec plus de sûreté; bientôt la toux se réduisit à peu de chose; le vingtième jour, la guérison paraissait complète. Je prescrivis de l'eau minérale à boire en novembre et en mars, de l'eau de goudron en hiver, et une nouvelle saison, l'année suivante, s'il existait encore quelques phénomènes insolites du côté de la poitrine. M. *** revint en effet, son hiver s'était passé sans rhumes, et la toux, assez modeste, qui se produisait surtout le matin, disparut entièrement après ce second traitement. Il se porte maintenant à merveille.

56° OBSERVATION

Bronchite chronique à râles vibrants, suite de grippe, oppression sous forme asthmatique. Guérison en une seule saison.

En 1871, sur la recommandation du Dr Jouanneau, de Paris, un agriculteur des environs d'Orléans, vint au Mont-Dore. Agé de 58 ans, grand, maigre, légèrement herpétique ; il était sujet, depuis quelques années, à des rhumes assez intenses, lorsque dans le cours de l'hiver précédent, il fut fortement grippé, coryza, céphalalgie, prostration, fièvre, toux quinteuse, poitrine sibilante, mucosités visqueuses ; après avoir gardé le lit huit jours, une forte crise de diaphorèse dissipa tous ces phénomènes, à l'exception de la toux, d'une expectoration de mucosités visqueuses, et le matin comme le soir ; quand il ne pouvait cracher facilement, d'une dyspnée pseudo-asthmatique.

Cet état durait depuis le mois de mars précédent et allait chaque jour en augmentant, certainement M. *** serait devenu asthmatique, s'il n'était venu faire une cure au Mont-Dore.

L'examen de la poitrine ne décèle aucune autre lésion que celle de la bronchite, disséminée avec un commencement de dilatation des vésicules pulmonaires, pas le moindre indice de la tuberculose ; la constitution, avons-nous dit, est un peu herpétique, quelques hémorroïdes se sont montrées depuis trois ans, mais sans flux ; dans le cours de son existence, M. *** n'a jamais eu de maladies sérieuses.

Traitement thermal : trois demi-verres d'abord, aspirations de trente minutes, bains tempérés, pédiluves ; le cinquième jour, quatre demi-verres, demi-bain avec douches, aspirations de trente-cinq minutes ; ces prescriptions étant bien supportées, peu à peu l'eau à boire est augmentée, aspirations de quarante minutes.

Vers le quinzième jour, la poitrine, examinée de nouveau, ne laissa plus entendre de sibilance ni aucun râle, la respiration est facile, profonde, plus d'oppression, toux rare, crachats moins visqueux, forces générales relevées. M. *** s'en va guéri. En mai 1872, j'ai appris, du D\ Jouanneau, que notre malade se trouvait fort bien.

———

57ᵉ OBSERVATION

Disposition aux bronchites, soupçon de tuberculose, toux irritative, expuition hémoptoïque, anémie, dysménhorrée. Deux saisons. Guérison apparente.

Une demoiselle de Bordeaux, grande, pâle, disménorrhéïque, 22 ans, soignée par les D\rs Denucé et de Bonneval qui, observant une toux irritative rebelle, suivie de quelques crachats hémoptoïques et craignant voir éclore prochainement une phthisie, l'envoyèrent au Mont-Dore, en 1867, pour en conjurer la déclaration, maîtriser la toux et fortifier l'organisme.

Cette jeune fille offre tous les attributs extérieurs de cette cruelle maladie, de plus elle a perdu sa mère de la poitrine, son plus jeune frère est très-délicat, le père est fort et bien portant. Depuis plusieurs années, Mlle *** est mal réglée, elle sent, à chaque époque, le sang remonter à la poitrine ; alors la toux est plus quinteuse, souvent le mucus expectoré est teinté en rouge ; elle est très-ennuyée de voir son rhume habituel passer à l'état de bronchite, et pour cette raison préfère le repos à de modestes exercices ; cependant l'appétit est conservé, le sommeil est assez bon, pas de sueurs nocturnes, un peu de souffle aux carotides, point de fièvre.

A la percussion, rien d'insolite, l'auscultation décèle la présence de râles sibilants, mêlés au sommet de quelques craquements secs, l'inspiration n'est pas saccadée et l'expiration nullement prolongée, mais la respiration est rude, rien n'est plus difficile que de savoir si cette jeune fille est à la période initiale de la tuberculose pulmonaire. Je crois pouvoir expliquer cette rudesse et les quelques craquements par un rétrécissement du calibre des bronches dont la muqueuse est engouée et congestionnée.

Quoi qu'il en soit, prenant en considération la susceptibilité organique de Mlle D... et la tendance hémoptoïque, le traitement est des plus modérés, deux quarts de verre d'eau minérale avec du sirop de gomme le matin, et un autre quart dans la journée, aspiration de vingt minutes, demi-bain à 28° réaumur un jour; le jour suivant un bain de pieds au Pavillon.

Ces prescriptions sont bien supportées pendant cinq jours, un quart de verre d'eau en sus, hémoptoée plus manifeste; elle est aussitôt supprimée; le douzième jour, les règles arrivent avec plus d'abondance qu'elles ne l'ont été depuis fort longtemps, elles durent quatre jours, soulagement général, la poitrine examinée avec soin ne fait plus sentir de craquements et la sibilance est minime, les bains sont repris, mais entiers, on voit la peau revenir à la vie, elle devient rose et moite, la toux est très-modérée, souffle carotidien imperceptible; enfin le vingt-cinquième jour, cette jeune malade est bien et peut aller sans crainte à sa campagne près de Bordeaux.

Quinze flacons d'eau minérale sont bus en novembre et autant en mars; dans l'intervalle, chaque matin, une tasse d'eau sapinée avec quatre à cinq gouttes de liqueur de Fowler; pendant toute la mauvaise saison, peu de toux, point de crachats hémoptoïques, liberté de la respiration, la tonicité

de l'organisme gagnée au Mont-Dore n'a pas faibli. Mlle D...
nous revînt en 1868, sa cure a été de dix-huit jours, arrêtée
par les règles venues plutôt qu'à l'ordinaire ; elle est fort bien
relativement et, avec des soins je sais qu'aujourd'hui sa
santé se soutient.

DE LA BRONCHORRHÉE CHRONIQUE

Cette maladie, appelée catarrhe pituiteux par
Laënnec, consiste dans une abondance de flux
muqueux évacué en un liquide incolore, filant,
transparent, écumeux, semblable à du blanc
d'œuf délayé dans de l'eau dont la quantité très-
variable peut-être de 500 grammes, même d'un
kilogramme en 24 heures.

C'est ordinairement le matin et le soir et surtout une heure ou deux après les repas que cette
expectoration est si abondante.

Cette affection se développe ordinairement à
la suite de plusieurs catarrhes ; une fois bien
déclarée, elle ne participe plus de la nature
inflammatoire de la bronchite, et ses caractères
anatomiques semblent être sur la limite qui
sépare les congestions sanguines des congestions
séreuses et appartenir plutôt à ces dernières.

Dans les premiers temps de son existence,

cette sécrétion exagérée ne porte pas un grand
trouble dans la santé générale, seulement elle est
fort désagréable par les accès de toux et l'expectoration qui en résulte. Les symptômes les plus
pénibles sont l'oppression qui précède les évacuations et après un spasme thoracique, suivi de
bien-être, mais avec faiblesse plus ou moins
marquée.

Ordinairement les malades ne nous arrivent
que lorsque ces pertes continuelles finissent par
altérer leur constitution, quand ils pâlissent,
maigrissent, que les forces diminuent d'une
manière sensible, enfin quand la dyspnée devient
assez habituelle, alors ils sont le plus souvent
considérés à tort comme asthmatiques à la dernière période.

C'est généralement sur des adultes ou à un
âge déjà avancé que nous observons la bronchorrhée, surtout si les individus sont gros, replets,
lymphatiques, atteints de goutte, de rhumatisme
et menant une vie sédentaire ; nous avons soigné
cependant deux jeunes filles de 12 et 15 ans,
qui étaient aussi affectées que si elles avaient eu
60 ans, et qui, mieux est, nous les avons parfaitement guéries.

58ᵉ OBSERVATION

Bronchorrhée chronique, suite de grippe et de plusieurs bronchites. Deux saisons. Guérison à peu près complète.

En 1868, le Dʳ Reignier de Moulins, m'adressa un malade qui, depuis plusieurs années, toussait et crachait énormément le matin des glaires pituiteuses filantes et mousseuses dont la quantité pouvait sans crainte être évaluée à un demi-litre dans la journée ; après chaque repas, l'expectoration revenait un peu moins abondamment, mais la matière était plus épaisse et visqueuse comme du blanc d'œuf.

Ce malade qui avait été fort et vigoureux, gros et gras, se trouvait épuisé par des excrétions aussi copieuses et depuis quelques mois l'amaigrissement faisait des progrès sensibles ; âgé de 67 ans, il avait eu une forte grippe en 1865, et depuis il était fort disposé aux bronchites hivernales.

Je ne constatai aucune diathèse, si ce n'est des hémorroïdes qui fluaient rarement ; une fois les bronches vidées, l'auscultation ne présentait que de la rudesse, et çà et là quelques traces de râles humides, pas de fièvre, appétit conservé, sommeil interrompu deux fois par des expectorations pituiteuses ; autrement M. *** pouvait encore, avec certains ménagements, s'occuper activement, cependant la respiration était habituellement plus ou moins gênée et courte.

Rarement j'ai vu, en si peu de temps, les eaux produire un changement aussi favorable ; j'en fus même préoccupé. En effet, cette source de flux bronchique avait été tarie des trois quarts dans l'espace de huit à dix jours, à tel point que je diminuai le traitement, dans la crainte qu'un arrêt aussi brusque ne détermina une métastase. Vers le quinzième jour, nous n'avions plus rien à redouter : les hémorroïdes deviennent douloureuses, suivies de flux sanguin, la peau se colora en rose, les pores s'entr'ouvrirent, les nuits étaient complètes, seulement, le matin encore passablement de bronchorrhée qui alla en diminuant tellement que le vingt et unième jour, M. *** partit pour ainsi dire guéri, engraissé, fortifié et rafraîchi.

De l'eau minérale fut bue chez lui pendant trois semaines en novembre, et autant en mars ; dans l'intervalle, une tasse d'eau sapinée, matin et soir, avec quelques gouttes de liqueur de Fowler. M. *** revint l'année suivante, en bien meilleur état ; le traitement fut très-modéré ; comme le premier, il réussit à merveille. Depuis cette époque, notre ex-malade ne tousse presque plus, les crachats sont rares, et il continue à se porter assez bien pour pouvoir facilement présider à ses affaires.

59e OBSERVATION

Bronchorrhée chronique, pituite abondante, diathèse goutteuse. Une saison, très grande amélioration ; mort deux ans plus tard par apoplexie.

Un notaire de la Bourgogne, gros, gras et court, 58 ans, aimant la bonne chair, vie sédentaire, était sujet à des douleurs de goutte depuis l'âge de trente-cinq ans. Pour conjurer l'acuité des accès, M. *** allait depuis vingt ans passer une courte saison à Vichy, de sorte que la goutte était devenue vague ; elle ne se faisait pour ainsi dire plus sentir au gros orteil, qui, auparavant, était son lieu d'élection.

En 1866, en sortant d'un bain, à Vichy, M. *** prit froid ; il s'en suivit une bronchite qui se modérait par instants, pour augmenter dans d'autres, de manière à exiger des soins assidus pendant l'hiver. Au printemps suivant, les caractères de la bronchite franche disparurent ; ils furent remplacés par une dyspnée gênante et une toux pituiteuse ; c'était surtout le matin et le soir que l'expectoration était considérable, le liquide rejeté était mousseux, filant, imitant parfaitement le blanc d'œuf délayé dans l'eau ; sa quantité pouvait être évaluée à trois verres environ dans les vingt-quatre heures.

Cet état morbide durait depuis deux ans, lorsque M. *** vint au Mont-Dore. Il était encore replet, mais les chairs molles, le visage pâle et terne, l'anémie arrivait à grands pas, et il sentait ses forces l'abandonner.

Soumis aussitôt au traitement thermo-minéral, la tonicité et la myotilité ne tardèrent pas à renaître, le visage reprit ses couleurs, la toux diminua sensiblement, ainsi que la bronchorrhée. Vers le douzième jour, ce malade n'était plus le même, la respiration devint peu à peu pure et profonde, et le vingt-troisième, il n'était pour ainsi dire plus question de toux, de pituite ni d'oppression. L'hiver se passa dans les meilleures conditions, mais au printemps suivant, M. *** fut emporté par une attaque d'apoplexie.

60ᵉ OBSERVATION

Bronchorrhée chronique, suite de coqueluche, petite fille de 12 ans, flux abondant d'expectoration muqueuse et pituiteuse, Deux saisons à trois ans d'intervalle. Guérison.

Une petite fille de la Touraine me fut adressée par le Dʳ Thomas, de Tours, pour remédier à un état catarrhal invétéré existant depuis plusieurs années, dont la persistance avait fini par altérer la santé.

Déjà, en 1864, j'avais soigné cette petite malade, alors âgée de 12 ans, et affectée d'une bronchite rebelle, suite de coqueluche ; je n'en avais plus entendu parler, et je la croyais guérie, lorsque deux ans plus tard, elle me revint avec tous les attributs d'un catarrhe muqueux et pituiteux.

Après la première cure du Mont-Dore, une grande amélioration était survenue, mais la durée ne fut pas longue ; s'étant enrhumée au mois d'octobre suivant, les accès de toux irritative reparurent avec tenacité à plusieurs reprises ; on administra les eaux Bonnes. L'été suivant, la petite malade fut envoyée à Cauterets, il en résulta un demi-succès ; l'hiver suivant, la toux prit un autre caractère : elle était facile, sans douleur, suivie d'une expuition muqueuse et pituiteuse, qui devint de jour en jour plus considérable, à tel point que la santé générale allait se compromettant, la sécrétion était si prompte qu'aussitôt les bronches vidées, elles se remplissaient ; aussi quand Mˡˡᵉ *** vint au Mont-Dore, en dernier lieu, il existait un râle muqueux à grosses bulles dans tout l'arbre aérien, et çà et là quelques roncus sonores passagers.

Dans l'espace de dix jours, la médication minérale modifia d'une manière notable cette hypersection, puis la bronchorrhée resta stationnaire jusqu'à la fin du traitement qui était pourtant très-actif. Ce ne fut qu'au bout de deux mois, et après avoir bu, pendant vingt jours, de l'eau minérale à domicile, que la toux et la bronchorrhée disparurent.

Depuis cette époque, je me suis informé plusieurs fois de la santé de cette jeune fille, qui se porte fort bien aujourd'hui.

61ᵉ OBSERVATION

Bronchorrhée chronique, rhumatisme noueux, sables uriques. Deux cures thermales. Guérison à peu près complète.

En 1869 et 1870, le Dʳ Vergne envoya au Mont-Dore une malade des environs d'Aubusson, qui, à la suite de bronchites répétées à l'époque de la ménopame, était devenue bronchorrhéïque au plus haut degré.

Cette dame, qui avait alors 65 ans, éprouvait depuis plus de vingt-cinq ans, des douleurs arthritiques ayant déterminé aux doigts de la main un rhumatisme noueux, accompagné de sables uriques et quelquefois de gravelle assez douloureuse ; son père avait été goutteux, et un frère, qui était son aîné, souffrait souvent de cette cruelle maladie.

Mᵐᵉ *** avait très-bien remarqué que lorsque ses douleurs étaient assoupies, et que ses urines devenaient plus claires, c'était alors que la poitrine devait être affectée plus sérieusement, que l'expectoration était plus abondante et les accès de toux plus rapprochés ; habituellement, elle avait une forte crise vers minuit, une autre à quatre heures, ainsi qu'à son lever vers huit heures ; celles de la journée, quoique souvent

très-rapprochées, bien que désagréables, étaient moins pénibles; la quantité de liquide bronchorrhéique rendu dépassait
certainement un litre dans les vingt-quatre heures.

Jusqu'à ces deux ou trois dernières années, cette malade,
d'une constitution robuste, quoique ayant nourri quatre enfants, avait résisté à une aussi grande déperdition, mais par
l'effet de l'âge et de la persistance de la maladie, depuis six
mois, elle sentait ses forces faiblir, la respiration était gênée,
elle maigrissait, la peau était devenue terne, sèche et terreuse; il fallait une médication spéciale, active, pour relever
cet organisme qui s'en allait dépérissant. Deux cures suivies
très-ponctuellement au Mont-Dore, ont fait justice de ces
symptômes alarmants.

Dès la première cure, on ne trouvait pour ainsi dire plus à
l'auscultation ce râle muqueux si prononcé avant par l'en-
chiffrènement des bronches, la crise salutaire s'était opérée
par deux voies : la peau, qui avait repris l'apparence de la
vitalité par sa couleur et sa moiteur, les urines, qui ont charrié
pendant quinze jours une quantité énorme de sables, et qui
plus tard étaient devenues claires et transparentes; enfin les
nodosités avaient sensiblement diminué, et les douleurs qui
avaient d'abord augmenté dans les articulations, se trouvèrent annulées. Cette dame partit ravie et satisfaite de son traitement; elle ne regrettait qu'une chose, c'était de n'avoir pas
suivi plutôt l'avis de son médecin.

Je conseillai à Mme *** de prendre chez elle deux bains
alcalins par semaine, de boire, dix jours par mois, un flacon
d'eau du Mont-Dore le matin, de se soumettre à une hygiène
et à un régime convenables, et de revenir l'année suivante,
ce qui fut exécuté.

Ce second traitement thermal a été d'une utilité incontestable pour affermir le bien acquis; depuis cette époque, mal-

gré son grand âge, Mme ... se trouve assez bien, elle ne tousse et n'expectore que fort peu, enfin elle a pu reprendre ses habitudes à l'aide de quelques ménagements.

DE L'HÉMOPTYSIE, HÉMORRHAGIE BRONCHIQUE OU PULMONAIRE.

L'hémoptysie, portée à un certain degré, est, règle générale, une affection très-redoutée des malades et des médecins ; avant Laënnec et son école, elle l'était encore davantage, puisque cette hémorrhagie était considérée comme pouvant être une cause immédiate de la phthisie ; tous les anciens auteurs, parmi lesquels nous citerons spécialement Portal et Morton, étaient de cet avis. Ce dernier médecin, dont le traité sur la phthisie est encore d'une grande valeur, en avait même fait une espèce particulière (PHTHISIS AB HÉMOPTOE).

Dans quelques cas fort rares on conçoit que le coagulum du sang, restant dans les cellules pulmonaires, puisse devenir l'aiguillon de l'explosion tuberculeuse ou encore mieux de la pneumonie caséeuse. Graves, Niemeyer, Jaccoud n'en doutent pas, mais il faut que le malade soit tout spécialement disposé à devenir poitrinaire et, dernièrement, dans un travail remarquable, inséré dans le *Lyon médical* (Janvier 73), le savant professeur Teissier en rapporte un exemple péremptoire survenu par cause traumatique.

Pour un cas de ce genre, mille autres sont en opposition. Les recherches essentiellement cliniques de Louis, Andral, Barth, enfin toute l'école de Laënnec, considèrent l'hémoptysie comme un accident secondaire de la présence des tubercules très-ordinairement étrangère à leur étiologie, elle n'en serait donc que l'effet, tout en lui attribuant une grande importance symptomatique.

Heureusement que toutes les hémoptysies ne sont pas liées d'une manière intime à la phthisie ; qu'on les considère soit comme causes, soit comme effets, combien voyons-nous chaque jour dans la pratique, des hémoptoées, des crachats sanguinolents (je ne parle pas de la pneumonie aiguë) être parfaitement indépendants de la phthisie et les malades guérir facilement. Une simple congestion irritative, la pléthore sanguine, ou l'atonie du tissu broncho-pulmonaire, peuvent la produire indépendamment de toute autre complication ; d'autres fois elle est substitutive de la suppression de la menstruation, du flux hémorroïdal de la transpiration, encore d'efforts de voix, de respiration de vapeurs acres, etc.

Dans ce cas, l'hémorrhagie n'est jamais très-considérable, elle a lieu plutôt par exhalation que par rupture, à moins que la cause soit traumatique. L'affection est donc souvent sans gravité, elle ne doit pas moins préoccuper le médecin dans l'incertitude des résultats futurs.

Que si, au contraire, des indices de tuberculose existent, le pronostic sera bien différent. A la période initiale, ces hémoptoées ont lieu seulement par exhalation, s'il y a des cavernes ou des cavernules, l'hémoptysie sera plus considérable, parce qu'elle est souvent le résultat de l'ouverture d'un vaisseau dilacéré par le ramollissement de la néoplasie ou son évacuation, alors les parois des vaisseaux déjà altérées dans leur texture n'étant plus soutenues, se relâchent et se rompent. Dans tous les cas, à toutes les périodes, il existe une congestion autour de la production hétéromorphe qui produit dans le poumon l'effet d'un corps étranger, et c'est sur cet état congestionnaire que les eaux agissent spécialement.

Ces diverses circonstances doivent donc être bien pesées par le médecin. En général les hémorrhagies broncho-pulmonaires sont communes aux eaux, et comme cet accident est très-grave dans certaines circonstances, il mérite une très-grande attention. Je dois dire cependant que sa présence intimide moins les médecins des stations thermales que les praticiens ordinaires: dans beaucoup de cas de pneumonie caséeuse ou de phthisie déclarée, ces expuitions hémoptysiques sont considérées comme un bien ; les eaux produisent alors l'effet d'une saignée qui dégorge le tissu pulmonaire hypérémié, malheureusement nous ne pouvons modérer la quantité de cette évacuation à volonté, mais, si l'hémoptysie est légère, quelques jours après, nous sommes assurés d'une amélioration réelle ; sans la chercher, M. Pidoux, aux Eaux Bonnes, ne la redoute pas trop, une longue pratique au Mont-Dore me confirme dans cette appréciation, et j'avoue n'avoir jamais vu à cette station, que trois malades succomber à l'hémoptysie, chez des phthisiques avancés. Dans les autres circonstances je m'en suis toujours rendu maître.

Quelles sont les hémorrhagies broncho-pulmonaires où les eaux du Mont-Dore conviennent? Excepté celles qui proviennent de l'érosion, de la dilacération d'un vaisseau, d'une maladie de cœur, et les cas où la congestion de la muqueuse et du tissu pulmonaire est liée à un certain degré d'inflammation, les eaux peuvent être appliquées. S'il y a faiblesse, atonie congestive et passive, les eaux, en resserrant les tissus, s'opposent à de nouvelles hémorrhagies, et en tonifiant l'organisme dans son ensemble, maîtrisent le *molimen*, c'est ce que l'on observe fréquemment sur les sujets lymphatiques et scrofuleux, chez lesquels les pneumonies par infiltration caséeuse ou indurantes sont à craindre, de même que l'éclosion tuberculeuse ; si au contraire la congestion est à l'état de plasma, sub irritative et stationnaire, les eaux agissent comme résolutives, c'est de cette manière que disparaissent les noyaux hypérémiés autour des tubercules.

En fin de compte, il ne faut pas que l'hémoptysée soit trop active pour que le traitement thermal soit salutaire, et pendant toute la durée il devra être surveillé avec beaucoup de discernement.

Dans le cas d'hémoptysies dites idiopathiques indépendantes de toute lésion organique, comme celles qui sont concomitantes d'une constitution faible, de l'anémie, du nervosisme, ou l'effet d'abus de la parole, d'efforts de voix, de l'impression du froid, de l'humidité, de travaux enfin, qui disposent à l'hémoptysie en général, circonstances très-communes, notre médication est des meilleures, et ne peut que s'opposer au développement des altérations morbides déjà signalées. Les quelques observations suivantes en sont des preuves péremptoires.

62ᵐᶜ OBSERVATION.

Hémoptoés souvent répétées. Attributs extérieurs de la tuberculose sans signes stéthoscopiques. Guérison assurée après la seconde cure thermale.

Un commerçant des environs de Clermont, 35 ans, grand, maigre, nerveux, vif, très-actif, voyageait sept à huit mois de l'année dans le midi, parlant et se fatigant beaucoup, il éprouva en 1861 plusieurs bronchites légères, toutes plus ou moins accompagnées d'expuition sanguinolente.

Depuis cette époque, sans être d'ailleurs malade, il lui arrivait souvent en toussant de cracher du sang tantôt pur, d'autrefois mêlé à des mucosités ; la quantité n'a jamais été considérable, mais elle était souvent répétée ; ordinairement le malade éprouvait un sentiment d'ardeur et de chaleur dans la poitrine et par instants un peu d'oppression.

Quand M. X... consulta le Dʳ Bourgade, qui l'envoya au Mont-Dore, depuis une quinzaine il se trouvait plus souffrant, chaque jour il crachait, au moindre effort, du sang sous forme de filaments dans des mucosités, ou pur et en grumeau, d'ailleurs à la percussion et à l'auscultation rien de manifeste, cœur et gros vaisseaux en bon état, pas de phthisiques dans sa famille, irritabilité extrême, inquiétude d'esprit, nutrition incomplète, amaigrissement.

L'excès de travail et les préoccupations journalières des affaires de commerce de M. ***, étaient les principales causes de sa maladie et de sa continuité.

Le traitement minéral institué consista en un demi-bain de César le matin, trois demi-verres d'eau avec le sirop de grande Consoude, pulvérisation mêlée de vapeur vingt-cinq minutes, pédiluves dans la journée.

Vers le huitième jour, la peau s'échauffe et devient turgescente, l'hémorrhagie broncho-pulmonaire est presque nulle, suppression du sirop de Consoude, quatre demi-verres d'eau pure de la Madeleine ; du seizième au vingtième jour, plus de sang, sentiment de bien-être général, la respiration est libre, rien à la percussion, ni à l'auscultation, M. *** part guéri en apparence.

Ne considérant pas cette guérison comme définitive, je prescris un repos de trois mois, l'usage du lait d'ânesse coupé avec de l'eau du Mont-Dore douze à quinze jours par mois en hiver, de l'eau de goudron dans les intervalles et une seconde cure l'année suivante, s'il survient encore quelques expuitions sanguinolentes.

M. *** était tellement bien en mai suivant, qu'il reprend ses courses méridionales. Etant dans le Var, il s'enrhume ; nouvelles expectorations rouges ; il revient au Mont-Dore en août, même traitement qu'en 1862, résultat aussi avantageux.

En 1864, se trouvant dans les environs de Montpellier, un phlegmon se déclare à la région anale, une fistule s'en suit ; le professeur Bouisson pratique l'opération et à peine guéri, renvoie le malade au Mont-Dore pour la troisième fois.

Cette circonstance, indice de la phthisie pulmonaire, ne manqua pas de me préoccuper, cependant point de signes physiques de tuberculose, il existe une petite toux demi-sèche sans mucosités rougeâtres ; le malade est bien d'ailleurs, on dirait, au contraire, que cette fistule qui n'est point entièrement guérie est une diversion heureuse.

La médication thermale fut instituée comme les précédentes, seulement, pendant les premiers jours, l'eau minérale fut coupée avec du lait. Ce traitement a été aussi avantageux que les deux premières fois et a coupé court à toute espèce de pneumorrhogie.

Depuis cette époque, M. *** qui a quelques douleurs rhumatismales, vient au Mont-Dore passer une quinzaine presque chaque année ; il y suit un demi-traitement et s'en trouve si bien que depuis huit ans, il a repris le cours de ses affaires sans aucune entrave du côté de la poitrine.

63ᵉ OBSERVATION.

Bronchites légéres souvent répétées par des efforts de voix, crachement de sang, apparence de tuberculose sans signes à l'auscultation. Une cure thermale. Guérison.

Un professeur de musique vocale, 36 ans, grand, maigre, nerveux, fort occupé par ses leçons, se fatigant beaucoup par ses courses journalières et ses exercices de voix, était, depuis quelques années, très-sujet à s'enrhumer. Par l'effet de chaque quinte de toux, il crachait du sang tantôt pur, d'autrefois mêlé à des mucosités; à deux reprises, il lui était arrivé d'en rendre la valeur d'une cuillerée, de plus il ressentait dans la poitrine de la chaleur et une légère oppression.

Comme M. *** avait perdu un frère de la poitrine, qu'il éprouvait des symptômes pouvant faire craindre une affection aussi grave de cette région, bien que l'auscultation et la percussion ne fournissaient aucun signe sensible de tuberculose, son médecin, le Dr Tixier, lui conseilla une cure au Mont-Dore.

Ce malade avait déjà depuis plusieurs années fait usage de ces eaux chez lui et s'en était bien trouvé ; prises à la source concurremment avec les bains et les inhalations, leurs effets furent encore plus salutaires. Une seule saison a suffi pour opérer une cure radicale, mais à la condition, de ne plus donner des leçons de chant ; aujourd'hui, M. *** se contente de ses leçons de musique instrumentale, il ne s'enrhume pour ainsi dire plus, en tout cas sans hémoptoé, et, avec quelques ménagements, il se porte réellement bien.

———

64e OBSERVATION

Congestions pulmonaires nocturnes, hémoptysies, chaque matin au réveil pléthore sanguine, herpétisme. Deux cures thermales, amélioration voisine de la guérison.

M. le comte de *** habitant Paris l'hiver, l'été la Normandie, vint au Mont-Dore en 1869 et 70, avec une consultation très-détaillée du Dr Cozalis, dans le but d'agir nonseulement sur le tissu pulmonaire congestionné et engoué, mais encore sur un état herpétique considéré comme cause diathésique d'une hémoptysie qui avait lieu chaque matin.

M. *** a 53 ans, riche organisation, grand, fort, sanguin ; depuis dix à douze ans, il est sujet à des efflorescences eczémateuses sur diverses parties du corps, principalement au scrotum, à la figure et à un pityriasis du cuir chevelu fort rebelle, éruptions pour lesquelles il avait inutilement fait deux cures à Aix et à Luchon ; il n'a pas de gravelle, ni d'hémorroïdes, mais une jambe est sillonnée de nombreuses varices.

Il y a environ dix-huit mois, qu'après avoir reçu plusieurs averses à la chasse, rentré chez lui tout mouillé, M. *** se trouva frissonnant, courbaturé, passa une mauvaise nuit et après quelques quintes de toux, rendit plusieurs crachats sanguinolents à son lever. Depuis ce jour, malgré les soins les mieux entendus, pendant la nuit, les poumons s'engouent de sang et le matin, M. *** en expectore infailliblement une quantité qui varie d'une à deux cuillerées jusqu'à celle d'un verre à Bordeaux ; ce liquide est le plus souvent pur, quelquefois il est mélangé à une matière spumeuse jaunâtre, ayant une odeur assez désagréable, on pourrait croire qu'il vient d'une caverne pulmonaire, dont il est impossible de trouver la moindre trace à l'auscultation la plus minutieuse.

Une fois ce sang rendu il n'est plus question d'hémoptoé dans la journée, ni pendant la nuit, il faut attendre jusqu'à six ou sept heures du matin. J'ai ausculté plusieurs fois M. D... dans la journée ; le soir jusqu'à dix à onze heures, la respiration était toujours assez pure ; le matin de cinq à six heures elle est légèrement embarrassée, le souffle est moins profond ; quelques instants avant d'évacuer les bronches, il existe du râle humide qui disparaît après l'expectoration. Pendant toute la journée, M. D... est bien, cependant il lui arrive par instants deux ou trois expuitions plus ou moins sanguinolentes avant déjeûner, d'ailleurs il n'est pas sujet à s'enrhumer et la perte de sang de chaque matin ne semble pas nuire à la santé générale ; cependant depuis 3 ou 4 mois il se croit moins fort et ses exercices ordinaires le fatiguent davantage.

Traitement minéral : quatre demi-verres d'eau avec le sirop de ratanhia ; pendant quatre jours, demi-bain de la Madeleine, pulvérisation unie à la vapeur 25 à 30 minutes, pédiluve de six minutes dans la journée; pas de changement: l'hémoptoé n'a pas augmenté, les eaux sont alors bues pures. Vers le neuvième jour, le sang expectoré est moindre, les mucosités semblent diminuer, le malade but alors quatre verres, les autres prescriptions sont aussi augmentées de quelques minutes, et le traitement est ainsi continué jusqu'au départ. Chaque jour on constate un léger degré d'amélioration. En définitive cette pneumorrhagie, qui datait de dix-huit mois, a diminué des trois quarts.

En novembre et avril, vingt flacons d'eau minérale sont bus, le mieux se soutient ; de plus l'eczema et le pityriasis sont aussi bien moindres.

M. D... n'en revient pas moins en 1870. Ce nouveau traitement a eu pour effet de faire disparaître presque entièrement le sang des expectorations habituelles et de réduire à néant les éruptions cutanées.

65e OBSERVATION.

Expectoration sanguinolente suite de bronchite, absence de signes de tuberculisation. Une saison. Guérison.

En 1870, les eaux du Mont-Dore furent conseillées par le Dr Teissier de Lyon à un M*** du département de l'Ain, qui était à peu près dans les mêmes conditions que le malade précédent, seulement il crachait souvent du sang aussi bien la nuit que le jour, par l'effet des quintes de toux qui étaient la conséquence d'une bronchite aiguë survenue six mois avant.

Ce malade n'offrait, lui aussi, aucun signe physique de tuberculose et après trois semaines de traitement je le renvoyai entièrement guéri. Je n'ai plus entendu parler de M. X... J'ai tout lieu de croire que la guérison s'est maintenue.

66e OBSERVATION.

Bronchite hémoptoïque sans tubercules, constitution herpétique, dysménhorrée, amélioration générale. Deux cures thermales. Guérison.

Mlle D..., de Paris, 25 ans, mauvaise constitution, petite, maigre, couperosée, sujette aux rhumes et aux maux de gorge, mois irréguliers, crachait le plus ordinairement des stries sanguinolentes aussitôt que les bronchites arrivaient à un léger degré d'acuité et l'expectoration restait longtemps colorée en rouge après la disparition de ses rhumes, bronchites, ou maux de gorge.

En général, la quantité de sang était plus considérable aux époques menstruelles, surtout quand les règles manquaient; tantôt elles apparaissaient tous les deux mois, d'autrefois toutes les cinq ou six semaines et la perte était minime, en même temps sa mère remarquait que l'éruption de la face était plus prononcée, que le visage et le nez étaient plus échauffés.

Point de signes physiques de tuberculose à l'auscultation et à la percussion, quelques râles bronchiques simplement, qui disparaissaient à la moindre toux, circulation régulière du cœur, appétit soutenu, à part quelques quintes de toux, sommeil bon. Le Dr Vigla qui m'avait adressé cette jeune malade était parfaitement d'avis qu'elle n'était pas phthisique, il était convaincu qu'il fallait agir promptement pour s'opposer au développement de cette terrible maladie.

Vers le cinquième jour du traitement thermal, la toux et l'hémoptoé sont sensiblement augmentées, l'eau minérale est alors coupée avec du lait, les bains entiers sont remplacés par des demi-bains, pulvérisation de 25 minutes, gargarismes, un pédiluve dans la journée, sirop de chloral le soir, repos absolu ; la toux diminue peu à peu, mais les crachats de sang persistent, potion avec la perchlorure de fer.

Quelques jours de ce traitement mixte suffisent pour arrêter tous les symptômes ; les règles, supprimées depuis deux mois, arrivent plus abondantes qu'elles n'ont jamais été, ayant cessé il se fait une réaction salutaire, partout la peau devient turgescente et cependant celle de la figure est plus claire, la couperose est beaucoup moins manifeste, les crachements de sang ont disparu avec la toux. Le bien-être est remarquable dans toute la personne de Mlle D... au moment de son départ, le vingt-cinquième jour.

Nous conseillons de boire deux verres d'eau du Mont-Dore avec le sirop de Tolu, huit jours par mois en hiver, dans l'intervalle matin et soir une tasse d'eau de goudron avec quatre gouttes de liqueur de Fowler, dans le double but d'agir sur la muqueuse bronchique et d'atténuer autant que possible la diathèse herpétique. Ce traitement a été suivi assez exactement et Mlle *** s'en trouva si bien qu'elle n'eut que deux rhumes légers et cracha très-peu de sang.

Revenue l'année suivante, le traitement eut une grande efficacité, non-seulement pour résoudre l'affection bronchique

qui n'a plus reparu, mais encore pour améliorer extrêmement
la couperose qui était fort invétérée ; en même temps, la
menstruation devint régulière et suivit dans l'avenir son
cours normal.

67ᵉ OBSERVATION

**Bronchite hémoptoïque sans tubercules, herpétisme,
eczéma invétéré, dysménhorrée. Guérison.**

Le fait suivant a la plus grande analogie avec
le précédent, aussi je ne le rapporterai que suc-
cinctement.

Une demoiselle des environs de Riom, vue et soignée à
plusieurs reprises par le Dʳ Lagout, d'Aigueperse, était mal
réglée, eczémateuse, très-sujette à s'enrhumer et à cracher
du sang ; on craignait qu'un jour une phthisie puisse se
déclarer ; en 1864, elle fut envoyée au Mont-Dore, soignée
de la même manière que Mᶜ D..., elle est aussi bien guérie
de sa bronchite hémoptoïque, mais le sang est toujours acre
et échauffé. Pour cette raison, et voisine du Mont-Dore, elle
y vient passer une quinzaine tous les deux ans, et après chaque cure elle se trouve toujours soulagée, rafraîchie et bien
portante pour un certain temps, sans dartres, ni efflorescence
sur le visage.

Si des empêchements s'opposent à sa cure thermale, elle y
supplée en buvant à domicile de l'eau du Mont-Dore avec du
sirop de Portal, prenant des bains alcalins et se purgeant trois
ou quatre fois par an.

A ces conditions, plus de bronchite, point de crachement de sang et la diathèse est sinon dissipéé, du moins maintenue sans recrudescence, ni métastase.

DE LA PHTHISIE PULMONAIRE.

Les maladies consomptives de la poitrine qualifiées de phthisie au Mont-Dore sont de deux espèces : les unes de nature tuberculeuse, les autres sont des pneumonies phthisiogènes.

La phthisie tuberculeuse, la vraie, la phthisie classique, repose sur les bases et les principes émis par Laënnec, Louis, Andral, par l'école française enfin, est sans contredit beaucoup plus commune et plus grave que la phthisie pneumonique. Cependant, d'après M. Jaccoud, les médecins allemands ne doutent pas que cette dernière soit bien plus fréquente ; ce que nous croyons être une profonde erreur, appuyé de l'autorité de M. Barth à l'Académie de médecine et de la généralité des médecins de notre époque.

Cette vérité vient d'ailleurs d'être démontrée par M. Lépine, thèse de concours à l'agrégation 1872 et par les recherches les plus minutieuses d'hystologie pathologique faites en 1873 dans les laboratoires de la Faculté de médecine et du Collége de France, les autopsies les plus exactes ont prouvé par le microscope et même à l'œil nu que la granulation tuberculeuse était presque toujours concomitante de cette prétendue matière caséeuse et des noyaux pneumoniques qui l'entourent en même temps.

Ces pneumonies phthisiogènes sont donc plus rares que ne l'ont prétendu les médecins distingués qui se sont primitivement occupés de cette importante question. Cependant elles existent et peuvent dégénérer en phthisie ulcéreuse sans la moindre manifestation tuberculeuse.

Nous en avons observé de trois espèces : la caséeuse, qui a été si bien décrite par MM. Hérard et Cornil, est la plus fréquente.

Celle à infiltration grise ou gélatiniforme, considérée par Laënnec et son école comme une variété de la matière tuberculeuse.

Enfin la purulente, résultant d'une ou de plusieurs vomiques consomptives, ou de quelques ulcérations gangreneuses du poumon, comme j'en ai observé un cas tout particulier.

Cette dualité de la phthisie tient à une confusion regrettable dans l'explication des faits concernant spécialement la phthisie caséeuse.

Les transformations de la granulose miliaire de l'Ecole française sont considérées, au-delà du Rhin, comme des produits caséeux pouvant aller jusqu'à l'ulcération et résultant d'une pneumonie lobaire, interstitielle ou lobulaire primitive, tandis que, pour nous, cette inflammation est provoquée et entretenue par l'évolution tuberculeuse et la présence de cette substance hétérotopique avec ses diverses métamorphoses.

D'après cet exposé, pourquoi perdre un temps précieux à discuter sur l'unité ou la dualité de la phthisie ? Sans apporter aucun changement aux habitudes médicales, la question nous paraît simple et facile à résoudre : toutes les altérations organiques ulcéreuses du poumon qui sont sous la dépendance de la tuberculose doivent être rattachées à la vraie phthisie, la phthisie tuberculeuse ! tandis que toutes les autres dégénérations avec cavernes ou cavernules sans tubercules, doivent appartenir aux pneumonies phthisiogènes.

Partant de ce principe, nous allons examiner rapidement ce qui a trait à ces deux ordres d'affections de poitrine, au point de vue de notre clinique thermale spécialement.

DE LA PHTHISIE TUBERCULEUSE.

Cette maladie a été de tout temps une des plus communes et des plus redoutables de l'humanité, et elle offre encore ces tristes caractères aujourd'hui, malgré tout ce qu'ont pu dire et écrire certains médecins qui, abusés par quelques guérisons rares et heureuses, ont cru devoir prendre l'exception pour la règle ; c'est qu'en effet la thérapeutique n'a qu'une prise indirecte sur les deux éléments qui constituent la maladie, la diathèse ! et le produit matériel qui en émane dans le poumon, le tubercule !

Cependant les eaux du Mont-Dore peuvent modérer l'affection, l'atténuer, et, par hasard, l'annuler, si elle est accidentelle, à marche lente et torpide, si elle est assez circonscrite et à sa période initiale ; enfin, dans certains cas, notre traitement contribue à la cicatrisation des cavernes ou cavernules, au moyen de l'eau en boisson et des aspirations ; ce dernier moyen est un vrai traitement topique, comparable au pansement d'une blessure et dont il est extrèmement curieux autant qu'intéressant de suivre les phases cicatricielles. Dans certaines circonstances, ce travail s'opère même rapidement, soit par rapprochement, occlusion des cavernes, soit par cicatrices à surface libre ou en cupules plus ou moins excavées.

Souvent, quand les cavernes sont closes, le poumon s'affaisse et on remarque de l'applatissement sur un ou plusieurs endroits de la poitrine, surtout au sommet, dans la région sous claviculaire.

Dans un mémoire très-remarquable sur la tuberculose et la phthisie, M. le Dr Trastour, de Nantes, ne peut croire à la puissance médicatrice des inhalations minérales en pareil cas; toutefois, il admet ce moyen comme adjuvant. S'il juge à propos d'en essayer, surtout dans les phthisies pneumoniques, je ne doute pas que l'opinion de ce savant collègue soit promptement modifiée, j'ose dire même dans quelques cas de cavernes tuberculeuses.

Un point important à examiner au début de l'évolution tuberculeuse, c'est d'en déterminer le diagnostic : à la période initiale, il est souvent obscur à établir; pour des observateurs inexpérimentés, timorés où fascinés d'illusions préconçues, rien n'est plus simple que de faire artificiellement une phthisie, avec des rhumes se

renouvelant fréquemment chez des personnes
délicates, ou avec une bronchite chronique plus
ou moins invétérée. Ces esprits, ainsi disposés,
redoutant sans cesse cette terrible maladie, peuvent croire à son existence, et qui, plus est, y
faire croire, surtout si le médecin observe super-
ficiellement son malade et entend ou se figure
entendre quelques symptômes d'auscultation si
souvent passagers et communs d'ailleurs à une
foule de malaises ou de maladies légères des
bronches et du poumon.

Certes, la diminution ou la rudesse du murmure respiratoire, divers frottements, l'inspiration saccadée et l'expiration prolongée, enfin les
craquements variés, sont souvent invoqués pour
légitimer un diagnostic certain; ils ont une
grande valeur, je me plais à le reconnaître, mais
ces phénomènes, si souvent invoqués à la période
initiale de l'évolution tuberculeuse, sont quelquefois infidèles et fugaces, ils peuvent même
manquer, c'est pourquoi j'insiste pour que l'observateur tienne le plus grand compte des antécédents, des commémoratifs, de l'état organique
du malade, de ses attributs extérieurs et qu'il
examine avec soin si certains principes diathésiques autres que la tuberculose ne se lient pas à
l'état maladif.

21

Aux périodes de ramollissement, de suppuration ou d'excavation, les signes sont tellement tranchés qu'il n'est plus possible de se tromper, la seule difficulté est de savoir si la phthisie est tuberculeuse ou caséeuse, et si les cavernes ou cavernules sont le résultat d'une pneumonie phthisiogène ou de la tuberculose.

Abstraction faite de la phthisie aiguë ou galopante, qui n'est pas de notre compétence ici, les différences des deux espèces de phthisie sont assez tranchées, même dès le début.

La tuberculeuse procède lentement, elle se manifeste de préférence chez des sujets jeunes, pâles, débiles, lymphatiques, plus ou moins valétudinaires, s'enrhumant facilement, fréquemment hémoptoïques, ayant la poitrine étroite, un habitus tout spécial, et souvent d'une genèse entachée de tuberculose.

La pneumonique, qu'elle soit caséeuse ou ulcéreuse, se développe indifféremment sur tous les tempéraments, épargnant peut-être moins les forts que les faibles, sur les adultes et les vieillards ; bien moins dans la jeunesse. Elle survient accidentellement, brusquement, à la suite d'une inflammation aiguë dont la régression est imparfaite, et l'amaigrissement qui s'en suit n'offre, ans le facies, rien de la diathèse tuberculeuse ; enfin, la phthisie laryngée n'est presque jamais sa compagne, et il y a rarement de l'hémoptysie.

Dans la phthisie tuberculeuse, dit avec raison M. Jaccoud, les déterminations sont diffuses, l'extension des lésions au-delà de l'appareil respiratoire est la règle ; dans la pneumonique, la circonscription des désordres est bornée dans le poumon.

Dans la tuberculose, la détérioration générale de l'organisme est souvent hors de proportion avec l'exiguité des altérations locales, tandis que dans la phthisie caséeuse, il y a toujours un parallélisme parfait entre la gravité de l'état général et l'étendue des désordres pulmonaires. Voici les signes diagnostics les plus importants, fournis pour la marche de la maladie.

Quant aux signes fournis par l'auscultation plessimétrique et stéthoscopique à ces périodes ultimes, ils sont les mêmes, à peu de chose près ; je les passe sous silence, tant ils sont connus.

Le résumé des différences diagnostiques entre les deux phthisies est très-fondé, nous le reconnaissons, mais ce qui est moins assuré, c'est le rapport numérique de l'école allemande, relaté par M. Jaccoud. Sur cent cas, 88⁸ de pneumonie phthisiogène, 11⁴ de phthisie tuberculeuse. D'après ce que nous avons exposé des travaux les plus récents en France, c'est le rapport inverse qu'il faut prendre, encore la proportion ne serait pas assez grande.

Que la phthisie soit tuberculeuse ou caséeuse, nous avons dit, en parlant des diathèses, que les eaux n'ont pas d'action directe sur ces produits de nouvelle formation, c'est seulement sur la pneumonie primitive ou secondaire qu'elles agissent ; elles décongestionnent le tissu pulmonaire engoué, le fait est certain ! fortifient l'organisme et apaisent ou détruisent les principes diathésiques, s'ils sont concomitants, lymphatisme, scrofules, herpétisme, arthritisme, syphilisme, etc.

Et nous savons que Marton, Portal, Michel Bertrand, attachaient une grande importance à remédier à ces cachexies en pareille circonstance. Aujourd'hui, Graves en Angleterre, M. Pidoux à Paris, et nos grands cliniciens français, professent la même opinion.

Conclusions : D'après les considérations générales ci-dessus,

1° Il existerait deux espèces de phthisie pul-

monaire, la tuberculeuse et les pneumonies phthisiogènes ;

2° Que ces dernières soient caséeuses, par infiltration, grise, gélatiniforme, purulente, ulcéreuse enfin, elles sont moins graves, moins fréquentes, plus susceptibles de guérison que la
première, et presque toujours sans hémoptysie ;

3° Avec de l'attention, il est très-possible
d'établir le diagnostic différentiel de ces deux
phthisies ;

4° Le diagnostic de la tuberculeuse à sa période initiale, est souvent difficile, obscur, et il
est urgent, tout en tenant le plus grand compte
des signes fournis pas l'inspection, l'auscultation,
la percussion et la mensuration, de ne point négliger les circonstances commémoratives, héréditaires, organiques, et autres dont nous avons
déjà parlé.

5° Il n'y a pas de remède spécifique contre la
tuberculose, l'huile de foie de morue, les hypo-
phosphites, les préparations iodurées, sulfureuses
et arsénicales ne peuvent être considérées comme
telles.

6° Les règles seules d'une hygiène bien en-
due, sont les moyens qui conviennent le mieux
pour agir sur l'organisme en général, arrêter

l'évolution des tubercules, produits matériels de la maladie.

7° Il est donc fort important de se préoccuper de l'état général de la constitution plus ou moins prédisposée à la tuberculose, par des circonstances héréditaires ou acquises, les excès, la misère, enfin par telle ou telle diathèse.

8° Une fois la granulose ou la tuberculose formée, il est aussi très-urgent d'observer leur présence dans le poumon dont ils congestionnent et enflamment le tissu d'une manière toute particulière ; de là, des hémoptysies plus ou moins fréquentes, plus ou moins copieuses, une toux irritative, et autres phénomènes variés, qui doivent être calmés et arrêtés.

9° Comme la thérapeutique n'a d'action efficace que sur les effets de la tuberculose, à l'égard de ces productions hétérogènes, l'assistance médicale n'est utile que pour favoriser leur tolérance ou leur évacuation, enfin la cicatrisation des cavernes.

10° Parmi les nombreux moyens mis en usage, quelques eaux minérales et certaines stations climatériques jouissent, depuis des siècles, d'une réputation méritée : le Mont-Dore, Bonnes et Cauterets sont de ce nombre.

11° Quand ces eaux ne guérissent pas, elles ont du moins l'àvantage de calmer la toux, de dissiper la fièvre vespérale, d'arrêter les sueurs matutinales, de favoriser la nutrition et de s'opposer à l'état colliquatif.

12° Enfin dans la marche *lento gradu* de cette affection qui moissonne tant de victimes, nous considérons les retards comme avantageux, et il importe d'arriver à cette époque de la vie où les fonctions sont définitivement équilibrées.

D'après les observations qui vont suivre, nous verrons que ce but peut être atteint, et que parmi les malades dont il sera question, le plus grand nombre doit être considéré comme des cas de guérison réelle. Pour plus de sûreté, nous rapporterons spécialement des exemples de malades soignés depuis dix à quinze ans; à l'exception d'un seul, tous existent encore.

Nous diviserons nos observations en trois groupes : 1° Phthisie au deuxième et troisième degré, avec symptômes généraux graves ;

2° Phthisie localisée sur un seul poumon ;

3° Granulose et tuberculose au premier et au deuxième degré, arrêtées subitement dans leur évolution.

68ᵉ OBSERVATION.

Phthisie tuberculeuse du sommet des deux poumons. Hémoptysies légères à trois reprises. Oppression marquée en montant, douleurs erratiques dans la poitrine. Une cure en 1859. Guérison apparente. Retour en 61 et 62. Guérison réelle depuis. A divers intervalles deux autres cures préventives.

En 1859, Mme P..., habitant Paris l'hiver, le Berry l'été, 32 ans, 4 enfants, organisation délicate, nerveuse, assez lymphatique, mois réguliers, fut atteinte, deux ans avant, d'une rougeole qui laissa à sa suite une trachéo-bronchite s'exaspérant au froid et à l'humidité, au point de produire des crachats hémoptoïques et des douleurs vagues dans la poitrine. Comme l'amaigrissement était le résultat d'une nutrition imparfaite, les docteurs Monod et Souchard envoyèrent cette dame au Mont-Dore dans le but d'arrêter la marche d'une phthisie qui s'annonçait à grands pas par des craquements secs sur certains points et humides dans d'autres.

Dès notre première inspection, le diagnostic de cette grave maladie ne fut pas douteux, les signes stéthoscopiques indiqués ci-dessus étaient manifestes, de plus la respiration était courte, rude, l'expiration très-prolongée et la matité sous-scapulaire était remarquable, çà et là pectoriloquie diffuse; tous ces symptômes étaient bien plus marqués à droite qu'à gauche, d'un autre côté, le facies, l'habitus extérieur et la gêne de la respiration annonçaient une maladie réelle des poumons de même qu'une petite toux sèche suivie rarement d'expectoration mucoso-purulente, joignez à cela des sueurs nocturnes précédées souvent d'une petite fièvre vespérale et une hémoptysie de la valeur d'un demi-verre de sang, huit jours avant le départ pour le Mont-Dore, circonstance qui fit hâter le voyage.

Traitement : trois demi-verres d'eau minérale coupée avec du lait, demi-bains de César à 34° centigrades, inhalations d'une demi-heure, régime de l'hôtel, les organes digestifs n'offrant rien de maladif; promenades dans les bois de sapins, au grand soleil, parler le moins possible.

Vers le huitième jour, apparition des règles, suppression des demi-bains, quatre demi-verres d'eau minérale pure, inhalations de 40 minutes; aussitôt les règles arrêtées, quelques crachats sanguinolents apparaissent, reprise des demi-bains, suppression de la salle d'aspiration; la couleur rouge des crachats disparaît; quatre jours plus tard, retour dans la petite salle d'inhalation, pendant vingt minutes, 48 heures après, respiration dans la grande, l'eau à boire est portée à quatre verres. Mme P... s'en trouve bien et continue ainsi jusqu'au vingt-et-unième jour; elle part alors dans le meilleur état, l'auscultation était pour ainsi dire normale, de même que la percussion, et l'ensemble de l'organisme annonçait la santé.

Je pensais revoir cette dame l'année suivante, comme nous en étions convenus, mais devenue enceinte, elle en avait été empêchée, elle accoucha même de deux jumeaux pendant la saison thermale de 1860, et elle ne put revenir qu'en 1861, dans un état plus mauvais que la première fois : facies jaune paille, émaciation générale, toux grasse, expectoration mucoso-purulente et souvent sanguinolente, roncus sibilant et râle muqueux au sommet droit, gargouillement, pectoriloquie, résonnance de la voix, matité, respiration courte, fièvre lente, enfin la tuberculose passe du second degré au troisième, avec de petites cavernes.

Le traitement est institué comme la première fois, mais il surexcite la malade, la poitrine s'irrite, les crachats sont plus rouges, et le sixième jour, un demi-verre de sang est rendu

le matin au réveil : alors la fièvre s'allume, la médication thermale est suspendue et remplacée par des béchiques avec le
sirop de perchlorure de fer, de plus quatre ventouses sur la
poitrine, pédiluves ; quelques jours après ces symptômes d'ac-
cuité disparaissent ; nous insistons sur les pédiluves chauds,
deux demi-verres d'eau minérale avec du lait : la santé semble
apparaître, les pédiluves sont échangés pour des demi-bains,
qui doivent produire une plus grande révulsion, séance de
vingt minutes dans la salle d'eau pulvérisée ; cinq jours plus
tard, quatre demi-verres d'eau avec du sirop de gomme ; peu
à peu l'eau est bue pure, la toux se calme, plus de sang dans
les crachats qui sont rares et deviennent spumeux ; facies
meilleur, respiration plus facile. A l'auscultation, quelques
craquements humides. Bref, Mme P... continue son traitement,
qui lui fait le plus grand bien, et part le vingt-cinquième
jour, en bon état.

A la saison suivante, en 1862, Mme P... n'était plus reconnaissable tant elle s'était fortifiée, presque plus de toux, point
d'expectoration sanguinolente, seulement il reste de la gêne
dans la respiration en marchant un peu vite ou en montant :
auscultation bonne. je considère Mme P... comme guérie, elle
n'en suit pas moins un bon traitement thermal et nous insistons sur la pulvérisation, deux jours de suite ; le troisième
jour inhalation de vapeurs. La boisson et les bains sont bien
supportés ; au départ, guérison bien constatée.

Depuis cette époque, Mme P... est revenue au Mont-
Dore deux fois, à deux et trois ans d'intervalle ; les eaux
employées comme moyen préservatif, l'ont chaque fois fortifiée. Aujourd'hui, sans être robuste, la santé se maintient
bonne, et je ne doute pas que Mme P... vive très-longtemps
à l'aide de quelques ménagements.

69ᵉ OBSERVATION.

**Phthisie tuberculeuse, suite de pleurésie aiguë. Arrêt
dans son développement. Huit saisons thermales.
Prolongation de l'existence pendant quatorze ans.
Pneumonie accidentelle. Mort.**

M. D... de la Haute-Loire, 22 ans, stature ordinaire, bonne
condition sociale, cependant pâle, maigre, organisation présentant tous les attributs d'un phthisique, me fut présenté en
mai 1859 par le Dʳ Teilhard, ancien député du Cantal, pour
avoir mon avis sur ce jeune homme auquel il s'intéressait
vivement.

Trois mois avant, pleurésie aigue gauche, avec épanchement qui avait tenu le malade au lit sept semaines ; depuis,
rétablissement incomplet, une petite toux sèche était restée
avec douleur au côté gauche, suite d'adhérences pseudo-membraneuses, (il n'existait plus d'épanchement), point ou presque
point d'expectoration, plusieurs fois, des filets de sang ont été
constatés dans les mucosités, voix voilée, mouvement fébrile
le soir, sueurs nocturnes, faiblesse générale, appétit capricieux, sommeil assez bon.

Matité considérable sur tout le côté gauche de la poitrine,
suite d'adhérences pleurétiques ; en effet, il n'existait pas
d'égophonie ni de résonnance de la voix, seulement la couche pseudo-membraneuse était tellement épaisse, que la respiration n'était entendue que dans la partie centrale du poumon, craquements humides au sommet gauche, mêlés à du
râle muqueux, respiration rude, avec broncophonie sur certains points où le tissu pulmonaire était engoué, résonnance
de la voix ; à droite, ces râles étaient plus secs. Nul doute

que nous avions affaire à une tuberculose à marche rapide, d'autant plus que la sœur de ce jeune homme était morte phthisique.

Un traitement régulier fut institué jusqu'au moment où la saison thermale du Mont-Dore serait ouverte. Notre malade ne manqua pas au rendez-vous.

Affirmer le bien que cette médication produisit est un fait incroyable ; ce fut une transformation si heureuse et tellement extraordinaire que toute sa famille crut ce jeune homme radicalement guéri ; mon sentiment n'était pas le même, persuadé que la diathèse tuberculeuse existait toujours ; pour le moment, ses effets étaient conjurés, il s'agissait de la maintenir à l'état latent, c'est ce que nous avons obtenu par des conseils qui ont été suivis ponctuellement. Ce jeune homme, plein de discernement, comprenait très-bien la gravité de sa situation, aussi quand il revint l'année suivante, en vérité, bien que frêle et d'organisation délicate, il toussait encore, mais crachait à peine, et la respiration était presque normale ; le traitement fut assez modéré, suffisant cependant pour donner du ton et de la force à l'organisme ; à la troisième cure thermale, maintien de la santé, malgré un rhume en hiver ; mêmes prescriptions, guérison paraissant réelle, plus de signes stéthoscopiques pathogéniques ; par exemple, à gauche, jamais la respiration a été aussi ample qu'à droite.

Depuis cette époque, M. D... est revenu au Mont-Dore une année sur deux, et s'est toujours assez bien porté, lorsque dans le cours de la quatorzième année, s'étant mouillé et refroidi à la chasse, en plein hiver, il fut attaqué d'une fluxion de poitrine, qui l'emporta le septième jour.

70ᵉ OBSERVATION

Phthisie aveo cavernules à droite, tuberoulose en évolution à gauche, affection du foie. Trois oures thermales. Guérison.

En 1861, 1862 et 1863, j'ai vu un notaire de la Charente-Inférieure, soigné habituellement par le Dʳ Batandier, de Marennes, il était affecté depuis trois ans d'une bronchite suspecte, pour laquelle il fit une cure aux Eaux-Bonnes, et s'en trouva bien ; l'année suivante, une maladie grave du foie s'étant déclarée, il fut envoyé à Vichy, dont il obtint aussi un grand soulagement, mais comme la poitrine était fort malade, après ce traitement, le Dʳ Nicolas l'engagea à faire une station au Mont-Dore.

M. *** avait 35 ans, essentiellement nerveux et bilieux, teint jaune paille, maigre, faible, ayant en effet tous les attributs d'un homme souffrant du foie et atteint de phthisie pulmonaire ; il toussait et crachait beaucoup, le matin surtout, et le muco-pus rendu était souvent teint en rouge, c'est qu'il existait dans le sommet du poumon droit, de petites cavernes dont la présence était décélée par des râles caverneux, avec gargouillement, pectoriloquie indécise, en tous cas, résonnance prononcée de la voix, dans les environs, râles muqueux, broncophonie à gauche, et çà et là, craquements humides, évidemment M. *** avait les poumons farcis de granulose, et plusieurs cavernules bien constatées à droite.

Soumis à la médication thermale, les eaux passent bien, les inhalations produisent un excellent effet, les demi-bains ne sont ordonnés que de deux jours l'un, parce que M. *** en avait déja pris vingt et un à Vichy ; de plus, gargarismes répétés, par rapport aux granulations gutturales et douches pharyngiennes, les jours de bain.

Vers le dixième jour, le bien-être était si manifeste que le malade en était lui-même étonné ; j'ausculte la poitrine, et je ne suis pas surpris des changements survenus : plus de gargouillement ni de résonnance de la voix, encore des râles caverneux et muqueux ; la dose de l'eau à boire est portée à quatre verres, aspirations de quarante-cinq minutes ; le mieux se soutient, le teint est moins jaune, la toux et les crachats ont sensiblement diminué, l'appétit est plus régulier, et les digestions sans entraves ; vers le seizième jour, je fais diminuer la boisson : deux verres seulement en quatre fois, et les aspirations sont d'une demi-heure parce que M. *** ressentait de la chaleur dans la poitrine et je craignais une hémoptysie ; bref, il arriva à la fin de son traitement, gagnant chaque jour, et partit en très-bon état.

A son arrivée chez lui, j'engageai M. *** à faire une cure de raisin par rapport à son foie, et à boire quelques verres d'eau de Vichy en hiver, mais comme il me paraissait plus important de veiller à la poitrine, j'insistai pour que pendant vingt jours en novembre et vingt jours en mars, il bût deux verres d'eau du Mont-Dore, le matin à jeun, afin de maintenir le bien acquis de ce côté.

Les deux années suivantes M. *** revint au Mont-Dore continuer sa cure et l'assurer : c'est ce qui eut lieu ; depuis, sans être robuste, il s'est toujours assez bien porté et remplit en ce moment les fonctions de juge de paix.

71e OBSERVATION

Phthisie pulmonaire double. Traitement à Allevard et à Cauterets, retard de la tuberculose vers la phthisie ulcéreuse ; elle se déclare cependant. Trois cures au Mont-Dore. Guérison complète.

Je ne connais pas d'exemple plus évident de guérison que le cas suivant qui est assuré par dix ans de date avec une santé très-bonne.

Une dame de Dijon, soignée habituellement par le Dr Moyne, me fut adressée au Mont-Dore, en 1863, par le savant et regrettable Dr Vigla.

Cette malade a environ 30 ans, elle est grande et offre toutes les apparences de la diathèse phymique. Bien que dans une excellente condition sociale, elle est maigre, pâle, faible, mois réguliers, ayant eu un enfant il y a cinq ans.

A dater de cette époque, elle a toujours toussé et craché au point de donner des craintes pour sa poitrine ; aussi elle a été envoyée d'abord à Allevard, puis à Cauterets. Peu de temps après son retour de cette dernière station thermale, elle a eu une hémoptysie assez forte qui se renouvelle au printemps suivant. C'est alors qu'il fut décidé que Mme *** viendrait au Mont-Dore.

La consultation du Dr Vigla était très-détaillée, mais loin d'être rassurante ; j'examine cette malade avec soin et je constate une matité sous-claviculaire manifeste des deux côtés ; de plus, à l'auscultation, tous les signes d'une phthisie avec une multitude de petites cavernes, à droite comme à gauche, et sur certains points se trouvaient des tubercules crûs, tandis que sur d'autres, ils étaient en voie de se ramollir ; aussi tous les signes stéthoscopiques de la tuberculose à ses trois périodes se trouvaient réunis.

Le cas était grave, ce qui pouvait donner quelque espérance c'est que les excavations étaient cavernuleuses, qu'il n'y avait rien d'héréditaire et que notre malade intelligente et soigneuse se prêtait volontiers à nos prescriptions.

Elles furent mises en application avec prudence, redoutant quelque hémoptysie, trois demi-verres avec du sirop de gomme, demi-bain, pulvérisation mêlée de vapeur ; au bout de trois jours, rien d'insolite à constater, l'eau est bue pure, séance dans la salle d'inhalation d'une demi-heure, promenades et repos prolongé, au soleil, dans les bois de sapins. Mme *** va bien, elle tousse moins, le mucus de l'expectoration contient quelques grumeaux caséeux, bon appétit, sommeil réparateur.

Le dixième jour, j'examine la poitrine ; il reste des craquements secs et humides sous-claviculaires et en arrière vers la fosse sus-épineuse où des traces de pectoriloquie avaient été aperçues, la voix est résonnante, presque pas de gargouillement.

Les prescriptions thermales sont augmentées et continuées ainsi jusqu'au vingt et unième jour ; à cette époque, les désordres existants dans la poitrine étaient dans la meilleure voie de réparation et la vitalité générale devenue très-remarquable.

Mme *** a bu chez elle de l'eau minérale en novembre et en mars, puis elle revint en 1864 dans un état incomparablement meilleur qu'au moment de son départ du Mont-Dore ; impossible de retrouver des indices du travail destructeur de l'année précédente ; plus de cavernes, mais encore de la rudesse respiratoire, des craquements secs, expiration prolongée et un peu de matité ; d'ailleurs, Mme *** avait engraissé, le teint et les traits du visage étaient naturels, si elle n'était pas sujette à une toux sèche et irritative, elle se serait crue guérie entièrement.

Ce second traitement fut suivi sans entraves, l'eau à boire fut même portée à quatre verres, bains entiers, séance de trente à quarante minutes à l'inhalation ; le vingtième jour, notre ex-malade nous quitta guérie entièrement.

Mme *** devait revenir faire une troisième cure, elle en fut empêchée par une grossesse qui fut très-bien portée à terme ; quoique les suites eussent été heureuses, elle n'en fut pas moins fatiguée et crachait de temps en temps du mucus sanguinolent, alors elle revint l'année d'après. Cette dernière cure mit fin à toute préoccupation maladive. Je sais qu'aujourd'hui Mme *** se porte très bien.

72ᵉ OBSERVATION

Phthisie cavernuleuse marchant rapidement à la colliquation ; deux cures thermales. Guérison.

Un vicaire du diocèse de Saint-Flour, 32 ans, nerveux, grand, pâle, maigre, très-intelligent, présentant tous les indices de la diathèse phymique, fut envoyé au Mont-Dore en 1862 parce qu'il souffrait de la poitrine, toussait beaucoup, expectorait du muco-pus sanguinolent et allait chaque jour en s'épuisant, rongé par une petite fièvre lente s'exaspérant le soir ; il était tout suant le matin et tellement brisé qu'il ne pouvait que très-péniblement accomplir les principaux actes de son ministère.

Comme chez la malade de l'observation précédente, les

signes physiques de la phthisie à tous les degrés étaient manifestes, depuis les craquements jusqu'à la pectoriloquie ; heureusement qu'il n'y avait rien d'héréditaire, la maladie devait être attribuée à un excès de zèle, et à un travail au-dessus de ses forces dans un pays froid et montagneux, je dois dire cependant que M. X... n'a jamais été d'une organisation robuste, mais en s'observant, il s'était toujours assez bien porté ; ce n'est que depuis une forte grippe survenue l'hiver précédent que sa santé devint de jour en jour chancelante.

Le traitement thermal avait si bien réussi à dégager les poumons de leur hypérémie, à diminuer les cavernules dont plusieurs s'étaient cicatrisées et à fortifier l'organisme, que la tuberculose s'arrêta dans son évolution. M. X... quitta le Mont-Dore dans un état assez satisfaisant ; il garda le repos le plus complet pendant quelques mois, suivit un traitement arsénical que je lui avais prescrit, et reprit peu à peu les fonctions principales de son ministère.

L'année suivante, il revint beaucoup mieux, à peine s'il était possible de retrouver quelques processus morbides dans ses poumons et il partit tellement bien, que dix-huit mois après, il fut placé à la tête d'une petite cure de campagne ; il y resta quatre ans à faire le bien, lorsqu'un jour il fut écrasé par un arbre qu'il faisait abattre pour réparer le clocher de son église.

73ᵉ OBSERVATION.

Phthisie calculeuse à marche torpide, expectoration de quarante-six calculs. Trois cures thermales. Guérison apparente.

Un fermier du Nivernais, 30 ans, maigre, grande stature, tempérament mixte, se trouvant à la tête d'une grande exploitation agricole, fréquemment exposé aux intempéries de l'atmosphère, ne se ménageant en aucune manière, s'enrhumait souvent et continuait à vaquer à ses affaires sans aucun soin, lorsqu'un jour il éprouva une assez forte hémoptysie qui exigea un traitement régulier, alors la toux diminua et un mieux général s'en suivit ; trois mois après, quelques hémoptoés bien moins fortes survinrent encore, ses crachats étaient épais, caséeux et crayeux. La belle saison arriva, alors son médecin, M. Chevallier de St Sauge me l'envoya au Mont-Dore.

Ce malade offre tous les attributs d'une affection phymique, il crache du mucos pus souvent mêlé de matière crayeuse et calculeuse, parfois suivie d'un peu de sang ; d'ailleurs la toux n'est pas très-fréquente, mais elle est spasmodique. Depuis sept ou huit mois, il dit avoir maigri et perdu de ses forces ; dans sa famille il y a eu des phthisiques.

Sonorité obscure au sommet des deux poumons, craquements muqueux et sibilants, diminution du souffle respiratoire, bronchophonie, organes digestifs et autres en bon état.

Les eaux produisent beaucoup d'effet sur ce jeune homme, il tousse et crache bien plus facilement : le huitième jour, en sortant de la salle d'inhalation, il rend, dans de violents accès de toux, six calculs très-durs : deux du volume d'un grain d'orge, quatre de la grosseur d'un petit pois ; les uns lisses, polis, les autres fort inégaux, hérissés de pointes anguleuses, droites ou fléchies en forme de crochet ; naturellement, il s'écoula un peu de sang sans caractère hémoptoïque. Le lendemain, le malade était assez bien, il continue son traitement comme à l'ordinaire, il produit toujours un très-bon effet et le malade partit incomparablement mieux qu'il n'était venu.

En novembre et mars, il but chez lui de l'eau minérale pendant trois semaines ; le quinzième jour de cette dernière cure il expectora vingt-six calculs en trois jours, de forme, de volume et d'inégalité semblables aux premiers. En venant au Mont-Dore passer une seconde saison, M. D... me les apporta comme démonstration.

Depuis cette époque, l'amélioration a été bien appréciable, tellement qu'après cette seconde cure, notre malade se considérait comme guéri.

Je supposai avec raison que cette carrière pulmonaire n'était pas encore épuisée, aussi je lui conseillai de se ménager, de s'observer, afin d'éviter tout travail désorganisateur. M. D... est revenu au Mont-Dore une troisième fois. Il avait expectoré encore quelque matière crétacée, demi-concrète, je lui en ai vu rendre quelques fragments. Après cette dernière cure, qui n'a duré que quinze jours, notre malade a rejoint le Nivernais ; j'ai reçu de ses nouvelles l'hiver dernier, il a encore expectoré une vingtaine de calculs, espérons qu'ils seront les derniers et que la guérison s'en suivra.

74ᵉ, 75ᵉ, 76ᵉ, 77ᵉ, 78ᵉ et 79ᵉ OBSERVATIONS

Phthisie avec cavernes sur un point localisé des poumons. Chez plusieurs malades, guérison radicale; chez d'autres, amélioration équivalant à une guérison.

Je réunis dans ce chapitre six observations prises au hasard dans mes notes annuelles, et qui ont entre elles la plus grande analogie, je pourrais en rapporter cent. Mon intention est de démontrer que chez quatre, les cavernes se sont cicatrisées ; chez deux, les cavités sont restées faisant cupule, se remplissant une ou deux fois par jour de mucosités, surtout le matin ; une fois vidées, il n'y avait plus d'apparence pathogénique ni rien d'insolite dans la santé. Tous ces malades existent encore.

74ᵉ OBSERVATION.

Le premier cas concerne un ex-notaire de la Bourgogne soigné par le Dᵣ Labry de Cormatin. Sous la clavicule gauche, il s'était produit sans cause comme une néoplasie tuberculeuse qui s'était fondue et avait laissé au sommet du poumon, trois cavernes à loger de petites amandes ; la pectoriloquie était parfaite, ce malade n'était pas arrivé à ce degré sans éprouver quelques hémoptoés, de la fièvre, de la toux et autres symptômes très-graves. Dès la première saison thermale une caverne, la plus petite, est presque entièrement cicatrisée, les deux autres ont diminué de moitié.

Après la seconde cure, cicatrisation complète, affaissement du poumon dans cette région, plus de pectoriloquie, mais diminution dn murmure respiratoire.

Quand M*** revint la troisième fois, il était rose, frais, avait de l'appétit et avait engraissé : gaité comme autrefois, enfin, guérison radicale après cette dernière cure.

75ᵉ OBSERVATION.

La comtesse de..., de Paris, deux enfants, mois irréguliers, lymphatique, famille entachée de tuberculose, fut envoyée par le Dʳ Axenfeld ; elle portait à gauche du sommet deux cavernes, avec gargouillement, expectoration considérable, après avoir craché, pectoriloquie facilement perçue, respiration rude dans le poumon droit, avec quelques craquements secs, facies et habitus entachés de tuberculose.

Après deux cures thermales, guérison entière. Pour justifier le retour d'une troisième, il fallait alléguer une constitution lymphatique à dominer, et donner plus d'ampleur à la respiration qui était restée courte parce que le poumon, revenu sur lui-même, s'était fortement affaissé.

76ᵉ OBSERVATION

Un éditeur de Paris, 40 ans, nerveux, pâle, maigre, affaibli par une bronchite tuberculeuse datant de trois ans, crachats purulents, arrondis, un peu caséeux, souvent teintés de rouge, fut envoyé au Mont-Dore, par M. le Dʳ Fredault, il présentait au sommet, du gargouillement, des craquements humides, du râle caverneux, enfin de la pectoriloquie, légère dépression sous-claviculaire, il existait un nombre indéterminé de petites excavations qui donnaient d'autant plus à craindre que le sujet était très-affaibli, miné par une fièvre lente avec sueurs matutinales.

Notre traitement fut employé avec le plus heureux succès ; en vingt-trois jours, ce malade n'était plus reconnaissable, tant sa situation s'était améliorée.

Je ne le revis plus de cinq ans ; il se croyait à peu près guéri et moi je ne le croyais plus de ce monde, lorsqu'il me revint en 1871, exactement dans le même état que la première fois, il attribuait sa rechûte aux soucis et privations de tout genre pendant le siège de Paris, principalement à plusieurs exercices ou gardes nocturnes sur les remparts.

Le traitement minéral fut analogue au premier, mais avec moins de succès, assez cependant pour arrêter la tuberculose dans son évolution et pour permettre à M. X... de s'occuper de ses affaires ; on ne peut pas dire qu'il soit entièrement guéri. Pour atteindre ce but, quelques nouvelles stations à nos eaux ne pourraient qu'être très-favorables.

77ᵉ OBSERVATION

M. X... des environs de Nîmes, 60 ans, phthisique depuis plus de dix ans, est allé plusieurs fois aux Eaux-Bonnes et à Cauterets, ce qui a arrêté la maladie dans sa marche, la tuberculose ulcérée n'en existait pas moins, lorsqu'il fut envoyé au Mont-Dore par le Dʳ Combal de Montpellier. M. X... est maigre, son teint est terreux ; il tousse et crache abondamment le matin du muco-pus. Sur une grande partie du sommet gauche, râle muqueux et caverneux, gargouillement, pectoriloquie, indices de cavernes multiples, toux trachéale et laryngée, voix voilée, appétit et sommeil passablement bons, sueurs profuses aux moindres exercices.

Traitement minéral bien supporté, le malade se loue surtout des bains qui semblent le fortifier, les inhalations dégagent les bronches obstruées, l'eau en boisson lui fait grand plaisir ; ce qu'il y a de certain, c'est qu'à son départ, le vingt-deuxième jour, M. X... ne semblait plus être le même homme et l'auscultation démontrait que les cavernes et cavernules avaient diminué de plus de moitié.

Ce sentiment de bien-être qu'éprouvent les malades, les trompe rarement : il boit chez lui de l'eau en novembre et en mars, l'hiver n'a produit aucune recrudescence. Revenu à la saison suivante, il s'en trouve encore mieux, et chante les louanges des eaux du Mont-Dore ; enfin, à une troisième, on peut le considérer comme guéri, en ce sens que plusieurs de ses cavernes se sont cicatrisées mais en formant *cupule*, ce qui me le fait supposer c'est qu'il tousse et crache beaucoup, deux fois par jour, quand les dépressions sont remplies de mucosités, et que le reste du temps il n'y a pas la moindre apparence de phthisie.

78ᵉ OBSERVATION.

Mlle X..., de Marseille, 18 ans, assez délicate, cependant charnue, un peu dysménorrhéïque, issue de parents bien portants, avait été malade d'une fièvre éruptive, six mois avant son arrivée au Mont-Dore en 1862, une toux opiniâtre et spasmodique en avait été la conséquence. Plusieurs fois il était arrivé à cette jeune fille de cracher quelques cuillerées de sang, la respiration était courte, souvent avec un mouvement fébrile le soir. Enfin, craignant le développement d'une véritable phthisie, M. le Dᴿ Roberty me l'adressa au Mont-Dore.

Il existait au poumon droit, dans le creux sous-claviculaire, et en arrière, des craquements sibilants avec râles muqueux et caverneux sans pectoriloquie : ces bruits étaient perçus moins facilement en avant ; sur les deux endroits, sonorité obscure, toux irritative, saccadée, surtout en marchant vite ou en montant, pommettes injectées le soir, sentiment insolite de chaleur, sommeil interrompu par des accès de toux, presque pas d'expectoration, appétit conservé.

Soumise au traitement thermal, Mˡˡᵉ X... s'en trouva assez bien, lorsque le douzième jour une hémoptysie d'un demi-verre de sang survint, soignée sur le champ, l'hémorrhagie s'arrêta. A l'exception des pédiluves minéraux, les prescriptions thermales furent supprimées pour être reprises avec modération cinq jours après, alors le poumon se trouvant très-dégagé de la congestion péri-tuberculeuse, la respiration fut plus facile, la toux diminua sensiblement et l'amélioration devint encore plus manifeste après les règles, qui apparurent le dix-huitième jour plus abondantes qu'autrefois ; la boisson et les inhalations furent continuées avec succès, jusqu'au départ de Mlle X... qui avait beaucoup gagné pendant son séjour parmi nous.

Je n'étais pourtant pas rassuré sur l'avenir de cette jeune fille qui avait passé l'hiver à Marseille, lorsqu'elle me revint l'année suivante, dans un état incomparablement mieux que l'année précédente, elle toussait encore, mais l'évolution tuberculeuse était arrêtée sur les points autrefois contaminés, et il ne s'était pas produit de nouvelles poussées dans les parties environnantes.

Nous prenons donc courage : un second traitement est institué, comme le premier, son action se fait sentir promptement sur le poumon qu'il dégage au moyen d'une légère expectoration sanguinolente, qui dure quatre à cinq jours sans donner d'inquiétude quand on a l'habitude des effets de la médication thermale. Le mieux devient de plus en plus sensible, je ne doute pas alors que le poumon décongestionné laisse les tubercules libres, qu'ils s'atrophient, deviennent caséeux ou passent à la régression graisseuse, peut-être même à la nécrobiose.

Il faut bien que les choses se soient passées ainsi, puisque la guérison s'est maintenue. Mlle *** s'est mariée quatre ans après, elle a eu deux enfants ; malheureusement elle a succombé dans cette dernière couche à une métro-péritonite, sans aucun indice de maladie de poitrine, et dix ans après son dernier traitement au Mont-Dore.

79e OBSERVATION.

SIXIÈME CAS. — Parmi les guérisons que je viens de rapporter, je n'en connais pas de plus radicale que la suivante, elle est assurée par plus de vingt-cinq ans. Un vicaire du diocèse de Moulins est atteint d'une tuberculose aiguë au sommet du poumon gauche. La fonte se produit vite, il en résulte plusieurs cavernes, aussi la pectoriloquie est manifeste ; une fois les symptômes aigus passés, j'insiste pour que M. l'abbé aille vite au Mont-Dore. Soigné par M. Bertrand, il en revient dans une position bien meilleure ; il se ménage beaucoup, cependant il crache quelquefois des mucosités sanguinolentes ; il boit de l'eau minérale, il se retire près d'un an à la campagne, retourne au Mont-Dore l'année suivante, et en revient assez bien pour pouvoir être placé comme aumônier dans un hôpital. Là il ne se fatigue pas, s'observe, se soigne ; malgré quelques recrudescences, il n'en continue pas moins son ministère, revient une troisième fois au Mont-Dore ; il se trouve encore fortifié, ne tousse presque plus, les cavernes ont disparu, le poumon est fortement déprimé, M. *** est maigre mais se porte bien. Pour mon compte je l'ai vu deux fois au Mont-Dore, en 1862 et 1868 dans l'espérance de se ranimer davantage. Aujourd'hui cet abbé ne peut plus être compté que parmi les phthisiques guéris.

Nous allons maintenant donner quelques exemples d'un groupe de granulose ou de tuberculose au début, arrêtées subitement dans leur développement et suivies de guérison.

80e, 81e, 82e et 83e OBSERVATIONS.

80e OBSERVATION. — En 1860 le Dr Janin, du **Mans,** m'adressa un jeune homme de la Sarthe, 20 ans, fort distingué, taillé un peu au-dessus de la moyenne, mais délicat, hémoptoïque ; poitrine, facies et habitus des prédestinés à la phthisie ; d'ailleurs s'enrhumant facilement et offrant à l'auscultation les symptômes de la période initiale de cette cruelle maladie.

Mis au traitement et au régime des affections graves de la poitrine, tout se passait bien pendant les premiers jours, lorsqu'à la fin du premier septenaire, il fut en proie à une hémorrhagie broncho-pulmonaire, évaluée à près d'un demi-litre de sang : bien vite, les médications les plus actives furent employées, révulsifs aux jambes et aux bras, réfugérens sur la poitrine, limonade citrique et sirop de perchlorure de fer : l'hémoptysie céda, mais reparut encore à un moindre degré le soir et les trois jours suivants ; ce jeune homme perdit près d'un litre de sang pendant la durée de cette crise.

Après un repos et des soins assidus durant huit jours, il ne restait plus aucun indice d'hémoptysie ; le malade boit trois demi-verres d'eau minérale avec du sirop de grande consoude et prend deux pédiluves, il se sent et on le voit renaître. La mère veillait avec la plus grande sollicitude sur son fils qui avait bon appétit et respirait mieux qu'avant de venir au Mont-Dore. Le sirop de consoude est supprimé, quatre demi-verres d'eau minérale, séance de vingt minutes à la pulvérisation mêlée d'un quart de vapeur, M. D... se trouva très-bien ; je l'ausculte, plus d'inspiration saccadée ni d'expiration prolongée, le murmure est pur et ample, le départ a lieu le vingt-cinquième jour.

J'ai eu, à plusieurs reprises, des nouvelles de M. D... qui se porte à merveille, s'est marié et occupe aujourd'hui une position considérable dans son pays.

31ᵉ OBSERVATION.

Une jeune fille de 15 ans, grasse, fraîche, limphatico-sanguine, bien développée pour son âge, ayant été réglée plusieurs fois, était au couvent à Moulins lorsqu'en mars 1867, elle fut affectée d'une bronchite capillaire grave qui céda en grande partie aux soins aussi assidus que judicieux du Dʳ Bergeon ; malgré son insistance et sa persévérance, il resta dans la poitrine des signes de granulose et de tuberculose, qui ne pouvaient que donner des craintes sérieuses pour l'avenir.

Cette jeune fille a des craquements secs et humides dans la moitié supérieure des deux poumons, diminution du murmure respiratoire, résonnance de la voix ; sur certains points la respiration est rapeuse, sur d'autres, râles muqueux, plessimétrie obscure, aussi bien en arrière qu'en avant, toux sèche par instants, plus grasse le matin, avec expectoration de grumeaux caséeux et quelquefois du mucus sanguinolent. Faiblesse générale, règles supprimées, oppression et douleurs dans la poitrine.

On peut dire à la rigueur que dans le cas présent, ces divers symptômes pouvaient appartenir aussi bien à une congestion pulmonaire liée à un reste de bronchite capillaire, qu'à la présence d'une néoplasie tuberculeuse ; je n'hésite pas à dire non, parce que les craquements secs et humides, étaient très-prononcés, qu'il y avait des crachats hémoptoïques et caséeux, fréquemment une petite fièvre vespérale, des sueurs matutinales, et qu'enfin l'amaigrissement et le teint *sui generis* de la phthisie, décélaient le diagnostic du Dʳ Bergeon, et le mien.

Prescriptions : trois demi-verres d'eau, demi-bain, galerie du Nord, inhalations de vingt à vingt-cinq minutes, pédiluve le soir ; le traitement réussit. Quinze jours après, le changement est manifeste pour tout le monde, les règles, supprimées depuis trois mois, arrivent en abondance, l'eau à boire est portée à quatre verres, inhalations d'une demi-heure à trente-cinq minutes. Cette jeune fille part le vingt-troisième jour, en très-bon état ; sa poitrine est fort dégagée.

Un petit traitement est suivi chez elle, en novembre et mars, deux forts rhumes pendant l'hiver, mais ne ressemblant pas aux phénomènes de la bronchite précédente. Mlle *** revint l'année suivante : elle s'est beaucoup développée, son teint est frais, rose, elle tousse très-peu, cependant l'auscultation retrouve bien çà et là quelques indices d'affection dont il est difficile d'apprécier la nature.

Ce second traitement fortifie la poitrine, ranime les forces ; cette jeune fille a encore besoin de soins et d'être observée, c'est ce qui ne manque pas de lui arriver, en sa qualité de fille unique. Elle revient encore une troisième fois au Mont-Dore, elle et sa famille n'ont eu qu'à se louer de leur persévérance. Aujourd'hui Mlle *** est mariée et se porte parfaitement bien ; j'ai eu occasion de la revoir en 1873, et de m'en assurer.

82e OBSERVATION

J'ai soigné, en 1871 et 1872, un propriétaire des environs de Montluçon ; 30 ans, constitution phymique, qui s'était trouvé absolument dans le même cas que Mlle ***, de l'observation ci-dessus, grippe en février, ayant nécessité quinze à vingt jours au lit, et un traitement très-actif, toux persistante après, crachats hémoptoïques et mucoso-purulents, petite fièvre le soir, nuits mauvaises, pâleur, amaigrissement, perte de forces, tels sont les symptômes observés à l'arrivée du malade au Mont-Dore.

La percussion et l'auscultation dénotent les signes physiques d'une tuberculose non douteuse : inutile de les mentionner, d'autant plus que dans la famille, plusieurs membres ont succombé à la phthisie.

Le premier traitement thermal est infiniment salutaire, plus qu'on ne pouvait l'espérer, il est supporté sans incidents fâcheux ; après le vingt et unième jour, on n'entendait plus que quelques craquements humides au sommet du poumon droit ; la guérison est imminente.

Pendant tout l'hiver, M. *** s'est beaucoup observé : il buvait deux verres d'eau du Mont-Dore, dix jours par mois, les dix jours suivants, une tasse de lait d'ânesse, matin et soir, avec cinq gouttes de liqueur de Fowler ; les dix derniers jours du mois, point de traitement. Il revint en 1873, rafraîchi, engraissé, cependant avec quelques signes stéthoscopiques suspects ; ils se sont dissipés pendant cette seconde cure, et j'affirme que la poitrine était nettoyée à son départ. Aussi dans mes notes annuelles, je trouve : succès complet, guérison rare.

83ᵉ OBSERVATION

Un agent de change de Paris est envoyé au Mont-Dore par M. le Dʳ Arnal. Depuis longtemps, ce malade est souffrant de la poitrine, il tousse et crache souvent des particules sanguinolentes, son appétit est bon, cependant il a maigri,

le teint est terne, et l'affaiblissement gagne ; à la vérité, M. ***
est fort occupé à son cabinet, ce qui contribue à l'affaisser
davantage ; cependant il n'a que 43 ans, et son tempérament
nerveux annonce une grande vitalité ; à l'exception de quelques hémorrhoïdes, il n'a jamais eu de maladies graves ; sans
être naturellement fort, il résistait à ses occupations, en prenant certains ménagements.

En examinant avec soin la poitrine, tous les signes déjà
signalés de la tuberculose au premier degré existent, j'entends
même quelques râles cavernuleux ; dès le premier traitement,
comme chez le malade ci-dessus, l'amélioration se manifeste
de jour en jour, et il nous quitte en très-bon état.

Chez lui, il boit de l'eau du Mont-Dore, qui lui fait cracher du sang, il en suspend l'usage, et insiste sur la médication arsénifère, le lait d'ânesse et l'eau de goudron. Il me
revient l'année suivante, dans une situation bien meilleure,
non-seulement au facies et à l'habitus, mais surtout aux signes stéthoscopiques ; je ne trouve plus que de très-légers
craquements secs, la toux est rare, l'expectoration est muqueuse, il n'est plus tourmenté par ses hémorrhoïdes, et nul
doute que la tuberculose est arrêtée dans son évolution, que
cette néoplasie s'est éteinte, atrophiée, ou est passée à la régression graisseuse ; la preuve, c'est qu'après ce second traitement, M. *** est guéri et suffit à ses occupations comme
autrefois.

C'est assez sur ce chapitre, nous allons nous
occuper maintenant de la phthisie caséeuse et
des pneumonies phthisiogènes.

DE LA PHTHISIE CASÉEUSE ET DES PNEUMONIES
PHTHISIOGÈNES

Ces diverses pathogénies, que l'on fait rentrer dans le cadre de la phthisie pulmonaire, ont été étudiées, avec un soin tout particulier, par MM. Hérard et Cornil, et, en dernier lieu, par M. Jaccoud, qui a traité en maître expérimenté des causes de ces affections, et a établi avec précision les différences qui existent entre la phthisie tuberculeuse et les phthisies pneumoniques.

Ces dernières n'en conduisent pas moins à l'ulcération pulmonaire et à la colliquation, si elles ne sont pas maîtrisées dans leur marche. Heureusement que la thérapeutique a plus de prise sur ces pneumonies phthisiogènes que sur la phthisie tuberculeuse, et que, dans certains cas, elles sont dépourvues de granulose ou de tuberculose, mais bien moins souvent que ne l'ont prétendu les médecins allemands. Comme nous l'avons exposé précédemment, nous en reconnaissons de trois espèces : la phthisie caséeuse, celle par infiltration de matière grise ou gélatiniforme, considérée par Laënnec comme une variété de la tuberculose ; troisièmement, la purulente ou

23

consomptive, résultant ordinairement d'une vomique ou de quelques points gangrénés du poumon.

Ces diverses affections ont été considérées jusqu'à ce jour, par les praticiens, comme des phthisies accidentelles ou bien comme des pneumonies chroniques, passant outre sur les caractères anatomiques de la pneumonie chronique, indiqués par Laënnec.

Ces phthisies pneumoniques peuvent être la suite d'une pneumonie ou d'une broncho-pneumonie, existant sur un sujet fort et vigoureux, sans aucune diathèse, si la résolution ne s'opère pas franchement, si l'exsudat congestif persiste, s'il prend une certaine consistance ou se ramollit ; alors cet *infarctus* sanguin entretient une inflammation sourde dans le tissu pulmonaire, capable de déterminer de la matière caséeuse, de l'infiltration gélatiniforme du pus, une vomique ou quelques points gangréneux ; enfin une ulcération, de même que dans la phthisie *ab hémoptoé* de Morton, le coagulum du sang qui reste dans les capillaires bronchiques peut constituer un ou plusieurs noyaux susceptibles de provoquer les mêmes accidents.

Dans la pneumonie caséeuse, la matière grais-

seuse, athéromateuse ou crétacée, qui est souvent
la suite d'une pneumonie épithéliale, est plus ou
moins concrète, mêlée à des débris d'épithélium,
de particules caséiformes ou de vaisseaux dilacé-
rés. Cet exsudat, ainsi emprisonné, agace, irrite
à son tour les parties environnantes, et contribue
à augmenter cette production morbide qui à la
longue peut conduire à l'ulcération, à la fièvre
hectique et à la colliquation, comme la vraie
phthisie tuberculeuse.

La phthisie consomptive purulente et celle par
infiltration, sont étrangères au tubercule vrai ;
ces productions résultent d'une inflammation
pneumonique aiguë, lobulaire ou interlobulaire
terminée par suppuration. Si le pus est réuni en
un seul ou plusieurs foyers, cette collection
constitue la vomique, mais le plus ordinairement
il est disséminé comme l'infiltration grise, dans
les mailles du tissu pulmonaire ; dans ce dernier
cas, si la muqueuse n'est pas perforée, elle
absorbe ces liquides par endosmose, pour ensuite
être expectorés ; dans le premier cas, c'est par
une trouée des vésicules ou des capillaires bronchiques qu'ils sont rejetés.

Ces pneumonies phthisiogènes, survenant
brusquement à la suite d'une inflammation de

poitrine, sont plus susceptibles de régression et d'absorption que la phthisie tuberculeuse; c'est précisément pour arriver à une de ces solutions que les eaux du Mont-Dore sont utiles ; en agissant sur le tissu pulmonaire elles tendent à opérer la résolution de l'inflammation chronique, dès lors plus de secrétion de matière caséeuse, gélatiniforme ou purulente, ces produits sont absorbés, ou ils s'étiolent de manière à n'être pour ainsi dire plus nuisibles.

C'est ce que nous sommes à même de constater chaque année, et il n'y a pas longtemps que des terminaisons aussi heureuses étaient considérées comme des guérisons de phthisie tuberculeuse.

Nous n'insisterons pas sur les différences, les analogies, les rapports qui peuvent exister entre ces phthisies pneumoniques et la tuberculeuse, nous les avons signalés en parlant de cette dernière, sous l'invocation de l'autorité de M. Jaccoud et nous n'ajouterons que les réflexions suivantes :

1° C'est que presque jamais ces sortes de phthisies sont précédées ou accompagnées d'hémoptysie et de phthisie laryngée.

2° Toutes les fois que ces pneumonies phthisiogènes ne seront pas sous l'influence de la tuberculose, les eaux du Mont-Dore seront d'une grande efficacité.

3° Il est extrêmement important, au point de vue du pronostic et de la thérapie thermale, d'établir le diagnostic différentiel entre ces deux ordres d'affections, les phthisies pneumoniques étant souvent curables, la tuberculeuse très-rarement, et par exception.

4° Parmi les pneumonies phthisiogènes, la caséeuse est la plus grave, elle est aussi la plus commune.

5° Quand aux excavations purulentes, suite de pneumonies sur-aiguës, elles n'offrent de gravité que par les cavernes ou cavernules qui peuvent persister, et qu'il s'agit de cicatriser par rapport à l'épuisement qui en résulte.

6° Lorsqu'il est question de la guérison de la phthisie pulmonaire par les eaux, c'est d'une pneumonie phthisiogène dont il s'agit ordinairement ; les eaux salines et arsénifères, comme les eaux sulfureuses, sont loin de produire des effets aussi salutaires dans la phthisie tuberculeuse.

84ᵉ OBSERVATION.

Pneumonie phthisiogène caséeuse, suite de pneumonie aiguë, congestion persistante avec hémoptoé. Une oure thermale. Guérison.

Une dame de la Sarthe, 48 ans, sanguine, très nerveuse, avec un excès d'embonpoint, encore sous l'influence de la ménopause, sujette à des bouffées de chaleur à la tête, à des palpitations, à de l'oppression et à une toux irritative, suivie souvent d'expectorations hémoptoïques, fut affectée d'une pneumonie hypostatique. Dans le cours de l'hiver de 1869, cette dame fut fort malade, et il a fallu plus de deux mois pour voir disparaître la fièvre et les symptômes les plus sérieux.

Parmi eux, il en est resté trois qui n'ont pas été sans laisser de l'inquiétude ; la persistance de la toux, souvent de légères hémoptysies, enfin une dyspnée remarquable par instants. M. Gendrin, consulté alors, envoya Mme *** au Mont-Dore, pour calmer ces états morbides, tenant évidemment à une congestion des poumons, surtout à droite.

Rien au facies, à l'habitus extérieur et aux antécédents, ne peut faire croire que Mme *** soit sous l'influence d'une tuberculose : elle est grasse, fraîche, rose, pour ne pas dire dans un état pléthorique, mais elle n'en tousse pas moins, crache du sang par instants, et se trouve fort oppressée.

Matité plessimétrique partout, plus accentuée à droite, sur le lobe inférieur de ce côté, râle muqueux, et çà et là, sous-crépitant ; à gauche, souffle respiratoire faible, sans bruit anormal, pouls fort, plein, sans fréquence, pas de diathèse d'aucun genre, qu'un état nerveux qui rend Mme *** très-impressionnable, malgré l'état presque polysarcique dans lequel elle se trouve.

Prescriptions thermales : demi-bain de César, trois demi-verres d'eau coupée avec du lait, pulvérisation, pédiluves, pas d'aspirations de vapeur, craignant de l'hémoptysie.

Vers le troisième jour, hémorrhagie broncho-pulmonaire, équivalant à un demi-verre de sang, sirop de perchlorure de fer, sinapismes, ventouses, cessation du traitement thermal ; il est repris le septième jour, avec addition de sirop de Consoude dans l'eau minérale, M^mc *** se trouva mieux.

Le quatorzième jour, hémoptysie considérable, nécessitant une saignée dérivative et le perchlorure de fer ; le sang s'arrête ; le surlendemain, accès de toux, très violents et très répétés, à la suite desquels sont rendus des grumeaux de matière graisseuse, comme athéromateuse, suivie de quelques caillots de sang noir.

A dater de ce moment, je ne doutai plus de la présence des noyaux caséeux dans le poumon ; les jours suivants, l'expuition présenta les mêmes caractères, quelques crachats étaient même crayeux.

Le traitement fut repris comme la première fois, mais l'eau fut bue pure, l'expectoration continua sans interruption à être stéatomateuse, jusqu'au moment enfin où les noyaux de ce produit inorganique furent entièrement rendus.

Pendant toute cette période morbide, qui a duré cinq semaines, j'ai examiné M^mc ***, chaque matin, à l'effet de savoir s'il n'existait pas de cavernes ou cavernules ; les signes ont toujours été équivoques à cet égard. Il paraît qu'au fur et à mesure que la matière caséeuse était rendue, la portion du poumon qui l'entourait revenait sur elle-même, sans laisser de trace d'excavation, et ce qu'il y a de remarquable, c'est que la santé devenait meilleure de jour en jour. Enfin il arriva un moment où cette regression étant terminée, toute expectoration cessa, et M^mc *** partit guérie, après six semaines de traitement.

85e OBSERVATION

**Phthisie purulente consomptive, suite de broncho-pneu-
monie. Une seule cure thermale. Guérison à peu près
complète.**

Un magistrat de la Haute-Savoie fut envoyé au Mont-Dore,
par MM. Rilliet de Genève, et Lacour de Lyon, parce qu'il
toussait beaucoup, crachait énormement de pus d'une odeur
fétide, et allait s'affaiblissant depuis une broncho-pneumonie,
qui avait mis ses jours en danger, trois mois avant.

M. *** a 64 ans, il est grand, bien établi et a été d'une
robuste constitution pendant la plus grande partie de sa vie ;
depuis quelques années, il s'enrhumait facilement, mais n'en
vaquait pas moins à ses occupations, lorsqu'en mai 1864,
après avoir eu chaud et froid, il fut subitement atteint d'une
broncho-pneumonie, avec point de côté à droite, crachements
hémoptoïques, fièvre, etc. Au bout de trois semaines, un mieux
sensible survint, mais la résolution de l'inflammation ne fut
qu'imparfaite, le malade continua de tousser et de cracher de
la matière puriforme infecte, en très-grande abondance. Jamais les médecins n'ont pu constater de vomique, ni aucune
excavation pulmonaire.

Peu à peu, cependant, M. *** sembla se rétablir ; cette
apparence de mieux ne fut pas de longue durée. Epuisé chaque jour par une longue suppuration siégeant sur des organes
aussi importants que ceux de la poitrine, la nutrition ne pouvait pas être assez réparatrice, il maigrissait sensiblement ;
c'est pourquoi il fut dirigé sur le Mont-Dore, dans le but de
remédier à cette situation languissante.

Il n'existe aucune caverne pulmonaire, et pas le moindre
indice de tuberculose, ce qui est démontré par les antécédents,

le faciès, la percussion dont le son est normal, et par l'auscultation, dont la respiration, surtout à droite, est muqueuse,
suivie de roncus sonores après expuition, point de râle caverneux, ni de gargouillement, de souffle à timbre cavitaire, ni
de pectoriloquie ; nous avons affaire à une infiltration purulente du poumon, sans nier que la muqueuse bronchique doit
participer à ce grave état maladif.

M. R... est soumis au traitement thermal : trois demi-
verres d'eau d'abord, aspiration de 30 à 35 minutes, bain
tempéré, trois jours après, un demi-verre de plus ; le malade
se trouve mieux, alors la dose de l'eau à boire est portée à
quatre verres, l'expectoration semble être moindre, dans tous
les cas, l'odeur est moins repoussante, continuation du traitement, qui peu à peu est augmenté.

Vers le quinzième jour, l'expectoration a diminué de moitié, le malade gagne des forces, il passe une partie de ses
journées dans les bois de sapins et s'en trouve bien, enfin il
part le vingt-troisième jour, ayant suivi son traitement sans
interruption, toussant et crachant quatre fois moins qu'à son
arrivée et ayant les voies respiratoires à peu près libres ; si
M. R... a suivi les conseils que je lui ai donné à son départ,
considérant sa bonne organisation naturelle, je ne doute pas
qu'il soit entièrement guéri.

86ᵉ OBSERVATION.

**Phthisie consomptive avec cavernules, suite de
pneumonie gangreneuse. Une cure thermale. Guérison.**

M. X..., des environs de Clermont, cinquante-huit ans,
grand, fort, bien musclé, ancien officier, sujet à des douleurs

rhumatismales se fixant de préférence sur les épaules, les bras et les reins. Après s'être mouillé et refroidi, étant à la chasse, en janvier 1865, se mit au lit croyant s'être simplement courbaturé, il voulut se lever le lendemain et faire bonne contenance, ce qui lui fut impossible, cependant il ne souffrait pas de ses douleurs rhumatismales habituelles, mais il était oppressé et toussait un peu ; il resta deux jours dans cet état, croyant à un rhume ; la maladie empirant, un médecin fut appelé et constata une pleuro-pneumonie, surtout à droite.

Malgré les soins les plus intelligents, l'inflammation gagna et fut si violente que le Dr Auclerc fut consulté. Il paraît que le malade était dans un état voisin de l'asphyxie avec une fièvre intense ; c'était le neuvième jour, et l'on remarqua dans ses crachats, qui étaient infects et sanguinolents, des particules de poumons sphacèles. Le pronostic fut des plus sombres. Considérant cependant la force et l'énergie de M. X..., les médecins ne perdirent pas entièrement courage ; des médications énergiques furent instituées, bref, elles triomphèrent d'un état aussi alarmant, mais pendant plus de trois semaines le malade rendait des débris noirs et rouillés du tissu pulmonaire avec l'odeur caractéristique de la gangrène.

Une fois l'élimination complète, cette expectoration fut remplacée par du pus et du mucos-pus ; pendant trois ou quatre mois elle persista, en moindre quantité, il est vrai, mais avec une odeur toujours repoussante, elle se faisait sentir même, quand M. X... vint au Mont-Dore en juillet 1865.

La percussion et l'auscultation démontrèrent l'existence de plusieurs cavernules au moyen des signes relatés déjà dans les observations précédentes ; de plus, la face était grippée, terreuse, le corps fort amaigri, et la faiblesse allait croissant, il était temps pour M. X... qu'il vint au Mont-Dore.

Les eaux lui firent un bien inouï ; dix jours après il n'était plus reconnaissable, le vingtième, la résurrection était complète, les cavernes cicatrisées, pas la moindre toux, ni aucune expectoration.

Ce cas est un des plus intéressants au point de vue de la science et de la clinique, que j'ai observé aux eaux.

DE LA PHTHISIE DES GANGLIONS BRONCHIQUES.

Très-bien étudiée par M. Baréty, de Nice, (1874) sous la dénomination d'adénopathie trachéo-bronchique, cette espèce de phthisie, que l'on observe spécialement chez les enfants de huit à quinze ans, est comme les précédentes, tantôt tuberculeuse ; d'autres fois elle est le résultat d'une infiltration de matière caséeuse.

Elle est le plus souvent précédée et accompagnée de bronchite, alors les ganglions qui entourent les conduits aérifères et les vaisseaux sanguins se tuméfient pour devenir aussi gros qu'une noisette, qu'une amande, et gênent plus ou moins la respiration et la circulation.

Si l'inflammation ne se résout pas franchement, que le jeune malade soit lymphatique, scrofuleux, ou dans de mauvaises conditions hygiéniques, une explosion tuberculeuse est à craindre, ou bien une production caséeuse, gélatineuse, enfin des cavernes.

Il peut arriver aussi par le fait d'adhérences intimes avec les bronches ou de gros vaisseaux, que dans la période de suppuration, le pus passe au travers d'une fistule, et soit rejeté par la bouche, ou bien entraîné dans le torrent de la circulation, pour amener promptement un empoisonnement ; enfin, il peut aussi s'épancher dans l'un des médiastins, et constituer un abcès, un pneumo-thorax.

Cette espèce de phthisie, quoique très-grave, l'est cependant moins que celle des poumons, son diagnostic vrai est bien plus difficile à établir par la plessimètre et l'auscultation, la toux, la nature des crachats, l'essoufflement, l'induration des glandes sous-maxillaires ou cervicales, sont bien des indices, mais sans certitude, surtout si les poumons sont sains. Si, par la pression, vers la fourchette sternale, il est possible de constater la tuméfaction des ganglions bronchiques, et qu'en même temps la figure soit cyanosée par l'effet de la compression veineuse, alors nous sommes au moins assurés de l'existence d'une bronchite ganglionnaire, et quand les malades guérissent, nous supposons modestement que nous avions affaire à cette maladie seulement.

Quoi qu'il en soit, les effets des eaux sont généralement avantageux chez ces jeunes malades. Nous allons en fournir plusieurs exemples.

87ᵉ OBSERVATION

Un jeune garçon des environs d'Issoire, issu de parents sains, 11 ans, lymphatique, assez développé pour son âge, ayant eu beaucoup d'éruption gourmeuse aux yeux et aux glands sous-maxillaires dans sa plus tendre enfance, a toujours été très-sujet aux rhumes et aux maux de gorge.

Depuis l'hiver de 1868, sa poitrine s'était prise davantage ; en ce moment, il tousse et crache beaucoup, les bronches sont enchiffrènées, l'auscultation ne dénote que du râle muqueux dans les gros tuyaux aérifères, les glandes du cou sont engorgées, et on sent, au niveau de la fourchette sternale et en arrière, des ganglions tuméfiés qui gênent la respiration, et surtout la circulation ; aussi, par instants, il y a de l'essoufflement, et la figure, pâle ordinairement, est d'un rouge pourpre, l'enfant a maigri, son facies présente les attributs d'une phthisie au premier degré.

Comme la percussion et l'auscultation des poumons sont normales, ce n'est que par exclusion que nous qualifions l'état maladif, bronchite ou phthisie ganglionnaire.

Le traitement thermal suivi en 1868 a produit un bien manifeste ; au départ de ce jeune malade, les ganglions avaient très-sensiblement diminué, la toux était presque nulle, et la coloration naturelle du visage annonçait que la circulation veineuse se faisait sans entraves, enfin la nutrition était plus réparatrice.

Soigné chez lui avec la plus grande sollicitude, pendant l'hiver, la santé s'est maintenue relativement bien meilleure ; revenu l'année suivante, les eaux ont produit un effet encore plus salutaire que la première fois. Ce jeune homme a aujourd'hui 17 ans, et se porte bien.

88ᵉ OBSERVATION.

A peu près à la même époque, j'ai soigné un autre enfant de 7 ans, qui se trouvait dans des conditions presque semblables, seulement il était plus faible d'organisation, et la maladie plus avancée, le muco-pus expectoré était si considérable, que ce petit être, déjà si délicat, en était épuisé, et l'on observait très-bien que la toux qui précédait ne dépassait pas les gros tuyaux bronchiques ; c'est d'ailleurs ce que démontraient l'auscultation et la percussion ; en effet, les poumons étaient indemnes.

Deux cures thermales ont suffi pour rétablir cet organisme si détérioré, et faire disparaître les tuméfactions glanduleuses, causes de la bronchite soupçonnée phymique, comme le croyait aussi le Dᵣ Texier d'Alger, médecin du petit malade, né en Afrique et y habitant.

89ᵉ OBSERVATION.

Une petite fille de 8 ans fut envoyée au Mont-Dore, en 1864, par M. Axenfeld, pour y être traitée d'une toux bronchique à forme catarrhale, toussant souvent et crachant abondamment du muco-pus, comme si elle avait eu 60 ans.

Issue de parents âgés et valétudinaires, habitant un quartier de Paris mal aéré et sans soleil, sortant peu, elle avait un teint blanc de lait, avec bouffissure du visage, accompagné de plusieurs glandes sous-maxillaires et cervicales tuméfiées, présentant enfin tous les attributs du lymphatisme le plus accusé, pour ne pas dire de la scrofulose ; d'ailleurs, bon appétit, sommeil naturel, sauf les interruptions par les quintes de toux.

Percussion : rien. Auscultation : râle muqueux dans les gros tuyaux aériens, voilà tout. Par la palpation on sent les ganglions sous-sternaux qui sont engorgés et endoloris vers la fourchette. Point de crachements sanguinolents.

Le premier traitement thermal fit un bien extraordinaire ; le soleil, l'air vif et embaumé des Montagnes doivent y avoir pris une large part, enfin notre petite malade partit, toussant moitié moins, les glandes avaient beaucoup diminué, le teint vif et rose annonçait le retour à la santé.

L'hiver fut passé à Cannes ; l'année suivante, retour au Mont-Dore ; état bien meilleur ; ce second traitement fit disparaître tout le cortége ganglionnaire ; la toux était pour ainsi dire nulle et la santé se maintint jusqu'à l'âge de seize ans, qui devait décider de l'avenir de cette jeune fille ; la menstruation ne put s'établir, la fluxion se portait du côté des organes thoraciques. Mlle *** me revint, en 1873, tuberculeuse au plus haut degré ; les eaux furent inutiles, elle mourut poitrinaire au commencement de l'hiver suivant.

Nul doute que dans ce cas, les eaux ont eu la puissance d'une guérison pendant huit ans et que très-probablement si les parents de cette jeune fille l'eussent ramenée à plusieurs reprises au Mont-Dore pour favoriser le mouvement menstruel, l'évolution de la tuberculose ne se serait peut-être pas développée.

Je m'arrête à ce contingent d'observations généralement heureuses qui démontrent d'une manière péremptoire l'efficacité des eaux dans le traitement de certaines phthisies, même tuberculeuses. Si j'étais obligé de rapporter les nombreux cas d'insuccès, c'est alors que notre ouvrage serait volumineux.

Mais, comme nous l'avons déjà dit, cette maladie est si grave, tellement au-dessus des ressources de l'art, qu'un soulagement est un bienfait réel. Très-généralement les eaux raniment le sujet, facilitent l'hématose, augmentent l'appétit, procurent du sommeil, enfin prolongent l'existence sans trop de tourment.

J'ajouterai, pour terminer ce chapitre, qu'un traitement bien dirigé n'empire jamais le mal, par exemple il faut se défier à la dernière période de l'état colliquatif, de la fièvre hectique et des hémoptysies.

DE LA PNEUMONIE CHRONIQUE.

D'après Laënnec, la pneumonie chronique, considérée au point de vue de l'anatomie pathologique, est une maladie excessivement rare. M. Barth fait les mêmes réflexions, puisque sur cent-vingt-cinq pneumonies aiguës, une seule est passée à l'état chronique. Grisolle en dit autant, et M. Charcot prétend qu'en compulsant avec le plus grand soin l'histoire de la science, c'est à peine si on en trouverait dix à douze cas bien avérés.

Pour ces médecins très-compétents, la pneumonie chronique consiste simplement en une induration, une imperméabilité du tissu pulmonaire qui est comme carnifié sur certains points et dont la pesanteur spécifique est plus grande que celle de l'eau.

Lorsque le poumon est ainsi imperméable sur une certaine étendue, l'asphyxie ne tarde pas à en être la conséquence. Mais, si quelques points seulement sont indurés çà ou là, quoique la respiration reste gênée et l'hématose imparfaite, l'existence n'est pas aussi sérieusement compromise, surtout si les noyaux hépatisés sont à la surface extérieure du poumon. Cependant les malades ont de l'oppression, se plaignent d'un point douloureux plus ou moins circonscrit et ne peuvent suffire à une course ou à une simple promenade sans être très-essoufflés ; enfin, ils sont exposés à succomber avec des symptômes de fièvre hectique.

C'est dans ces conditions que j'ai observé deux malades atteints de cette affection et qui ont été prodigieusement soulagés.

90e OBSERVATION.

Pneumonie chronique, suite de pneumonie aiguë. Une saison en 1864. Guérison apparente. Retour de la maladie en 1869. Nouvelle cure. Guérison.

En mars 1864, M. D..., de Paris, 34 ans, bonne organisation, fut affecté d'une pneumonie aigue gauche, dont l'acuité disparut assez promptement pour ne plus nécessiter de visites régulières.

La résolution ne s'étant point opérée complètement, le médecin fut rappelé, il constata qu'un peu de gêne et de douleur étaient restées sur la partie antérieure gauche de la poitrine avec matité sans égophonie et peu de râles. Deux vésicatoires furent successivement appliqués sans avantage manifeste. Le Dr Michon, consulté plus tard, conseilla des badigeonnages de teinture d'iode, et si le poumon ne se dégageait pas, une saison aux eaux du Mont-Dore.

A son arrivée, M. D... nous dit s'être toujours bien porté :
il n'a aucune apparence de disposition à la tuberculose et il
accuse sa fluxion de poitrine de lui avoir laissé les symptômes déjà signalés. Toux par instants, peu d'expectoration,
douleur légère sur presque toute la région pectorale antérieure
gauche, un peu de gêne dans la respiration, pas de fièvre,
point de crachement de sang, il faut absolument le secours
de la percussion et de l'auscultation pour en trouver la cause.

Matité sur toute la surface indiquée, plus prononcée au
milieu, point spécial de la douleur à la percussion. Le murmure respiratoire est presque insensible, tant il est mince,
quelques râles sous-crépitants sont mêlés à ces filets de souffle
qui sont profonds, il semble qu'une couche épaisse de pseudo-
membranes sépare le poumon de la partie thoracique. Pas
d'égophonie ni de pectoriloquie ; en arrière, le bruit respiratoire est presque normal.

Quelle conclusion tirer de ces symptômes ? Une masse
tuberculeuse ? mais elle serait énorme et il y aurait des symptômes généraux très-graves et bien différents. D'ailleurs,
quoique souffrant, M. D... était encore gras et frais, presque
sans toux, et pas d'hémoptysie.

Un épanchement circonscrit ? Impossible sans égophonie
de s'arrêter à ce diagnostic ; à la rigueur une couche fort
épaisse de néo-membranes pleurétiques interposée entre la
paroi thoracique et le poumon, de manière à comprimer les
bronches et gêner la respiration ; mais pas au point de la
rendre aussi silencieuse qu'elle se trouvait.

D'après les observations de M. Bouchut, sur la congestion
et l'engouement pulmonaires qui, dans certains cas, peuvent
en imposer pour des tubercules, je m'arrêtai à ce diagnostic
(pneumonie congestive chronique) peut être même indurée.
Le traitement thermal viendra bientôt nous éclairer sur ce
point important.

Pendant la première semaine, les eaux passent bien, les aspirations produisent un bon effet, les bronches semblent se dilater, la douleur pectorale augmente sous la douche, il semble exister de la pleurodynie. La douche liquide est remplacée par des douches de vapeur prises de suite après le bain, le malade est soulagé et se trouve satisfait.

Vers le dixième jour, j'examine la poitrine qui est devenue bien plus perméable. Nous continuons le traitement qui réussit au-delà de nos espérances ; le malade part le vingtième jour, son poumon était complètement dégagé.

Je n'avais plus entendu parler de M. *** lorsqu'en 1869, je le vois revenir dans un état à peu près semblable à celui de 1864, porteur d'une consultation du Dr Gendrin.

Depuis sa première cure thermale, sauf quelques douleurs pleurodyniques dans le grand pectoral, par les changements de temps, la santé s'était maintenue bonne et sans rhume, lorsqu'en avril 1869, il fut atteint d'une nouvelle pneumonie portant sur le même point qu'autrefois. Soigné promptement et activement, l'inflammation aiguë disparut assez vite, mais le tissu pulmonaire resta encore hypérémié avec matité et respiration filiforme sur le point affecté.

Le même traitement fut mis en usage avec un égal succès. Je n'ai plus revu M. *** ; je suppose, avec raison, qu'il est radicalement guéri.

91e OBSERVATION

Pneumonie chronique, suite de broncho-pneumonie. Une cure en 1870, une autre en 1873. Guérison.

En 1870, le baron de ***, 40 ans, bonne organisation, ancien officier, fut envoyé au Mont-Dore par le Dr Potain,

parce qu'il avait de la toux, de l'oppression et un point douloureux sur le côté gauche de la poitrine. Ces divers symptômes avaient résisté au traitement d'une broncho-pneumonie
qui avait existé quatre mois avant.

Toute la poitrine respire admirablement, sauf une surface
qui peut être circonscrite par la paume de la main, se trouvant
située au-dessus du sein gauche, et se prolongeant un peu sur
le côté. Là, matité complète, murmure respiratoire à peu
près nul, aux environs, souffle bronchophonique ; c'est bien à
cet engouement circonscrit, qu'il faut attribuer la toux et les
accès d'oppression pseudo-asthmatique ; d'ailleurs, la santé
générale est bonne, point de principe diathésique apparent,
seulement M. *** craint l'impression du froid humide sur
son côté douloureux, et il a de la tendance à s'enrhumer facilement.

Le traitement thermal fut institué comme pour le malade
précédent, et il eut le même avantage, le noyau d'engouement
étant devenu assez perméable.

Le baron de *** s'est bien porté durant trois ans. Pendant
l'hiver de 1873, s'étant refroidi et fortement enrhumé, la partie faible du poumon se congestionna de nouveau, M. D...
revint au Mont-Dore à la saison suivante, avec une induration
pareille. Prescriptions thermales comme la première fois,
effets aussi salutaires au départ.

DE LA PLEURÉSIE CHRONIQUE ET DE SES SUITES.

CONSIDÉRATIONS GÉNÉRALES

La pleurésie est une maladie grave, très-commune, qui n'a d'existence particulière en nosographie que depuis Pinel. Souvent liée à la pneumonie ou à toute autre affection de poitrine ; Morgnagni avait entrevu qu'elle pouvait en être indépendante, et cette vérité a été démontrée par les observations incontestables de Laënnec, confirmées par les travaux en anatomie pathologique des médecins de notre époque.

Son siége est bien dans la plèvre ; elle peut affecter l'un ou l'autre côté de la poitrine, être générale ou partielle. Suivant le lieu qu'elle occupe ; on l'appelle pleurésie costale, pulmonaire, diaphragmatique, médiastine, interlobulaire ; elle peut être simple ou compliquée, primitive ou consécutive, spontanée ou traumatique, aiguë ou chronique ; dans le premier cas, sèche ou avec épanchement. Enfin, il y a des pleurésies latentes, et des constitutions épidémiques pleurétiques.

Lorsqu'elle est aiguë, sa marche est d'un à

quatre septenaires ; à l'état chronique, forme plus ou moins trompeuse qu'elle prend quelquefois dès le début, sa durée est indéterminée.

Elle peut se terminer d'une manière funeste, par une guérison radicale ou par résolution incomplète. Dans ce cas, les altérations anatomiques sont souvent plus graves que celles de la maladie primitive, et les symptômes qui en dépendent, tout aussi variés.

Nous n'avons pas l'intention d'entrer dans tous les détails d'hystologie pathologique, de symptomatologie et de diagnostic, qui peuvent être la conséquence de la pleurésie, nous mentionnerons seulement les terminaisons qui, ayant résisté aux moyens les plus actifs, sont susceptibles d'être traités avec succès au Mont-Dore.

Ces suites de la pleurésie sont remarquables par les symptômes suivants :

1° Point de côté fixe, persistant, s'exaspérant dans l'inspiration et par certains mouvements du thorax ;

2e Douleurs fugaces, vagues, dans la poitrine avec toux sèche, quinteuse et saccadée ;

3° Sentiment de chaleur et d'ardeur dans la partie affectée, avec gêne plus ou moins grande de la respiration ; toux grasse, catarrhale, expectoration de mucosités épaisses, glaireuses, résultant d'une complication de pneumonie ou de bronchite existant encore à l'état chronique ;

4° Etat hypérémique ou phlegmasique plus ou moins invétéré, avec toux sèche, horripilations suivies de chaleur et de sueur, tendance au mouvement fébrile, nutrition incomplète ; d'autres fois la toux est humide, l'expectoration sanguinolente, ou composée de sang pur pouvant aller jusqu'à l'hémoptysie ; la convalescence reste indécise, il y a commencement de phthisie pulmonaire ;

5° Dyspnée plus ou moins grande, produite par un épanchement de liquide libre dans la cavité pleurale, ou emprisonnée dans un foyer constitué par de fausses membranes, ou infiltré dans les mailles de ces produits de nouvelle formation.

Que l'épanchement soit libre, circonscrit ou diffus, nous nous empressons aussitôt d'ajouter que notre traitement minéral ne peut être d'une utilité réelle qu'à la condition que le liquide occupera le quart ou le tiers de la capacité de la poitrine, que la résonnance de la voix, l'égophonie ou le souffle bronchique seront facilement perçus, et que le murmure respiratoire sera à peu près normal au sommet du poumon, enfin qu'il ne devra pas exister de dégénération ou de production morbides accidentelles au-dessus de toute ressource ;

6° Le rétrécissement de la poitrine avec affaissement des côtes peut encore être amélioré, si la dépression n'est pas trop ancienne et les muscles intercostaux atrophiés incomplètement.

Ces divers états pathologiques sont produits et entretenus dans les cas les plus simples :

1° Par une pathogénie des muscles et des nerfs intercostaux ou du tissu cellulaire sous-pleural ;

2° Par un état sub-irritatif de la plèvre et la résolution imparfaite de l'inflammation du poumon, quand il y a eu pleuro-pneumonie, ce qui arrive fréquemment ;

3° Par des adhérences unissant plus ou moins intimement les deux feuillets de la plèvre, comme cela se voit dans la pleurésie sèche de M. Andral et dans la pleurésie adhésive de Cruveilhier.

Dans cette circonstance, les eaux du Mont-Dore ne font peut être pas disparaître entièrement ces adhérences, mais elles favorisent la résolution de l'état sub-inflammatoire persistant, douloureux, et la conversion en tissu lamineux lâche des pseudo-membranes.

Quoique Laënnec ait écrit que ces adhérences nuisaient fort peu à la liberté du poumon, l'expérience démontre qu'elles n'en sont pas moins une grande gêne longtemps après la pleurésie, qu'il faut souvent des années pour s'y habituer, et que les malades cherchent plutôt, dans ce cas, à respirer par le diaphragme que par les côtes.

4° D'autres altérations anatomiques plus graves, consistent dans des sécrétions, des productions pseudo-membraneuses, albumineuses ou gélatineuses, plus ou moins épaisses et de consistance variable, pouvant contenir dans leurs vésicules, de la sérosité, du pus, de la sanie sanguinolente ou de la matière tuberculeuse.

La médication thermale est principalement utile ici, pour obtenir la résorption des liquides ou des exsudats dont nous venons de parler. Par cette opération vitale, les pseudo-membranes diminuent peu à peu de volume, et se trouvent réduites à de simples linéaments lâches et déliés, dont l'élasticité devient suffisante pour le jeu d'une respiration facile ; d'ailleurs ce tissu acquiert à la longue, les propriétés des membranes séreuses, et devient comme elles, susceptibles d'exhalation et de résorption.

Quoique la matière tuberculeuse soit plus

épaisse que la sérosité ou le pus, si elle est disséminée dans une certaine mesure entre la plèvre
et le poumon, elle peut aussi disparaître. Ne
trouve-t-on pas dans l'ouvrage du Dr Bertrand,
des cas plus extraordinaires de guérison de phthisie, et des arrêts de développement bien constatés
de cette fâcheuse maladie arrivée au second degré ?

5° Si, par l'effet de couches successives, les
néo-membranes se sont épaissies au point de
prendre les caractères du tissu fibreux, cartilagineux et même osseux, comme les nécropsies en
démontrent des exemples, l'action thermale est
généralement sans influence. Il en est de même
dans les pleurésies médiastine et interlobulaire,
qui se terminent si facilement par une explosion
tuberculeuse ou par une masse de fausses membranes et des abcès, que les anciens considéraient
à tort comme des vomiques, quand le pus était
rendu avec abondance par l'expectoration.

6° Enfin, l'exhalation du liquide qui accompagne pour ainsi dire constamment la pleurésie
aiguë, et qui est inséparable de la pleurésie chronique, qu'elle soit primitive ou consécutive,
partielle ou générale, peut aussi produire et
entretenir un ensemble maladif fort grave dans

certain cas, auquel se joint une dyspnée plus ou moins grande, dont la cause ne peut être appréciée sûrement qu'à l'aide de la percussion, de l'auscultation, de l'inspection et de la mensuration, et, bien que quelques médecins semblent vouloir aujourd'hui diminuer l'importance de ces moyens d'exploration des maladies de poitrine, il n'en est pas moins vrai que les signes physiques qu'ils fournissent sont encore les plus exacts, et que généralement leur certitude est mathématique, combinée avec d'autres symptômes.

Ces épanchements, variables par la nature du liquide, sa couleur et sa quantité, sont plus facilement résorbés quand la sérosité est pure ou mêlée à des flocons albumineux. La présence du pus ou du sang indique une altération profonde dans la texture de la plèvre, qui se prête mal à un travail réparateur; il en est de même si l'épanchement occupe une étendue suffisante pour constituer un véritable hydro-thorax; alors les eaux sont impuissantes.

Dans ce cas, si la nature, aidée de médications appropriées, ne peut suffire elle-même à la guérison par une diurèse ou par toute autre voie critique, si enfin l'évacuation du liquide ne s'effectue pas par une ouverture fistuleuse à la peau, ou par une perforation des bronches, l'épanchement qui remplit la poitrine menace le malade de suffocation, la thoracentèse devient indispensable : nous en parlerons plus loin.

Mais démontrons d'abord, par des faits, que le traitement minéral du Mont-Dore peut suffire pour la résorption de certains épanchements, aussi bien que pour la guérison de plusieurs autres terminaisons de la pleurésie. Commençons par les cas les plus simples.

92ᵉ OBSERVATION

Douleur fixe entre l'omoplate et la colonne vertébrale à droite, s'irradiant jusque sous le sein du même côté, respiration courte, toux sèche, pleurésie neuf mois avant. Une seule cure thermale. Guérison.

M. D..., 18 ans, grand, sanguin, d'une bonne organisation, m'est adressé en août 1858, par mon collègue et ami le Dʳ Gaillard, professeur à l'école de médecine de Poitiers. Ce jeune homme, étudiant dans une institution spéciale à Paris, pour se présenter à l'école Saint-Cyr, travaillait avec ardeur dans une chambre sans feu, en décembre 1857, lorsque surpris par le froid, il éprouva un violent frisson suivi de fièvre, d'une céphalalgie intense, d'ardeur et de douleur dans la poitrine, et d'une toux sèche, avec le point de côté caractéristique de la pleurésie.

Traité activement par les émissions sanguines générales et locales, les adoucissants et les révulsifs, les accidents aigus furent bientôt conjurés, mais la résorption de l'épanchement se fit longtemps attendre : une légère fièvre survenait le soir, les douleurs de côté et de l'épaule augmentaient par l'inspiration, il s'y joignait de la dyspnée ; enfin, sous l'influence d'un traitement et d'un régime appropriés, la résolution finit par s'opérer en majeure partie.

Quelques symptômes opiniâtres persistèrent cependant : une douleur fixe sous le sein droit, une autre, fort gênante, entre la colonne vertébrale et l'omoplate, une respiration courte, et une petite toux sèche ; d'ailleurs, la nutrition n'était pas en souffrance, et les fonctions s'exécutaient d'une manière normale.

C'est dans cet état que j'observai M. D... L'inspection du thorax ne fournit aucun renseignement ; à la percussion, le son, sans être mat, était cependant moins sonore sous le sein droit et vers l'épaule, que vers les autres points du poumon. A l'auscultation, la respiration était pure partout, mais bien moins sensible sur ces endroits, l'expansion pulmonaire était arrêtée dans son développement par un obstacle invincible et douloureux, l'émission de la voix était pure, sans chevrottement, il n'y avait aucun indice d'épanchement. Nul doute qu'il existait, entre la plèvre et le poumon, une couche pseudo-membraneuse, avec des adhérences courtes, dont le travail inflammatoire n'était pas encore terminé, parce que le frottement pleural indiqué par M. Raynaud du Puy était encore facilement perçu.

Notre jeune malade fut soumis d'abord à l'usage de trois verres d'eau minérale avec le sirop de gomme, d'un bain tempéré, source de César, et d'une douche en pluie sur le dos et sous le sein, mais de manière à ce que les jets ne tombassent que très-obliquement en ruisselant sur la peau, afin de ne pas déterminer une surexcitation peut-être nuisible. L'amélioration se fit sentir dès le sixième jour, alors le sirop fut supprimé, la douche fut prise à un seul jet, inclinée d'abord, bientôt droite. Vers le douzième jour, l'amélioration était si manifeste, que je n'hésitai pas à faire plonger le malade pendant quinze minutes dans les cuves du Pavillon, où les douches étaient employées en même temps.

Le vingtième jour, quand M. D... partit, il ne souffrait plus en aucune manière ; la respiration était pure, ample, se rapprochant davantage des parois thoraciques et sans frottement ; cependant, sur les points naguère douloureux, la sonorité laissait quelque chose à désirer, ce qui arrive souvent après la guérison de la pleurésie.

93e OBSERVATION

Douleur fixe sous le sein droit, augmentation par l'inspiration, toux sèche dans la journée, muqueuse le matin, pleurésie six mois avant. Une oure thermale. Guérison.

M. D... de Paris, 41 ans, grand, peu charnu, nervososanguin, sensations délicates, mais justes et raisonnées, sujet à des rhumes se reproduisant facilement en hiver, après s'être mouillé à la chasse, éprouva une vive douleur sous le sein droit, accompagnée de fièvre, d'une toux sèche et de difficulté dans l'expansion pulmonaire ; enfin, des symptômes que son médecin déclara appartenir à la pleurésie. Traité sur le champ par une forte application de sangsues *(loco dolenti)*, des cataplasmes laudanisés, des boissons pectorales et diaphorétiques, M. D... ne tarda pas à éprouver du soulagement, mais le point de côté n'en resta pas moins douloureux long-temps, et laissa à sa suite un malaise dans cette région, qui augmentait par l'effet de la moindre fatigue ; la toux d'un simple rhume, certains mouvements du thorax, rendaient la souffrance insupportable et obligeaient M. D... d'y porter la main.

Fatigué de cet état, M. D... est envoyé au Mont-Dore avec une consultation de M. Andral ; la percussion est sensible, réveille la douleur. Un instant, je crois avoir affaire à une pleurodynie, mais il y a de la matité ; la respiration pure, ample et normale partout, est faible sous le sein ; il y a du frottement pleural dans une étendue de quatre à cinq centimètres. Point d'égophonie ; comme le murmure respiratoire n'arrive que péniblement jusqu'à la circonférence de la paroi thoracique, des tubercules disséminés sur la surface pulmonaire pourraient produire le phénomène, mais l'état général indique le contraire, et d'après la narration du malade et la filiation des symptômes, ce sont des adhérences pseudo-membraneuses qui brident la respiration, parce que, trop courtes et soumises encore au travail inflammatoire qui doit les convertir en séreuse exhalante, comme chez le malade de l'observation précédente, le poumon ne pouvait s'épanouir à l'aise.

D'ailleurs pas de fièvre, mais le matin une toux avec expectoration muqueuse, indiquait une certaine irritation bronchique ; en effet, M. D... est très-impressionnable à l'air et s'enrhume facilement. Prescriptions : deux verres d'eau minérale lactée, un bain de César à 33°, une douche en pluie fort oblique et un pédiluve le soir ; le cinquième jour, un verre d'eau minérale en plus, douche à un seul jet. Amélioration marquée.

Le dixième jour, à la suite d'une ascension au pic de Sancy, il survient une fièvre de courbature qui nous oblige à suspendre le traitement trois jours. Pendant cette fièvre, accompagnée d'une sueur considérable, le point de côté est à peine perçu, le traitement est repris avec prudence, une aspiration de trente minutes y est adjointe pour dissiper la toux résultant de la courbature. Le quinzième jour, les eaux sont bues pures, le malade passe aux bains et aux douches du Pavillon, et part guéri le vingt-quatrième jour.

94ᵉ OBSERVATION

Douleurs vagues dans la poitrine à droite, sentiment de chaleur et d'ardeur dans le dos du même côté, toux catarrhale, deux pleuro-pneumonies l'hiver précédent. Guérison.

Un jeune homme de 16 ans, grand, fort, très-développé pour son âge, né de parents bien portants, n'ayant jamais eu de maladies sérieuses que des accès de fièvre intermittente, fut atteint dans le cours de l'hiver et du printemps de 1859, de deux pleuro-pneumonies fort intenses qui cédèrent, l'une et l'autre, au traitement méthodique employé par le Dʳ Auclerc de Clermont, qui m'adressa ce malade.

Après sa guérison apparente, M. X... n'en avait pas moins conservé un certain malaise dans tout le côté droit de la poitrine ; en arrière, il ressentait même, par instants, une douleur obtuse avec une chaleur incommode ; la respiration n'avait pas l'étendue et la profondeur accoutumées ; il toussait encore beaucoup le matin et crachait des mucosités épaisses qui, une fois rendues, laissaient plus de facilité à la libre introduction de l'air dans les bronches capillaires ; l'appétit était bon, mais la nutrition laissait à désirer. On voyait qu'il existait une pathogénie quelque part.

25

La percussion et surtout l'auscultation ne laissaient aucun doute sur le siége ; un peu de matité partout, principalement en arrière, entre l'omoplate et le rachis, sur les endroits privilégiés pour entendre plus facilement les phénomènes de l'auscultation, la respiration n'était ni libre, ni complète ; il y avait, par moments, du râle muqueux, et dans d'autres, un roncus sonore ; le frottement pleural était encore manifeste, la voix était nette, mais parvenait à l'oreille avec moins de force que du côté opposé.

Tout soupçon de tubercules écarté, il y avait évidemment des adhérences pleurales, réunies à un reste de pneumonie et de bronchite qu'il était important de détruire : c'est pour atteindre ce but que ce jeune homme me fut confié. Il fallait agir avec prudence pour modifier la susceptibilité des parties malades et les fortifier, afin d'éviter des inflammations nouvelles, surtout à cet âge où, par l'effet d'une croissance rapide, le sang abonde dans la poitrine et peut conduire à des hémoptysies. Nos soins se trouvèrent couronnés du plus heureux succès, on suivait de l'œil l'amélioration qui se faisait chaque jour, et la guérison fut complète avant le vingtième.

Pendant la première semaine, trois demi-verres d'eau, bains de la Madeleine, aspirations de quinze à vingt minutes, pédiluves le soir. La douche ne fut point employée d'abord, dans la crainte d'une stimulation hémoptoïque. Les premiers effets du traitement furent marqués par de la turgescence à la peau, qui devint douce et humectée, par une toux facile, sans douleur en arrière, par une expuition plus abondante d'un mucus moins épais mêlé à de l'air, et par une liberté inaccoutumée dans la respiration.

Ces avantages de bon augure ne se sont point démentis, et nous ont permis de porter la dose de l'eau à boire, à trois verres, enfin d'employer, en dernier lieu, les douches de César sur le dos. Seulement ne voulant pas dépasser le but, l'aspira-

tion de la vapeur fût échangée par l'eau en poussière, parce
que la toux ayant disparu, il était important d'éviter un *molimen hemorrhagicum,* auquel ce jeune homme était disposé
par son âge et sa maladie.

A son départ, l'inspection de la poitrine ne présentait plus
aucun signe maladif. Excepté deux accès de fièvre intermittente, en mars dernier, la santé la plus florissante s'est maintenue depuis ce traitement.

95ᵉ OBSERVATION.

**Quatre pleurésies en quatre ans. Adhérence épaisse dou-
leurs dans la poitrine, à droite. Toux catarrhale.
Dyspnée. Guérison.**

Cette observation diffère des précédentes, en
ce que les altérations anatomiques sont consti-
tuées par des couches pseudo-membraneuses épaisses, contenant encore de la matière albumineuse,
et par des brides celluleuses fort étendues qui
s'opposaient aussi à la libre expansion du poumon.

Voici, d'après M. le Dʳ Cornil, médecin-inspecteur de
l'établissement de Ste-Marie, à Cusset, les renseignements
concernant cette malade lorsqu'il me l'adressa. Mᶦˡᵉ D... a
toujours été d'une bonne santé, il n'y a point de phthisiques
dans sa famille, elle-même n'a jamais présenté aucun indice
précurseur de cette maladie, il y a quatre ans qu'elle a éprouvé
une pleuro-pneumonie fort intense, suivie d'un épanchement
qui a persisté plusieurs mois. Un an après, nouvelle inflammation semblable, et, depuis, deux autres à des époques

correspondantes. La moindre impression de froid et d'humidité renouvelle les douleurs de la poitrine et fait craindre une nouvelle pleurésie ; c'est pour obvier à de semblables retours qui pourraient à la fin produire une dégénération, que je conseille à Mlle D... de se rendre au Mont-Dore, pour y suivre un traitement régulier.

Cette dame, âgée d'environ 35 ans, a tous les attributs de la santé : tempérament sanguin, bonne constitution, mois réguliers ; mais elle n'en souffre pas moins de la poitrine aux endroits précités, et la moindre impression du froid humide augmente les douleurs, produit une toux sèche d'abord, puis muqueuse et catarrhale, même un mouvement fébrile éphémère.

Le son est mat en percutant dans la moitié inférieure droite de la poitrine, surtout en arrière et en bas. A l'auscultation, respiration normale, et même puérile dans la moitié supérieure du poumon, elle est écourtée et n'arrive point aux vésicules bronchiques dans la moitié inférieure. En arrière, on sent que le murmure se passe dans le poumon, loin de la cage thoracique ; sur ce point, bruit de frottement, la voix est aussi retentissante et sans égophonie. Puisqu'il n'y a ni tubercules, ni épanchement, une couche fort épaisse de membranes est évidemment la cause de cette respiration avortée.

Le traitement prescrit fut régulièrement suivi, seulement les douches semblèrent augmener la douleur, leur durée fut abrégée et elles furent prises alternativement avec celles de vapeur. Vers le dixième jour, Mlle D... éprouvait un dégagement et un bien-être marqués dans la respiration. Comme il existait un état pléthorique avec tendance à la céphalalgie, les pédiluves ne furent point négligés ; nous nous sommes contentés des bains tempérés de la grande salle, et de trois et quatre verres d'eau pendant toute la durée de la cure, qui a été de vingt jours.

Mlle D... quitta le Mont-Dore dans l'état le plus satisfaisant, avec recommandation expresse de boire chez elle vingt flacons d'eau minérale en novembre et égale quantité au printemps. J'ai su de ses nouvelles, la respiration est toujours libre, sans douleur locale, et jusqu'à présent, pas de retour d'une nouvelle pleurésie.

96ᵉ OBSERVATION

Pleurésie datant de quatre mois, douleur fixe sur le côté droit de la poitrine, expectoration hémoptysique, prédisposition à la phthisie pulmonaire.

La jeune femme qui fait le sujet de l'observation suivante, nous a été adressée également par le Dr Cornil, le cas est plus sérieux ; il y a une tendance à la phthisie pulmonaire et un reste d'adhérences pleurales avec infiltration séro-albumineuse. Aussi Mme X..., malgré ses vingt ans, est pâle, maigre et sans forces, d'un tempérament délicat naturellement. Mariée depuis un an, elle est sans enfant, bien réglée, mais elle tousse depuis son inflammation de poitrine, et l'expectoration a été plusieurs fois sanguinolente, la poitrine est chaude, douloureuse, surtout à droite ; la respiration, qui est courte dans son ensemble, s'arrête brusquement en bas et en arrière du sein, par rapport au point de côté, comme si un obstacle physique s'opposait à son développement en cet endroit.

M. le Dr Cornil me dit dans sa lettre : Cette jeune femme a été affectée, il y a quatre mois, d'une pleuro-pneumonie intense qui ne s'est pas terminée par une résolution complète. A la percussion, on reconnaît encore un peu de matité à la partie inférieure de la poitrine, et à l'auscultation on entend aisément un peu de résonnance de la voix, une légère égophonie ; enfin les cellules aériennes ne se dilatent pas.

Les assertions de mon judicieux confrère étaient fondées ; c'est aussi ce que j'ai constaté. Le stéthoscope ne décèle pas la présence de tubercules ; c'est plutôt le facies, l'âge de la malade, sa constitution et les crachats hémoptoïques qui établissent cette crainte.

Comme chez la malade de la 94ᵉ observation, il fallait agir avec prudence, eu égard à la susceptibilité pulmonaire. Point de douches d'abord, seulement des demi-bains, Galerie du Nord. Trois demi-verres d'eau, lactée, pulvérisation avec un bain de vapeur ; ce traitement est bien supporté, le quatrième jour, le lait est supprimé ; peu à peu la dose d'eau est augmentée et portée à trois verres ; le dixième jour, bain entier, douche de vapeur *(loco dolenti)* ; le quinzième, interruption des bains par rapport à l'arrivée inattendue des règles ; le dix-huitième, reprise du traitement en son entier. L'amélioration déjà évidente, se convertit en guérison assurée, quant à la résorption de la suffusion séreuse, et en guérison apparente, sinon radicale, de l'appréhension de la phthisie.

Pour consolider ce bien acquis en vingt-quatre jours, j'insiste pour que de l'eau minérale soit bue à domicile en novembre et en avril, enfin, pour un retour au Mont-Dore à la saison suivante, ce qui eut lieu avec un plein succès.

97ᵉ OBSERVATION

Douleur fixe dans la poitrine, suite de deux pleurésies quatre et cinq ans avant, plusieurs hémoptysies depuis, toux, expectoration, facies annonçant une phthisie au premier degré.

Un teinturier, âgé de 36 ans, nervoso-sanguin, de moyenne stature, peu charnu, fibre sèche, ayant au service militaire abusé de la vie, me fut adressé par le Dʳ Choisy, de Chantelle ; il fallait remédier à un état maladif complexe, dont le plus sérieux paraissait être un commencement de phthisie.

Ce malade fut atteint de deux pleurésies droites, avec épanchement, qui, bien que traitées convenablement, n'en laissèrent pas moins une susceptibilité très-grande de la poitrine, de la toux, et sous le sein droit une douleur fixe que plusieurs vésicatoires et des ventouses ne purent dissiper. A quatre reprises différentes, dans le cours de 1867 et au printemps de 1868, il survint des hémoptysies, soit par suite de rhume ou d'irritation bronchique, provoquée par la préparation de certaines couleurs dans lesquelles entraient des substances âcres ou corrosives. Bref, malgré ces symptômes inquiétants, ce malade, obligé de vivre de son travail, reprenait ses occupations et se livrait à quelques libations aussitôt que sa santé s'était un peu améliorée.

Le plessimètre appliqué sous le sein, en arrière et à droite, rend un son mat qui devient de plus en plus clair en le promenant sur le milieu du poumon. Au sommet, le son est un peu confus, mais beaucoup moins qu'en bas. Dans cette région, on entend un murmure respiratoire obscur et profond, mêlé de quelques râles muqueux. L'air ne pénètre pas dans les vésicules ; une couche épaisse de fausses membranes presse le poumon et s'oppose à son développement ; un bruit de frottement pleural manifeste, indique la présence de sécrétions morbides qui affaiblissent la résonnance de la voix. D'ailleurs, pas d'égophonie ; la respiration très-bonne et pure à la partie moyenne, devient très-faible au sommet ; çà et là la respiration est saccadée et sur d'autres points, l'expiration est prolongée.

Dans l'espèce, l'inspiration saccadée et l'expiration prolongée, nous faisaient d'autant plus soupçonner une phthisie au premier degré, que les tubercules sont souvent la suite de pleurésies partielles du sommet du poumon ; et ici il en avait existé deux : une en haut, l'autre à la base du poumon droit.

Ce malade, qui nous avait été adressé autant comme phthisique que comme pleurétique, fut, de notre part, l'objet d'une attention soutenue, tant sous le rapport du diagnostic que des moyens thérapeutiques ; il n'était point tuberculeux par nature, les pleurésies seules étaient le point de départ de la phthisie redoutée.

Pendant cinq jours, trois verres d'eau avec le sirop de térébenthine, demi-bains, pédiluves ; le sixième, aspiration de quinze minutes ; l'eau est bue pure, le traitement est continué ainsi pendant huit jours. Amélioration sensible, point d'hémoptysie. Comme la douleur de côté persiste, douche de vapeur sur cette région ; la douche sert en même temps d'aspiration, l'eau à boire est portée à quatre verres ; le vingtième jour, le malade part, sa situation est excellente ; il respire facilement sans saccades et sans gêne, sur l'endroit précédemment douloureux.

J'essaie de faire comprendre à M. C... que sa santé exigeait encore de grands ménagements, qu'il ferait bien de changer de profession ; en tout cas d'être sobre, de suivre un régime en rapport avec la délicatesse de sa poitrine, de boire chez lui de l'eau du Mont-Dore en novembre et avril, et de revenir l'année suivante afin de consolider la cure actuelle. Ce malade est resté teinturier, il a bu les eaux prescrites, est revenu l'année suivante et n'a plus éprouvé aucun des symptômes désorganisateurs que nous pouvions craindre ; avec un régime modéré et une vie régulière, il n'a plus craché de sang.

98ᵉ OBSERVATION

Epanchement occupant le quart de la poitrine, à droite, adhérences pleurétiques au sommet, toux sèche, dyspnée, pleurésie deux ans avant. Guérison.

Une jeune fille de 18 ans me fut adressée par le Dʳ Gagnon, de Clermont. Voici les renseignements contenus dans sa lettre :

« Je traite cette malade depuis deux ans : elle a été atteinte d'une pleuro-pneumonie avec épanchement consécutif, qui a résisté à l'application des moyens employés jusqu'à ce jour, le tiers inférieur du poumon est peu perméable à l'air, le sommet me donne aussi de l'inquiétude, il y a une dépression sous-claviculaire, la malade est pâle et amaigrie, cependant il y a rarement de la fièvre, et la toux n'offre aucun mauvais caractère. Voyez si vous pouvez remédier à l'état de cette jeune malade. »

D'après cet exposé, il me fut facile, en examinant la poitrine, de constater qu'il existait un épanchement occupant le quart inférieur du côté droit de la cavité pleurale, la matité était on ne peut plus marquée, et l'égophonie la plus pure était facilement entendue entre l'angle inférieure de l'omoplate et la colonne vertébrale ; en remontant le stéthoscope au-dessus du niveau de la couche de sérosité en rapport avec la base du poumon, la voix argentine et frémissante disparaissait peu à peu, et était remplacée par un faible murmure respiratoire, qui, plus haut, devenait puéril et dégénérait en souffle bronchique. Malgré la dépression sous-claviculaire, suite d'adhérences intimes, le tissu pulmonaire n'était pas altéré, la respiration, sans avoir toute son ampleur, était cependant normale.

Comme il n'y avait aucun indice d'hémoptysie, de tubercules ni d'irritation pulmonaire, la malade fut soumise de suite à un traitement actif : bains, douches *loco-dolenti*, surtout en arrière, pédiluves, trois verres d'eau minérale, aspirations de vingt-cinq à trente minutes, pour tonifier le sommet du poumon affaissé ; au quatorzième jour, l'auscultation et la percussion ne faisaient plus découvrir la moindre trace d'épanchement. Jamais guérison d'un état aussi inquiétant ne fut plus prompte, cette jeune fille partit du Mont-Dore le dix-huitième jour avec un teint de rose, ayant déjà engraissé et respirant facilement ; il ne restait plus rien de maladif que la dépression sous-claviculaire, qui avait néanmoins beaucoup diminué. J'ai su depuis que la santé s'est maintenue et ne laisse rien à désirer.

99ᵉ OBSERVATION

Pleurésie intense datant de quatre mois, épanchement occupant le cinquième du côté gauche de la poitrine, dyspnée, toux catarrhale. Une seule cure. Guérison.

Un receveur de l'enregistrement, 60 ans, me fut adressé en 1858, par mon ami et ancien condisciple Bonnet, de Lyon. Ce malade, d'une organisation robuste, gros et gras, sanguin, très-sédentaire, fort occupé dans son bureau, éprouva dans le cours du printemps précédent, et sans cause connue, un malaise général, accompagné de toux et d'une oppression légère, qu'il attribua d'abord à un simple rhume ou à la grippe qui régnait alors.

Ces symptômes ayant fait des progrès, particulièrement la toux, qui était devenue catarrhale, fatigante par ses accès et accompagnée de fièvre le soir, M. Bonnet fut consulté. Malgré les traitements les mieux conçus, l'épanchement pleural, qui entretenait la dyspnée et l'état catarrhal, ne purent disparaître entièrement.

Envoyé au Mont-Dore pour améliorer cette situation, M. X... était encore porteur d'un large exutoire produit par de la pâte de Vienne appliquée sur le côté gauche de la poitrine ; tous les signes physiques d'un épanchement pleurétique étaient faciles à constater : matité à la percussion sur la partie inférieure gauche du thorax, absence de respiration sur ce point ; au niveau du liquide, égophonie prononcée, et peu à peu, en remontant, souffle bronchique.

Joignez à ces phénomènes une oppression considérable par l'effet du moindre mouvement et de la toux bronchique avec expuition du mucus épais et visqueux dont nous avons parlé.

D'ailleurs, pas de fièvre, peu d'appétit, sommeil court et interrompu par la toux.

M. X... est mis aussitôt à l'usage de trois verres d'eau de le Madeleine, bains et douches de la grande salle, aspiration de trente minutes et un pédiluve le soir : ce traitement réussit ; la peau devient douce, turgescente, les pores s'entrouvrent, une sueur considérable survient. Le douzième jour, l'amélioration est voisine de la guérison. Un verre d'eau en sus.

Le malade se fait une entorse en descendant l'escalier de son hôtel. Cet accident fort douloureux s'oppose à tout mouvement mais ne change rien au traitement, seulement la douche est promenée sur l'articulation distendue.

Lorsque M. X... partit, l'épanchement pleurétique était entièrement résorbé, l'oppression avait disparu. Comme il toussait un peu le matin, je lui conseillai de boire de l'eau du Mont-Dore dès le premier froid de l'hiver.

100° OBSERVATION.

Trois pleuro-pneumonies en dix.huit mois. Epanchement infiltré dans des cellules pseudo-membraneuses, à droite. Toux catarrhale. Nutrition en souffrance. Guérison.

M. G...; quarante ans, m'est présenté par son médecin, le Dr Guillien, de St-Just-en-Chevalet, qui vient lui-même pour suivre un traitement thermal et me donne les renseignements suivants sur son malade.

En dix-huit mois, trois pleurésies aiguës, qui chaque fois ont mis en danger la vie de M. G... A la suite de la dernière, la guérison est restée incomplète, toux sèche dans la journée, grasse le matin avec expectoration muqueuse ; respiration courte, gênée, essoufflement par l'effet de la marche et de la plus légère ascension ; pas de force, appétit capricieux, nutrition incomplète, goût de sang dans la bouche, facies amaigri, peau sèche et aride, propension à s'enhumer, réaction fébrile passagère.

A la percussion, demi-matité à droite, sur la partie postétérieure et moyenne de la poitrine ; son clair en bas et en haut, l'ouïe perçoit sur cet espace un murmure respiratoire très-mince, légèrement muqueux et profond, qui devient plus superficiel et surtout plus manifeste en avant. En faisant parler et compter le malade, résonnance de la voix qui est chevrottante sur certains points ; c'est une sorte d'égophonie dont le timbre se rapproche plus du bredouillement. En haut et en bas la respiration est assez pure sans être entière. Les cellules pulmonaires ne sont pas pénétrées complètement par l'air ; point de souffle bronchique ; d'ailleurs, pas de douleurs manifestes dans la poitrine, seulement, par intervalles un sentiment de chaleur et d'ardeur après avoir éprouvé des quintes de toux sèche.

Je conseillai d'abord quatre demi-verres d'eau, un bain galerie du Nord, et un pédiluve le soir. Pendant les sept premiers jours, le traitement ne produit aucun effet sensible : la dose de l'eau est augmentée et en sus une aspiration de vingt-cinq à trente minutes.

Le douzième jour, il se manifeste une sorte de réaction accompagnée d'horripilations et de malaise général avec une toux plus accentuée. J'ausculte, la résonnance de la voix et l'égophonie sont à peu près nulles. Le travail de résorption était la cause du trouble signalé. Le traitement est suspendu deux jours, il est repris le quatorzième, constitué par des demi-bains de douze à quinze minutes au Pavillon, avec dou-

chés sur le dos et sur le côté malade. M. G... s'en trouve bien ;
enfin, le vingtième jour, il est rétabli et part avec son médecin, qui lui-même n'a eu qu'à se louer de son traitement, se
promettant bien l'un et l'autre de venir l'année suivante consolider leur cure.

Les observations ci-dessus peuvent se décom-
poser en quatre catégories correspondant aux
symptômes et aux altérations pathologiques que
nous avons déjà signalés.

1° *Pleurésies simples* telles sont la 92ᵉ et la 93ᵉ
observation, où nous ne rencontrons d'autres
suites de la maladie qu'une toux sèche, quinteuse,
saccadée et une douleur de côté entretenue par
une pathogénie des parties préalablement enflammées, ou par des adhérences légères et récentes,
n'ayant pas encore acquises les propriétés du tissu
séreux.

Les cas de ce genre sont les moins communs
au Mont-Dore. Sans gravité en général, à moins
d'une disposition toute particulière, les malades
ne se déplacent qu'exceptionnellement pour venir
aux eaux. En tous cas, ils y guérissent facilement, même après plusieurs années de souffrance.

2° Les suites de la pleurésie sont souvent plus
sérieuses, elles ont fréquemment le caractère ca-
catarrhal : toux grasse, le matin surtout,

gêne de la respiration, douleur fixe ou vague avec sentiment de chaleur et d'ardeur dans la poitrine. Les malades conservent une grande propension à s'enrhumer, la nutrition reste imparfaite, et les symptômes ont pour cause une irritation bronchique ou pulmonaire, entretenue par des couches néo-membraneuses plus ou moins épaisses et de consistance variable.

Les observations 94 et 95 appartiennent à ces sortes de lésions. Nous aurions pu en rapporter vingt autres avec des nuances diverses, tant cette terminaison de la pleuro-pneumonie est commune. Les eaux sont d'un grand secours dans cette circonstance : soit que la constitution commence à s'affaiblir, soit qu'il existe une prédisposition quelconque à la dégénération, et si la constitution du malade est entachée d'un principe rhumatismal, psorique ou scrofuleux, états protéïques qui compliquent si souvent d'une manière fàcheuse le cours des maladies chroniques, les eaux ont encore leur part d'influence, tout en agissant d'une manière élective sur les altérations locales, en tonifiant et stimulant l'organisation entière ; l'observation démontre qu'elles sont aussi résolutives de ces vices maladifs.

3° Les 96° et 97° observations sont des exemples de pleuro-pneumonies terminées par des symptômes de phthisie au premier degré. Il n'existait pas seulement, chez ces malades, de la douleur sur le point inflammatoire primitif, mais du malaise dans toute la poitrine, de la gêne dans la respiration, de la toux avec expectoration hémoptysique, facies pâle et amaigri, diminution des forces, tendance au mouvement fébrile ; enfin, à la percussion et à l'auscultation, indices certains chez la première, de couches pseudo-membraneuses, contenant dans leurs aréoles de la matière albumineuse ou tuberculeuse infiltrée ; en sus, chez la seconde, des tubercules au sommet du poumon droit, dont la présence est décélée par la respiration saccadée, la matité et la faiblesse du murmure respiratoire.

Heureusement pour ces deux malades, leur constitution n'était pas tuberculeuse par nature ; il a fallu une cause puissante comme la pleuropneumonie pour favoriser l'évolution de cette production accidentelle si redoutable. Supposons pour un instant qu'ils fussent restés l'un et l'autre aux prises avec leur phthisie naissante, sans médication active, que seraient-ils devenus ? Il est presque certain, pour la jeune femme parti-

culièrement, que la maladie aurait continué sa
marche, parcouru toutes ses phases, et aurait
abouti finalement à une phthisie pulmonaire. Je
ne doute pas que l'autre malade, quoique plus
résistant, serait arrivé, lui-même, à un dénoue-
ment aussi fatal.

4° Les observations 98, 99 et 100, sont d'une
importance extrême au point de vue de la thérapeutique des épanchements pleurétiques rebelles
aux médications les plus énergiques ; elles démontrent, jusqu'à l'évidence, que des épanchements très-anciens, libres ou circonscrits, pouvant occuper le quart et peut-être le tiers de la
cavité pleurale ont été résorbés, en peu de temps,
au Mont-Dore.

La 98e observation est péremptoire, l'épanchement occupait le quart de la poitrine ; il datait
de deux ans et a disparu en douze ou quinze
jours de traitement. Je conviens que la malade
était jeune, 18 ans, d'une bonne organisation,
mais elle n'en était pas moins très-souffrante
depuis longtemps et avait épuisé toutes les ressources de la thérapeutique, son médecin redoutait même une phthisie du sommet du poumon
droit, cette région était en effet affaissée, peu
sonore et la respiration y était faible. Nous

avons déjà dit que des brides pseudo-membraneuses étaient seules causes de ce retrait et qu'il
n'y avait pas de tubercules.

La 99ᵉ observation est aussi extrêmement
importante, en ce sens qu'il existait en même
temps un catarrhe chronique invétéré ; à la
vérité, l'épanchement était moins considérable,
il datait seulement de quatre mois ; mais le
malade avait soixante ans, et la dyspnée aggra-
vait fortement cet état ; en moins de vingt jours,
il n'est plus resté trace de liquide, les poumons
avaient repris toute leur expansion, et la toux
était réduite à un tel point que M. A... s'en
serait à peine aperçu le matin, si elle ne l'eut autant tourmenté pendant quatre à cinq mois.

La dernière observation est toute aussi digne
de l'attention des praticiens : l'épanchement
était limité dans un espace circonscrit, occupant
à droite la partie postérieure et moyenne de la
poitrine ; sur plusieurs points, la sérosité était
infiltrée dans des cellules de nouvelle formation,
la collection devait avoir peu d'étendue ; l'égophonie n'était pas franche comme chez les deux
malades précédents, et le souffle bronchique n'é-
tait pas bien marqué. Ce malade avait eu trois
pleurésies en dix-huit mois ; il a fallu qu'il se

trouvât d'une organisation saine et pure, pour ne pas être exposé à une dégénération, ou à une production morbide de mauvaise nature.

Je me refuse à croire que ces trois derniers malades eussent pu triompher d'affections aussi graves, s'ils n'étaient pas venus au Mont-Dore ; les médications restaient sans effet, les mouvements critiques étaient nuls. Abandonnés à leur triste situation, ils auraient infailliblement succombé aux suites d'une phthisie ou d'une hydropisie de poitrine. Dans cette dernière hypothèse restait encore la thoracentèse, qui, mise en pratique aujourd'hui avec plus de discernement qu'autrefois, produit dans certains cas des guérisons inespérées.

L'importante modification apportée au trocart par M. Raybard a rendu de grands services, lorsque par l'effet d'un épanchement aigu, la suffocation est imminente ; mais on ne peut nier que les procédés Potain et Dieulafoy lui soient supérieurs, l'aspiration du liquide est sans danger, soulage beaucoup les malades et contribue puissamment à la guérison.

Dans les épanchements chroniques très-anciens, surtout dans les empyrèmes de pus, ces aspirations réussissent moins bien ; les liquides souvent trop épais ou floconneux ne peuvent être aspirés, le procédé Raybard convient mieux ; d'ailleurs, dans ces cas, ordinairement, les liquides tendent à se reproduire.

C'est dans le but d'empêcher cette nouvelle apparition que les injections chlorurées et iodées sont utiles pour obtenir l'oblitération de la plèvre, par une sorte d'inflammation adhésive, principalement dans les empêchements purulents.

En pareille circonstance, j'ai été le premier à employer ces injections dans la poitrine, comme on peut s'en convaincre par le mémoire que j'ai présenté à l'Académie de Médecine en 1847 et dont M. Bricheteau a été le rapporteur, dans la séance du 4 décembre 1849.

Bien que ce ne soit pas le lieu de réclamer ici une priorité que M. Boinet a voulu me contester dans une lettre, en date du 20 juin 1858, adressée à l'Institut, à propos d'une discussion sur un nouveau procédé de thoracentèse proposé par M. Sédillot, il n'en est pas moins vrai, comme l'a fait justement observer à cette époque le savant et habile chirurgien de Strasbourg, que bien avant M. Boinet, l'application avait devancé le précepte, et qu'en décembre 1845, en janvier et mai 1846, j'ai injecté avec succès de l'eau chlorurée et iodée dans deux cas d'épanchements pleurétiques chroniques, l'un était purulent, l'autre séreux, et mes deux malades sont guéris. Ces faits sont consignés dans le compte-rendu de la Société médicale de Gannat, 1848.

Au surplus, le professeur Velpeau, dont l'autorité était si imposante en matière scientifique, m'avait aussi rendu justice à l'Institut, en écartant les prétentions de priorité de M. Boinet qui, d'ailleurs, je me plais à le reconnaître, a fait de beaux et nombreux travaux en iodothérapie.

DES DIVERSES ESPÈCES D'ASTHME DE L'EMPHYSÈME ET DE L'ŒDÈME PULMONAIRES.

L'asthme, considéré en général, est une maladie sur la nature de laquelle il n'est pas toujours facile de s'étendre, parce que les accès d'oppression sont souvent d'origine toute différente.

Comme cette maladie est fréquemment réfractaire aux médications habituelles, rien de plus simple que les malades atteints de dyspnée asthmatique, viennent en foule chaque année au Mont-Dore, où ils trouvent toujours un grand soulagement et quelquefois la guérison.

C'est au milieu de cette clinique si féconde dans ses variétés idiosyncrasiques, étiologiques et symptômatiques, dont la démonstration se produit aussi bien sur le riche que sur le pauvre, que j'ai essayé de débrouiller ce cahos pathologique, et de mettre de l'ordre dans les faits.

Les dyspnées asthmatiques peuvent dériver de deux éléments : l'un nerveux, l'autre organique. Quelquefois, les pneumo-gastriques ou les plexus pulmonaires, sont primitivement atteints, et la cause morbide porte directement son influence sur l'innervation, sans lésion appréciable ; beaucoup plus souvent, le trouble respiratoire dépend d'altérations organiques diverses, qui réagissent sur les nerfs eux-mêmes ; de là, une confusion inhérente à cette maladie, et des différences manifestes dans son application pratique.

Cependant, avec la sûreté de nos moyens d'auscultation, contrôlés par des milliers d'autopsie, comme il est généralement facile aujourd'hui de remonter jusqu'à la source de la dyspnée, nous considérons comme urgent, pour avoir une idée exacte de la maladie dans son ensemble, de faire connaître, aussitôt après le mot asthme, sa cause prochaine, d'indiquer le siége et les caractères des lésions organiques qui existent le plus souvent, enfin d'en qualifier la nature.

D'après ce que nous observons chaque année au Mont-Dore, rendez-vous d'un immense concours de malades réputés asthmatiques, analyse faite de tous les cas, nous sommes autorisés, au point de vue de l'étiologie organique, à rapporter à six chefs les diverses espèces d'asthme des auteurs.

1° Asthme nerveux ou spasmodique ; 2° asthme bronchique ou catarrhal ; 3° asthme emphysémateux ; 4° asthme œdémateux ; 5° asthme cardiaque ; 6° asthme gastrique ou dypepsique, par action reflexe.

Que dire de l'asthme des foins et de l'asthme de Millard ? rien d'extraordinaire selon nous ; ces deux espèces d'asthme rentrent, par leur nature, dans le cadre des six chefs que nous venons d'indiquer.

Seulement, le premier sur lequel ont insisté les Allemands, se manifeste spécialement au printemps, à l'époque des foins, et le second attaque les jeunes enfants. Chez ces derniers, j'ajouterai qu'il a le plus souvent les caractères de l'asthme emphysémateux, avec plus ou moins de disposition aux rhumes et aux bronchites, enfin que chez eux, après un ou deux traitements au Mont-Dore, la guérison est la règle.

L'obésité, la pléthore, l'anémie, la chlorose, l'urémie, l'hystérie et autres états anormaux de l'économie, peuvent bien déterminer de la gêne dans le jeu de la respiration, aller même jusqu'à la suffocation, mais jamais de crises d'orthopnée analogues à des accès d'asthme.

Il en est de même de certaines altérations de tissu ou de productions hétéromorphes, tels que : les goîtres et autres tumeurs des voies aériennes, les affections du larynx, les vomiques, l'hépatisation du poumon, les tubercules, les épanchements des adhérences pleurétiques, etc. Ces altérations organiques et beaucoup d'autres, sont bien des obstacles plus ou moins sérieux de l'hématose, et peuvent produire de l'oppression, mais non de véritables accès d'asthme.

La classification des six espèces d'asthmes que nous venons d'indiquer, conforme à l'observation clinique, nous semble bien préférable aux distinctions d'asthme sec et humide des anciens, de continu ou périodique, d'idiopathique ou symptômatique, d'asthme des enfants, des vieillards, d'asthme pituiteux, suffocant, etc. Ces appréciations, toutes artificielles et surannées, ne sont plus admissibles avec nos connaissances actuelles.

L'indication des causes prédisposantes, diathésiques et déterminantes serait bien plus utile, elles sont souvent inconnues et difficiles à apprécier, et beaucoup d'entre elles échappent à l'influence de la thérapeutique thermale ; les états diathésiques seuls offrent une importance extrême, quelques eaux minérales ayant le privilége de calmer et quelquefois de mettre à néant certaines manifestations rhumatismales, herpétiques, scrofuleuses, hémorroïdales, goutteuses, etc., etc., les eaux du Mont-Dore sont des plus actives sous ce rapport ; elles modifient avec avantage ces cinq causes protéïques de tant de maladies et s'adressent encore aux organes en souffrance, ce qui est surtout très-remarquable dans l'asthme catarrhal et emphysémateux.

Que l'asthme soit sous la dépendance de telle ou telle cause, cette maladie n'en est pas moins une grande gêne dans le cours de l'existence, et le brevet de longue vie, dont on gratifie à tort les asthmatiques est un triste cadeau. Ce qui est ordinaire dans la vie est pour eux une fatigue, et la source de nouveaux accès d'oppression ; tout travail actif leur est interdit, ils s'enrhument avec la plus grande facilité, et chez eux, un rhume est une affection sérieuse. Enfin, ils sont obligés de se ménager et de s'observer sans cesse, pour éviter des accès de suffocation plus ou moins pénibles.

1° L'asthme nerveux, essentiel, idiopathique est fort rare au Mont-Dore ; très-probablement, il en est de même partout, puisque de bons observateurs parmi les anciens, de grands praticiens d'une époque encore récente, tels que Corvisart, Leroux, L'Herminier, Ferrus, mettaient en doute son existence. Pour le professeur Rostan, depuis 1818, cette maladie purement nerveuse était une négation. Le Dr Beau n'y croyait pas davantage ; ce savant médecin expliquait les crises d'oppression par les retours d'un catarrhe intermittent, avec sécrétion et accumulation d'un mucus épais dans les cellules et les capillaires bronchiques. M. Gendrin professe aussi, avec l'autorité d'une immense pratique, la doctrine de l'obstruction catarrhale.

Ce qu'il y a de certain, c'est que d'après mes notes, prises avec le plus grand soin au Mont-Dore, sur un dénombrement de 2,145 cas d'affections asthmatiques, je n'ai pu en constater que quatre-vingt-dix-sept sur lesquels il était impossible, pendant et après les attaques, de découvrir la moindre lésion organique ; j'ajoute aussitôt que ce n'est point une raison absolue pour supposer qu'il n'existât pas déjà un commencement de maladie organique du côté de la respiration ou de la circulation. Nous savons tous combien ces affections sont quelquefois difficiles à reconnaître à leur période initiale : pour être bien sûr, il faudrait observer un malade et le suivre depuis le début de sa maladie jusqu'à sa terminaison, et il serait indispensable qu'il succombât à une mort violente : qu'elle fut, en un mot, étrangère aux organes de l'innervation, de la respiration et de la circulation. Ce problème est difficile a réaliser.

Chez plusieurs malades cependant, j'ai pu constater des guérisons réelles, ou du moins la cessation des accès depuis plus de dix ans. Pour nous, l'asthme nerveux, essentiel, sans lésions organiques, bien qu'il soit la très-minime exception, serait une maladie primitive dans certaines circonstances. Laënnec l'admettait aussi avec cette restriction, et si des doutes pouvaient encore exister, ils seraient facilement dissipés par la lecture de la monographie de M. A. Lefèvre ; les savantes leçons, faites il y a quelques années par le professeur Trousseau à l'Hôtel-Dieu, et, dernièrement à la Charité par M. le professeur Sée.

2° Si l'asthme nerveux est héréditaire, les eaux n'ont pas une action aussi avantageuse que sur d'autres espèces, à moins qu'il ne soit à l'état rudimentaire; mais, s'il tient à une jetée rhumatogène, sur les cordons et les plexus nerveux pulmonaires, les malades sont certains d'obtenir un dégagement manifeste, même après quelques jours de traitement. Seulement, pour conjurer les retours des crises qui, sous l'influence des mêmes causes, ont souvent de la tendance à se reproduire, il est urgent de ne point abandonner la médication thermale, et de savoir s'y soumettre à des intervalles pas trop éloignés.

3° L'asthme bronchique, catarrhal, humide de quelques auteurs, est sans contredit le plus commun ; dans la moitié des cas il est à l'état simple, dégagé de toute autre affection organique, et dépend seulement de l'irritation, ou de l'inflammation chronique des bronches ; dans ce cas, la guérison est plus facile à obtenir, surtout s'il n'est pas trop invétéré ; dans l'autre moitié, il est le plus souvent lié à un emphysème et quelquefois à un œdème des poumons. Heureusement que ces états morbides n'existent presque jamais sans catarrhes. Les eaux ont moins de prise sur cet état complexe ; cependant, en agissant plus directement sur le catarrhe, elles décomposent la maladie, détruisent l'un de ses éléments principaux, et si l'emphysème ne se résout pas toujours entièrement, il diminue sensiblement, de même que la dyspnée habituelle.

L'asthme bronchique simple est ordinairement le résultat de coryza, de rhume ou de bronchites négligés, nous l'avons observé souvent chez des sujets forts, vigoureux, exposés aux intempéries de l'atmosphère, sur des militaires, des marins, ou exerçant certaines professions dans lesquelles les bronches ne peuvent qu'être irritées par le contact des corpuscules pulvérulents, tels que chez les meuniers, les minotiers, les filateurs, les verriers, les polisseurs sur cristaux, etc. Nous l'avons vu fréquemment aussi sur des enfants, à la suite de la coqueluche, chez des collégiens, ou des jeunes filles après les épidémies de rougeole, de scarlatine et surtout de grippe.

Par le fait des congestions réitérées sur la muqueuse, cette membrane commence par s'épaissir et reste plus ou moins boursoufflée ; les follicules s'hypertrophient et le calibre des vésicules comme

des bronches se trouve rétréci, il y a sécrétion
d'un mucus qui devient bientôt visqueux, la respiration est plus ou moins gênée, et si par l'effet
des quintes de toux, l'expectoration ne peut
évacuer les mucosités qui engorgent les voies
aériennes, alors la respiration devient hâletante,
et même un accès d'asthme peut en être la conséquence. Aussitôt les mucosités expectorées,
l'hématose reprend son cours normal, et le soulagement arrive.

Voilà pour les premiers accès, mais s'ils se
renouvellent assez fréquemment alors, la vitalité
de la muqueuse et des parois bronchiques va
s'affaiblissant, et, au lieu d'être retrécis comme
dans la première période, les canaux se relâchent
se distendent graduellement, surtout les vésicules,
qui ne sont point soutenues par des cartilages
et les fibrilles musculaires de reissessein ; de là
l'emphysème, qui augmente en proportion de la
quantité d'air emprisonné dans leur intérieur et
dont elles ne peuvent souvent se débarrasser que
très-péniblement.

C'est dans cet asthme bronchique simple que la
sonorité de la poitrine est moins marquée et qu'au
début on entend d'abord un murmure respiratoire
rude, des râles sonores, ça et là de la sibilance,

quelquefois du râle sous-crépitant ; plus tard, des râles muqueux ou bullaires viennent s'y joindre ou les remplacent ; après les accès, les voies aériennes étant nettoyées, l'auscultation devient normale.

Nous n'insisterons pas d'avantage sur l'asthme catarrhal, parce que dans notre chapitre sur les bronchites à râles bullaires et à râles vibrants, nous avons suffisamment développé les rapports de ces maladies entre elles et démontré les bons effets des eaux dans ces affections souvent connexes.

3° et 4° Asthmes emphysémateux et œdémateux. — L'emphysème souvent, quelquefois l'œdème du poumon, sont deux états morbides qui accompagnent et compliquent l'asthme dans beaucoup de circonstances, mais n'en sont que rarement des causes directes et peuvent parfaitement exister sans lui ; c'est ce que l'on observe journellement. Par exemple, ils sont presque toujours concomitants de bronchite. La présence isolée ou simultanée de ces deux altérations organiques, rend la respiration courte habituellement, sifflante par instant, et les malades sont essoufflés et haletants au moindre exercice.

Beaucoup d'emphysémateux sont très-sujets

aux refroidissements, à l'influence de certaines poussières, aux coryzas, aux rhumes et la plus égère bronchite avec sécrétion de mucosité obstruant plus ou moins les bronches, déterminent facilement chez eux de la dyspnée et même des accès d'asthme, surtout s'ils y sont préalablement disposés par une susceptibilité particulière de leur innervation, ce qui revient à dire, en d'autres termes, qu'avec de l'emphysème et de l'œdéme, il n'y a pour ainsi dire jamais d'attaque d'asthme sans rhume ou bronchite préalables, à moins que, par exception, un asthme nerveux ne viennent se joindre à ces lésions.

Laënnec avait cru d'abord que l'emphysème particulièrement, était la cause la plus ordinaire de l'asthme auquel il est si souvent lié dans les conditions que nous venons d'indiquer ; mais revenu de sa première impression, ce grand observateur fut obligé d'en faire une maladie à part, ayant ses caractères anatomiques et pathologiques définis, sa dyspnée spéciale et même sa toux particulière, celle du catarrhe sec, affection qui serait la principale cause des dilatations vésiculaires, et qui une fois remplies d'air et de mucosités visqueuses peuvent aller jusqu'à l'oppression la plus fatigante.

M. Louis considérait aussi l'emphysème comme un état pathologique *sui generis,* mais primitif et pouvant produire à lui seul des accès d'asthme. Le fait peut arriver ; mais, comme nous l'avons dit il y a un instant, ce doit être le plus ordinairement un accès de dyspnée nerveuse, qui vient se joindre à l'emphysème. Appuyé de l'autorité de MM. Gendrin et Beau, nous avons dit aussi que très-généralement un rhume ou une brochite légère sont indispensables pour voir se développer de semblables crises. Seulement, nous croyons avec M. A. Lefèvre que l'innervation troublée produit sur les bronches un spasme aussi remarquable que dans la coqueluche, autrement comment expliquer, dans ce cas, les accès, suite d'impression morale, et pourquoi dans les bronchites capillaires à marche continue et avec du mucus épais, n'observe-t-on pas de dyspnée asthmatique ?

D'après ce qui vient d'être exposé, nous ferons remarquer qu'il y a eu hésitation de notre part, à savoir si nous ferions deux espèces d'asthmes de ces éléments morbides, emphysème et œdème, et s'il ne valait pas mieux les comprendre dans l'asthme catarrhal comme complications fréquentes, la première surtout, puisque nous n'avons jamais vu d'asthme emphysémateux ni œdémateux, sans bronchite. Par considération pour l'autorité du Dr Louis, qui prétend le contraire et dont l'assertion est acceptée par certains médecins, nous faisons cette déférence, bien qu'au fond elle ait quelque importance en thérapeutique thermale ; au surplus, nous nous sommes expliqué, à cet égard, dans un mémoire publié sur l'emphysème, en 1859.

5° L'asthme cardiaque est le plus redouté de tous au Mont-Dore ; la présence des maladies organiques du cœur et des gros vaisseaux en constitue la gravité principale, l'essoufflement habituel, qui existe à des degrés divers, ne doit être considéré comme asthmatique que dans les cas où la dyspnée se manifeste par accès.

Comme l'asthme nerveux primitif est très-rare, ce n'est que par exception qu'il précède l'état maladif des organes de la circulation centrale ; presque toujours les accès de dyspnée sont alors le résultat de la pression et du refoulement du poumon et des bronches, par les dilatations exagérées de l'aorte, du volume du cœur ou de son état graisseux.

Souvent il arrive aussi qu'il existe en même temps un catarrhe chronique ; cette situation est plus fâcheuse encore, les troubles de la respiration se mêlant à ceux de la circulation, à chaque attaque l'asphyxie devient menaçante et l'infiltration est un indice d'une terminaison fatale plus ou moins rapprochée.

Malgré cet état complexe si fâcheux, il ne se passe pas d'années sans que des malades nous arrivent dans l'intention de trouver près de nos thermes un soulagement qui leur a été impossible d'obtenir ailleurs. Généralement, nous sommes dans la plus grande défiance à leur égard, et notre premier soin est de les renvoyer. Leur résistance est quelquefois impossible à vaincre, et, en fin de compte, certains récalcitrants veulent essayer. Alors la prudence et la sollicitude du médecin sont sans cesse en éveil. Eh bien ! je l'assure avec sincérité, j'ai vu dans quelques cas des améliorations extraordinaires. Pour cela, il faut que l'ensemble pathogénique soit dominé par un élément herpétique, rhumatismal ou hémorroïdal, et que les altérations matérielles ne soient point un obstacle trop prononcé au cours du sang.

Dans cette espèce d'asthme, point de bains entiers, ni d'inhalations de vapeurs, seulement de l'eau en boisson, des pédiluves, quelques demi-bains ou des douches sur les membres inférieurs, s'il n'y a pas d'enflure et la fréquentation de la salle d'eau pulvérisée, mêlée à un quart de vapeur. Une petite saignée avant ou pendant le traitement est ordinairement un puissant auxiliaire, si l'état du sujet le permet.

J'ai vu, il y a dix ans, avec M. Vernière, un malade de M. Bouillaud arriver mourant et s'en aller très-soulagé ; un autre de M. Teissier, de Lyon, encore plus oppressé et qui ne s'était pas couché depuis trois ans, se mettre au lit après le sixième jour et y dormir d'un sommeil réparateur, de manière à pouvoir attendre l'heure matinale de son traitement. J'ai soigné, à quatre reprises différentes, un malade de M. Robert Saint-Cyr, de Nevers, affecté d'une maladie grave du cœur, avec asthme spasmodique, et partir chaque fois satisfait.

J'en citerais bien d'autres ; mais, je le répète, on ne saurait être trop circonspect, car, à côté de ces bienfaits des eaux, on voit aussi quelques cas malheureux, et des malades hâteraient l'heure fatale, si les médecins n'offraient pas une résistance invincible. C'est avec la plus vive peine que j'ai vu partir désespéré un de mes collègues de l'Ecole de Médecine de Poitiers, qui, soulagé autrefois par le traitement du Mont-Dore, exigeait encore des effets salutaires impossibles. J'en dirai autant d'un honorable médecin de la Touraine, qui, déçu dans ses espérances, taxait mon inertie de mauvais vouloir. Le savant et habile chirurgien Robert, si bien apprécié dans l'éloge de M. Verneuil, n'était pas plus sage ; M. Richelot et moi, nous n'en obtenions pas toujours raison. Si je cite à dessein ces exemples d'hommes de la science, on peut juger des difficultés pour la soumission des autres, aujourd'hui que la liberté d'user et d'abuser des traitements thermaux est permise sans contrôle.

D'après cet exposé, je ne connais parmi les maladies de poitrine rien de plus difficile à traiter au Mont-Dore que l'asthme cardiaque et les bronchites tuberculeuses avec hémoptysie, que je mettrai sur le même rang. Je saisirai même cette occasion pour engager mes confrères à n'envoyer ces malades à nos thermes qu'en juin ou août, afin d'éviter l'encombrement de juillet, les désagréments d'un traitement précipité, et surtout pour avoir plus facilement à leur disposition les soins empressés des médecins.

6° L'asthme gastrique, dyspepsique, mentionné par quelques auteurs, a pour point de départ direct l'estomac ! Ce n'est que par une action reflexe de la cause morbide sur cet organe, que le retentissement se produit des nerfs gastriques sur les portions pulmonaires des paires vagues de Winslow, et sur leurs anastomoses avec le grand sympathique, et qu'il survient alors un trouble plus ou moins manifeste dans les organes de la respiration. Ces crises n'ont point les caractères de l'indigestion ni de l'angine de poitrine, je tiens d'abord à établir ce fait, mais bien ceux des accès d'asthme. Cette variété est rare, puisque sur 2,145 cas d'affections asthmatiques, je n'en ai observé que cinq. Je ne fais pas le moindre doute que beaucoup d'asthmes réputés essentiels appartiennent à cette catégorie.

La première observation concerne une malade de M. Cruveilhier. Cette dame ne pouvait supporter aucun fruit, ni autres crudités sans éprouver un accès d'asthme. Peu convaincu de la réalité de ce fait, elle voulut bien, sur mes instances, manger devant moi des fraises au dessert d'un dîner. Après deux heures de quelques malaises respiratoires préalables, je pus constater un accès d'asthme bien conditionné; ce n'était point une indigestion, je le répète, il n'y avait pas de pesanteur d'estomac, ni nausées, ni envie de vomir, seulement une dyspnée avec spasme de la respiration.

Le second était un jeune homme de vingt-quatre ans qui, après avoir pris deux glaces au Palais-Royal, en 1860, eut une crise de dyspnée, qui, méconnue d'abord dans sa nature, laissa de la gêne dans la respiration pendant une quinzaine de jours ; à six semaines de distance, remis et bien portant, sous l'influence d'une pareille cause, mêmes accidents. Cette fois une bronchite légère, avec un peu d'emphysème en fut le résultat, et M. Fleury de Clermont envoya le malade au Mont-Dore. Soigné pendant deux saisons, ce jeune homme est parfaitement guéri, à la condition de se priver de boissons glacées. Souffrant, depuis, des suites d'un rhumatisme polyarticulaire, il y a quelques années, je l'ai revu et soigné de nouveau : il est très-bien remis aujourd'hui.

Le troisième est un malade fort et vigoureux, malgré ses cinquante-deux ans ; envoyé par MM. Gendrin et Bouillaud. Les digestions lentes, sans être pénibles, exigent un long intervalle entre chaque repas, sous peine d'accès fatigants d'orthopnée. Dès la première nuit de son arrivée, je crus qu'il allait succomber parce qu'ayant mangé au dernier relais du Mont-Dore, il avait dîné trois ou quatre heures après. Je le trouvai assis sur son lit, hâletant, couvert de sueur, le tronc courbé en avant, avec des palpitations violentes, mais sans bruits anormaux, dénotant une maladie du cœur. Le malade, seul, bien que très-souffrant et suffocant, n'était pas inquiet, ayant éprouvé d'autres crises de ce genre, par la même cause. Du thé éthéré et un pédiluve sinapisé firent cesser cette plénitude d'estomac; cet embarras digestif, que j'ai constaté une seconde fois dans le cours du traitement, pour avoir bu de la bière d'une manière inopportune, par un temps chaud, quelques heures après le déjeûner.

Inutile d'insister davantage, disons seulement que des deux derniers malades, l'un fonctionnaire d'un ordre élevé et ayant de nombreuses relations, attribuait ses excès d'oppression, non pas à des écarts de régime, mais à de simples changements d'heure dans les repas et à quelques préparations culinaires, à celle du petit-four particulièrement.

L'autre, qui était une dame de Châlons, avait une dyspepsie ancienne. Par l'effet de cette maladie, les digestions étaient capricieuses souvent, et rebelles par instants à l'alimentation la plus légère et la plus simple. A la vérité, il existait de l'arthritisme chez cette personne très-impressionnable d'ailleurs, et les influences atmosphériques n'étaient pas étrangères aux digestions pénibles, causes des crises d'asthme.

Chez ces cinq malades, la région épigastrique, normalement plus sensible que toute autre partie du corps, était plus ou moins douloureuse au toucher ; cependant la langue n'annonçait aucune affection gastrique manifeste.

CONCLUSIONS.

D'après l'exposé ci-dessus :

1° Les eaux du Mont-Dore sont très-utiles dans l'asthme nerveux, s'il est soumis à leur influence dès son origine, ou s'il tient à un état arthritique, herpétique ou hémorroïdal ;

2° Elles sont très-avantageuses dans l'asthme bronchique ou catarrhal.

3° Tous les emphysémateux sont extrêmement soulagés par ce traitement et quelques-uns guérissent, surtout s'ils sont jeunes et la maladie récente.

4° La résorption de l'œdème est beaucoup plus difficile à obtenir ; rarement l'infiltration pulmonaire disparaît entièrement, mais les globules du sang ayant été vivifiés par ce traitement, les malades se trouvent fortifiés et peuvent résister plus longtemps ;

5° L'asthme cardiaque est très-variable dans ses résultats thérapeutiques, son traitement réclame une grande habitude et une prudence continue ; avec des précautions bien entendues, il ne survient aucun accident et beaucoup de malades partent très-soulagés. Si quelques-uns guérissent, c'est que la dyspnée se trouve sous l'influence d'une diathèse ;

6° Enfin, l'asthme dyspepsique guérit le plus souvent, mais, après le traitement, il est urgent d'éviter les causes qui peuvent renouveler les accidents.

OBSERVATIONS PARTICULIÈRES.

Elles sont presque toutes de date ancienne, et je puis en garantir l'authenticité.

101ᵉ OBSERVATION.

Asthme nerveux datant de deux ans, accès fréquents et violents, coryza chronique. Deux cures thermales. Guérison.

Un des principaux négociants de Paris, 45 ans, soigné habituellement par le Dʳ Caffe, fut envoyé au Mont-Dore en 1862, dans le but de remédier à des accès d'oppression très-pénibles, surtout pendant la nuit.

Ce malade, qui est fort et vigoureux, est en outre affecté d'un coryza qui passe et revient tour à tour par la moindre impression de fraîcheur ou d'humidité, et il est à remarquer que lorsque les éternuments et l'enchifrement dominent, les accès d'asthme ne tardent pas à se manifester ; d'ailleurs, il ne s'enrhume pas de la poitrine, seulement la gorge est assez susceptible, il existe un état rhumatoïde léger dans sa personne ; la constitution générale n'en est pas moins très-bonne.

Une heure après chaque accès, une fois les bronches nettoyées, à l'auscultation on ne trouve rien dans la poitrine qui puisse indiquer la moindre maladie, il en est de même de la circulation ; c'est bien là un vrai type d'asthme nerveux.

Prescriptions : un demi-bain de César, avec douches sur la poitrine, en avant et en arrière, trois verres d'eau, inhalations de trente-cinq minutes, gargarismes, irrigations d'eau minérale par les narines, pédiluve le soir. Ce traitement est bien supporté, et cinq jours après, l'oppression est moins forte et moins longue, un verre d'eau en plus, aspirations de quarante à quarante-cinq minutes, la peau rougit et se couvre d'une éruption de sudamina.

En avançant dans le traitement, les accès diminuent en durée et en intensité ; M. *** n'est plus obligé de se lever pour obtenir du soulagement. A la vérité, je lui fais fumer par précaution, avant de se coucher, une cigarette d'Espic ; au vingtième jour, l'oppression ne revient plus, les nuits sont entières, le coryza a disparu ; le malade part satisfait.

Pendant l'hiver, M. *** éprouve encore des spasmes respiratoires, bien plus rares et moins suffocants, il peut se livrer sans inconvénient à ses nombreuses occupations, et revient l'année suivante, pour en finir avec son reste d'asthme. Le même traitement fut mis en usage, et une guérison paraissant radicale en fut la conséquence.

A dater de cette époque, pour plus de sûreté, M. *** vient au Mont-Dore tous les deux ou trois ans, et y suit un modeste traitement, plutôt par rapport à quelques douleurs rhumatismales et à la susceptibilité de sa gorge, que pour sa respiration dont il n'a plus à se plaindre.

102ᵉ OBSERVATION.

Asthme nerveux depuis dix-huit mois, accès violents et fréquents, état rhumatoïde. Deux cures thermales. Guérison.

L'observation suivante a la plus grande analogie avec la précédente, seulement le malade est plus jeune, 32 ans, il est plus disposé à s'enrhumer, et ses voies digestives sont capricieuses.

Greffier d'un tribunal dans le Cher, M. *** travaillait chaque jour au rez-de-chaussée, dans un bureau froid, humide, mal éclairé, et y contractait sans cesse des rhumes, accompagnés par instants de dyspnée asthmatique. Quelquefois même, sans s'être enrhumé, par l'effet du refroidissement et de l'humidité, il était atteint d'accès d'asthme fatigants. C'est alors que M. le Dʳ Guérin, de Bourges, me l'adressa au Mont-Dore.

M. *** est d'une forte constitution, malgré quelques symptômes dyspepsiques dus à ses occupations sédentaires, il éprouve quelques douleurs vagues de rhumatisme, et n'a point d'asthmatique dans sa famille.

Après ses accès, la poitrine, examinée avec le plus grand soin, ne fournit aucun signe de maladie ; pendant la crise, l'orthopnée est considérable, dès que l'expuition mousseuse est arrivée, le soulagement devient manifeste.

Ce malade est soumis au même traitement que l'asthmatique de l'observation précédente : le succès est aussi complet, il passe un assez bon hiver, change de bureau, et revient

l'année suivante, pour assurer sa guérison et suivre la dernière moitié de son traitement aux bains du Pavillon. Depuis
cette époque, il s'est marié et se porte à merveille.

103ᵉ OBSERVATION.

**Asthme nerveux sec, chez une petite fille de 12 ans,
éruption d'eczéma sur presque tout le corps. Deux
cures thermales. Guérison.**

M. le Dʳ Rennes, de Bergerac, m'adressa, en 1870, une
jeune fillette de 12 ans, pas très-grande pour son âge, mais
grasse, fraîche et bien constituée ; elle était sujette depuis
trois ans à des accès fatigants d'asthme, surtout la nuit. Les
crises se manifestaient sans toux ni coryza, absolument
comme son père, qui était lui-même asthmatique.

Il apparaît souvent sur la peau une éruption d'eczéma
qui rendait l'épiderme sec et chagriné et la transpiration
était pour ainsi dire nulle. D'ailleurs, la santé générale était
bonne, l'appétit excellent et le sommeil eut été parfait, sans
les crises d'asthme qui habituellement réveillaient la nuit
notre jeune malade.

La poitrine et le cœur, auscultés avec soin, ne fournissent
aucun indice de maladie organique, l'asthme de cette jeune
fille ne peut être attribuée qu'à l'hérédité et à son affection
cutanée.

Dès le lendemain, le traitement suivant est mis à exécution:
deux demi-verres d'eau de la Madeleine, le matin ; demi-bain
avec douche dans les cabinets de côté du Pavillon, aspiration
d'une demi-heure ; dans la soirée, un pédiluve et un troisième
demi-verre à boire.

Ces prescriptions sont exécutées ponctuellement et parfaitement supportées. Vers le septième jour, un demi-verre de plus le matin, aspirations de trente-cinq à quarante minutes, la peau s'adoucit, devient moite, l'eczéma disparaît ; les crises nocturnes d'oppression sont moins fortes et moins longues. Vers le quatorzième jour, elles manquent complétement, le sommeil n'est point interrompu. La mère de notre petite malade est dans l'enchantement. Continuation de la médication jusqu'au vingt et unième jour ; alors la peau est rosée, douce, légèrement humide, sans aucune trace de pointillé, d'éruption ; enfin, la respiration est normale la nuit comme le jour.

L'hiver suivant se passe assez bien ; au printemps, il survient encore quelques diminutifs d'asthme ; Mlle X... est ramenée au Mont-Dore, suit exactement le même traitement et part radicalement guérie. Je m'en suis assuré, l'année dernière, auprès d'une de ses parentes que j'ai eu occasion de soigner en 1874.

104e OBSERVATION.

Asthme bronchique trés-prononcé, surtout depuis un an. Deux cures thermales. Guérison.

M. D.... filateur en Normandie, fut envoyé au Mont-Dore, en 1865, par le Dr Axenfeld, parce qu'il était très-asthmatique et s'enrhumait à chaque instant.

Malgré ses trente ans et une riche organisation, M. *** exposé chaque jour aux courants d'airs d'un vaste établissement qu'il dirigeait et y respirant sans cesse la poussière et les particules infiniment ténues des laines et cotons qui se trouvaient dans l'atmosphère, était presque tous les jours atteint de coryza et d'une légère bronchite, dont les suites se terminaient par de véritables accès d'asthme.

A son arrivée au Mont-Dore, ce malade avait la figure rouge, congestionnée, les narines prises, enchifrènées, la respiration courte, sibilante, toux fréquente, expectoration de mucosités visqueuses très-épaisses ; et, à la fin des crises de suffocation, se trouvaient, au milieu des viscosités, quelques petits grumeaux ressemblants aux grains de semoule, signalés par M. A. Lefèvre.

Cette maladie était tout-à-fait accidentelle et tenait évidemment aux causes signalées plus haut. Point de diathèse ni d'antécédents dans la famille ; aussi, au moyen de notre médication, nous comptions bien guérir M. ***, mais après ? Il était indispensable qu'il ne se trouvât plus dans les mêmes conditions, et sous des influences si contraires.

Une résolution aussi radicale était difficile à prendre, tant elle lésait les intérêts de sa maison ; il fut convenu, cependant, après le traitement thermal qui avait parfaitement réussi, qu'une fois de retour chez lui, M. *** ne surveillerait plus sa filature, prendrait un contre-maître *ad hoc* et s'occuperait simplement des affaires de bureau et de caisse.

Les choses se sont passées ainsi, M. *** est venu deux ans à nos thermes ; il n'est plus question de bronchite, ni d'asthme, la santé est excellente, C'est ce qui m'a été affirmé par son beau-père, que j'ai vu et soigné trois ans après.

105ᵉ OBSERVATION.

Asthme bronchique, suite de deux inflammations de poitrine. Deux cures thermales. Guérison depuis seize ans.

Un ancien interne des hôpitaux de Paris, habitant la campagne, en Bourbonnais, et s'y occupant d'agriculture, petit, nerveux, très-actif, bonne santé habituelle, fut atteint en novembre 1857 (il avait alors 35 ans), d'une broncho-pneumonie suffocante aiguë qui le mit à la porte du tombeau.

Lorsque j'arrivai près de lui, il était à moitié asphyxié ; je lui pratiquai à la hâte une saignée qui, sur le champ, produisit le plus grand soulagement ; une potion émétisée fut prescrite, ainsi que des boissons pectorales. Peu à peu l'inflammation de poitrine suivit sa marche vers la résolution et tout danger disparut ; il resta cependant une petite toux oppressive durant l'hiver.

Au mois de mars 1858, nouvelle broncho-pneumonie aussi grave que la première. Même traitement, résultat semblable, seulement, cette fois, en place d'une toux oppressive, survinrent plus tard de véritables accès d'asthme, précédés d'une légère bronchite. M. *** souffrait beaucoup dans chaque crise ; il était impatient de trouver du soulagement ; il vint au Mont-Dore à la saison suivante où il fut traité énergiquement bien que méthodiquement. La bronchite et les accès d'asthme disparurent.

Malgré certaines précautions, quelques crises, minimes à la vérité, apparurent encore pendant la mauvaise saison, surtout au printemps. Après une seconde cure thermale, en 1860, la guérison était complète. Depuis 16 ans, je vois souvent cet ancien et excellent collègue des hôpitaux; il se porte bien tout en continuant sa vie au grand air, au milieu de ses travaux agricoles.

106° OBSERVATION.

**Asthme bronchique, coryza invétéré, herpétisme.
Trois cures thermales. Guérison après la seconde.**

Madame de St-*** vint en 1869, au Mont-Dore, avec une consultation des Drs Monod et Vigla, dans le but de faire disparaître un vieux coryza fort gênant, ainsi que des accès d'asthme liés à une affection bronchique qui apparaissait aux moindres changements atmosphériques; maladies contre lesquelles on avait épuisé les médications les mieux appropriées.

Mme *** a 40 ans, d'une bonne et belle constitution, mois réguliers, pas d'enfants; sa vie très-heureuse s'est passée au milieu des fêtes et des plaisirs de Paris, sa santé a toujours été très-bonne, lorsque ayant très-chaud, à la sortie d'un théâtre, elle contracta une fièvre courbaturale avec grippe, coryza, lumbago, et fut obligée de garder le lit huit à dix jours; depuis ce moment, la toux et le coryza ne se sont jamais dissipés entièrement, et bientôt, le soir, des crises d'oppression vinrent s'y joindre.

Tous les moyens furent employés pour conjurer cette situation qui n'en persista pas moins. Comme il existait sur la peau quelques taches d'eczéma, surtout au menton, la liqueur de Fowler et des bains furent prescrits. L'éruption sembla diminuer, mais la bronchite et les accès d'asthme furent très-peu modifiées; cet état maladif complexe durait depuis dix-huit mois, lorsque madame fut envoyée au Mont-Dore.

A son arrivée, des râles sibilants et muqueux, des roncus sonores se font entendre, surtout à l'expiration, la respiration n'a pas son ampleur accoutumée, l'hématose s'effectue diffici-lement ; aussi la figure est fortement colorée, parce que la cir-culation est gênée, le sang reflue du côté du cœur, mais il est sain, toux irritative, expectoration muqueuse, narines enchi-frènées, crises d'asthme ordinairement le soir ou pendant la nuit, encore quelques traces d'éruption aux cuisses.

Mme *** est soumise au traitement ordinaire ; pendant huit jours, aucune amélioration ; au contraire, la bronchite et l'asthme semblent être exaspérés. Vers le douzième jour, une fièvre légère se manifeste, tout le corps se couvre d'une espèce de miliaire et de roséole eczémateuse, la toux diminue sensi-blement, l'oppression fait défaut. Notre malade est satisfaite de ce côté, peinée de l'autre, obligée de garder le lit, et moi, bien plus rassuré, je prédis une très-bonne solution. Le trai-tement est suspendu pendant trois jours, sauf l'eau en bois-son, les inhalations sont reprises le quatrième, de même que les bains additionnés d'amidon. L'éruption disparaît et la poitrine était libre quand Mme partit le vingt-troisième jour.

J'insistai pour une cure de raisins à leur maturité ; le sang étant échauffé, je prescrivis de l'eau du Mont-Dore en novembre et en mars, quelques bains alcalins et un régime adoucissant. L'hiver se passa assez bien ; au mois de mai sui-vant, accès d'asthme violents, nouvelle éruption, principale-ment aux cuisses, au cou et au menton. Mme *** ne se dé-courage pas, revient une des premières au Mont-Dore à la saison suivante ; le même traitement est institué, il réussit comme le premier, mais, sans crises perturbatrices. Depuis cette époque, la guérison s'est maintenue.

107e OBSERVATION

Asthme emphysémateux, suite de toux grippale, accès allant jusqu'à l'orthopnée. Trois cures thermales. Dès la première, amélioration voisine de la guérison.

La femme d'un conseiller de cour d'appel, 24 ans, deux enfants, mois réguliers, constitution lymphatique, se trouvant au milieu d'une épidémie de grippe en 1858, en fut atteinte à un haut degré et garda le lit quinze jours. A peine remise, elle rechuta trois semaines après, et cette fois, la toux était si violente, les quintes si répétées, que des vésicules bronchiques furent déchirées, d'autres distendues, et qu'enfin des accès terribles d'asthme se déclarèrent ; c'est dans cet état, que Mme *** fut envoyée au Mont-Dore.

A la percussion, la poitrine est extrêmement sonore presque partout ; évidemment de l'air s'était échappé entre certaines vésicules trouées et la plèvre ; de plus, à l'auscultation, râle sous-crépitant sec, mêlé de sibilance, surtout à l'expiration, respiration courte, suspérieuse et sifflante, toux demi-grasse, augmentée par la moindre fraîcheur ou l'humidité, expuition de viscosités tenaces ; après leur évacuation, respiration plus facile, plus profonde et grand soulagement.

D'ailleurs rien d'hériditaire, pas de diathèse. Mme *** boit pendant huit jours quatre demi-verres d'eau, prend un demi-bain de César pendant trente minutes, une douche d'un quart d'heure sur le dos, la poitrine, les épaules et les bras. Aspiration d'une demi-heure, pédiluve de six minutes le soir. Il survient rien d'extraordinaire, le traitement est continué, l'eau à boire est augmentée d'un verre, aspirations de quarante minutes.

Vers le quinzième jour, la moiteur des jours précédents dégénère en sueurs profuses au lit, après chaque inhalation, la peau se congestionne, rougit, se couvre de petits boutons avec démangeaisons, la respiration paraît reprendre son rhythme normal. Comme la toux est calmée, les vésicules pulmonaires semblent revenir sur elles mêmes. Probablement aussi que les déchirures fistuleuses sous-pleurales s'étaient cicatrisées ; ce qui paraissait le faire croire, c'est qu'à la percussion le son est bien moins clair et que la sibilance ainsi que la crépitation sont bien moindres.

Ce traitement est continué jusqu'au vingt et unième jour. Une purgation est administrée le vingt-deuxième parce que la bouche était très suburrale et qu'il existait une constipation gênante. Ce qu'il y a de certain, c'est qu'à son départ, le vingt-troisième jour, la position n'était plus la même. Mme*** respirait assez bien et ne toussait presque plus.

Jusqu'à son retour, l'année suivante, quelques crises d'oppression reparurent, mais bien moins fortes et plus rarement. Mme*** pouvait sortir avec certaines précautions et s'occuper chez elle sans trop de craintes. Après cette seconde cure thermale, l'amelioration équivalait presque à une guérison.

Deux ans après, éprouvant encore quelques malaises, elle revint pour les conjurer. Depuis cette époque, elle n'oubliait pas d'aller à nos thermes tous les deux ou trois ans pour se reconforter, lorsque, pendant le cours du printemps dernier, cette excellente dame ayant eu à supporter de violents chagrins, fut emportée par une méningo-encéphalite ; elle n'en avait pas moins vécu seize ans pour ainsi dire exempte de son asthme emphysémateux, dont les accès de la première année avaient été inquiétants et des plus pénibles.

108e OBSERVATION.

Asthme bronchique et emphysémateux, refroidissements successifs, abus de paroles en chaire. Deux cures thermales. Guérison à dater de la première.

Un des premiers vicaires d'une paroisse fort importante de Paris, 40 ans, sanguin, impressionnable, fort actif, très-zélé pour accomplir ses devoirs, fut délégué trois ans avant pour desservir une chapelle nouvellement bâtie aux portes de Paris, avec obligation d'habiter un presbytère tout fraîchement construit, de sorte que soit chez lui, soit à l'église, M. X... était constamment aux prises avec une humidité froide, des plâtres frais et des peintures malsaines.

Alors survinrent quelques douleurs rhumatoïdes vagues, rhumes sur rhumes, des coryza incessants, enfin des accès d'asthme très-fatigants.

Rappelé alors à Paris, ces accidents diminuèrent un peu, mais l'ébranlement étant donné, ils suivaient néanmoins leurs cours, et rendaient souvent impossible les fonctions du ministère. C'est dans cet état que M. Rotureau, consulté alors, conseilla une cure aux eaux du Mont-Dore.

Tous les signes physiques et symptômatiques de l'emphysème vésiculaire existaient à ne pas s'y méprendre ; de plus, coryza avec toux bronchique fort sibilante. Malgré le courage et l'énergie du patient, impossible de faire la moindre promenade sans être essoufflé ; respirer la plus légère poussière ou parler, suffisaient pour provoquer des accès d'orthopnée. Ce qu'il y a de certain c'est que, malgré notre habitude de voir beaucoup d'asthmatiques, je doutais d'un résultat satisfaisant, tant la maladie nous paraissait grave et invétérée (trois ans).

Nous fûmes très-heureusement trompé dans notre attente : très-rarement notre traitement réussit aussi bien et aussi vite. En quinze jours, il n'y avait plus traces de maladie, et le vingtième jour, la guérison était complète. Le Dr Rotureau fut aussi agréablement surpris que moi quand il vit le malade à son retour des eaux.

Néanmoins je ne me fiais pas à la durée de cette guérison si promptement et si facilement obtenue, M. X... vint se soumettre à une seconde cure thermale l'année suivante ; elle fut moins énergique que la première ; il ne restait plus en effet de phénomènes morbides manifestes. Depuis cette époque, la santé est très-bonne ; j'ai eu occasion de revoir mon ex-malade à Paris, en mai 1874, il n'est plus question d'asthme, d'emphysème, ni de bronchite.

Ce cas peut être rangé dans la catégorie de ceux dont a parlé le Dr Michel Bertrand, à savoir que ces guérisons rapides et franches ne peuvent être expliquées que par l'action directe de l'électricité dynamique qui se dégage des eaux à profusion, surtout par les temps chauds et orageux.

109e OBSERVATION.

**Asthme emphysémateux des plus intenses.
Amélioration voisine d'une guérison.**

En 1872, M. le Dr de Rumilly de Versailles, envoya au Mont-Dore une jeune femme, 30 ans, petite, mince, délicate, dont l'organisme avait été détérioré par des accès d'asthme affreux, que rien ne pouvait conjurer. Tout l'hiver s'était passé en souffrances inouïes ; Mme D... ne put se coucher durant trois mois, les nuits se passaient sur son fauteuil, aux prises avec plus ou moins d'oppression, de sifflement et de toux. Les crises avaient pris beaucoup plus d'empire depuis sa seconde couche, l'été précédent. Malgré toutes ses souffrances, les mois étaient restés réguliers.

A son arrivée, Mme D..., qui est douée d'une grande énergie morale, et habituée à souffrir, n'en est pas moins très-fatiguée, sa respiration est courte, sibilante et suffocante, la toux n'amène pas de viscosités suffisantes pour dégager les bronches, je lui fais repirer la fumée de deux feuilles de papier Fruneau, aspirer quelques bouffées d'une cigarette d'Espic : du mucus épais comme du blanc d'œuf est expectoré, les vésicules pulmonaires se désemplissent, un mieux manimafeste en est le résultat. Pour la nuit, une pilule de trois centigrammes d'extrait thébaïque, et de deux centigrammes d'extrait de Belladonne, produit du calme et du sommeil.

J'ausculte la poitrine le lendemain matin et je trouve tous les signes physiques de l'emphysème vésiculaire le plus intense.

Pendant les premiers jours, Mme D... est soignée avec beaucoup de ménagements et nous remarquons que les eaux font du bien ; alors, demi-bains avec douches dans les cabinets de côté du Pavillon, inhalations d'une demi-heure, trois demi-verres d'eau minérale le matin et un le soir après le pédiluve de rigueur. Après le premier septénaire, les bronches se dégagent, la respiration est plus profonde, il existe beaucoup moins de râle sous-crépitant, de sibilance et de mucosités, la calorification se fait sentir dans tout le corps avec expansion à la peau qui peu à peu se congestionne, devient moite et dégénère en transpiration, aussi, vers le quinzième jour, la situation n'est plus comparable, la dose de l'eau à boire est portée à quatre verres ; Mme D..., mange, dort, se promène, passe une partie des journées au soleil dans les bois de sapins.

A son départ, la respiration est presque libre ; dans tous les cas, il n'existe plus d'accès d'asthme.

Rentrée chez elle, la mauvaise saison se passe assez bien, Mme D.., peut sortir avec précaution et recevoir sans trop de fatigue ; elle boit de l'eau minérale en novembre et mars, se couvre la poitrine de papier Fayard, boit en plein hiver, le matin, une tasse d'eau de goudron avec quelques gouttes de liqueur de Fowler et revient, l'année suivante, dans un état qui n'est plus comparable avec celui de 1872. Les mêmes moyens thermaux sont mis en usage avec un succès plus marqué, tellement qu'à son retour, en 1874, la bronchite emphysémateuse nous préoccupait peut-être moins que l'état général qui a besoin d'être ravivé, d'autant plus que peu de temps avant, Mme D... avait eu la douleur de perdre un de ses jeunes enfants, ce qui l'avait beaucoup énervé.

110e OBSERVATION.

Asthme adémateux, dyspnée habituelle, crise d'asthme par instants, amélioration après la première cure, éryzipèle gangreneux après la seconde. Mort.

Nous avons dit que nous ne connaissions rien de plus difficile à guérir que l'œdème chronique du poumon, accompagné de crises d'asthme, nous allons en fournir quelques exemples :

Le marquis D..., ancien officier des gardes du corps, 74 ans, assez bien conservé pour son âge, respirant mal, toussait souvent et avait de temps en temps des crises fatigantes de suffocation. Le Dr Arnal l'envoya au Mont-Dore en 1865 ainsi que sa femme affectée d'une vieille bronchite.

Cet œdème survenu sans cause connue que l'âge, avait pour siége la base du poumon droit ; il occupait une hauteur qui ne dépassait pas trois travers de doigt ; là se faisaient sentir de la matité et un râle crépitant humide à grosses bulles, dans tout le reste de l'arbre respiratoire, rien que quelques râles muqueux et sibilants à grosses bulles, respiration courte, gênée, très-oppressive par instants, toux modérée, peu d'expectoration.

Le traitement ordinaire est institué, nous insistons beaucoup sur les douches à percussion sur la partie malade, la peau reste inerte, les inhalations n'opèrent pas mieux sur le tissu pulmonaire. Sur la fin du traitement cependant, les bronches semblent se dégager un peu, l'air pénètre moins difficilement mais point de guérison, M. D... partit à peu près comme il était venu.

L'année suivante, pour raviver la peau qui est toujours restée flasque, inerte et d'un blanc mat, nous essayons des bains du Pavillon avec douches, trois verres d'eau, séance d'inhalation de trente-cinq à quarante minutes ; aucune crise salutaire ne se manifeste, la maladie est réfractaire à toutes les médications.

Après le traitement, M. D... fait une chûte, s'écorche la peau de la jambe gauche, les parties molles sont fortement contusionnées ; le Dr Hérard consulté ne peut arrêter le développement et la marche de la gangrène qui envahit toute l'épaisseur du membre ; la mort survint quelques jours après.

111ᵉ OBSERVATION.

Asthme adémateux arrêté dans son développement depuis cinq ans. Après chaque cure thermale, grand soulagement.

Une dame de Lyon, soixante-cinq ans, grasse, stature ordinaire, s'était toujours assez bien portée, lorsqu'en 1868, elle fut affectée d'une broncho-pneumonie qui s'est guérie incomplètement en laissant à la base des deux poumons, surtout à droite, une infiltration séreuse occupant la hauteur de trois travers de doigts.

Cet œdème a résisté à toutes les médications les mieux appropriées des Dʳˢ Artaud et Teissier qui conseillèrent alors les eaux du Mont-Dore.

Traitée comme le marquis D.,., de l'observation précédente, les conséquences ont toujours été avantageuses. Dès la première saison, nons avons fait disparaître l'inflammation du poumon gauche qui n'a plus reparu ; à droite, l'œdème a diminué de moitié.

Mᵐᵉ est venue quatre années de suite au Mont-Dore ; chaque fois, nous avons obtenu la résorption de quelques portions infiltrées à droite ; aussi la respiration est-elle bien meilleure à la fin de ses diverses cures.

En ce moment, ce qui reste consiste en quelques noyaux infiltrés çà ou là à la base du poumon en question, l'oreille appliquée sur ces îlots entend une crépitation humide à grosses bulles, sur les points voisins, autrefois malades, la respiration est assez pure.

Pourrons-nous, avec de la persévérance, venir à bout de faire disparaître cet œdème ? J'en doute ! Cette dame étant très-sujette, pendant la mauvaise saison, à des bronchites qui tendent à annuler l'effet des eaux. En tout cas, la vie est très-supportable actuellement, et ne pouvant faire mieux, sachons nous contenter d'empêcher l'infiltration de progresser. Pour être plus complet, j'ajouterai que l'appareil de la circulation est sans maladie aucune.

112ᵉ OBSERVATION.

Asthme œdémateux et emphysémateux du côté gauche spécialement. Rhumes fréquents, oppression asthmatique. Deux cures thermales, soulagement manifeste.

Un inspecteur des contributions directes, 52 ans, très-grand, fort belle et bonne organisation, ne s'enrhumait pas moins facilement dans ses tournées ; plusieurs fois, il avait eu des bronchites capillaires ; après chacune de ces affections, il restait longtemps avec la respiration courte et quelquefois survenait un essoufflement simulant l'asthme. Cette dyspnée fut considérée d'abord comme nerveuse ; plus tard, en examinant la poitrine avec attention, le Dʳ Bergeon, de Moulins, y rencontra de l'emphysème et de l'œdème, spécialement à gauche. Par ces raisons, il engagea M. D. à se rendre au Mont-Dore.

A voir M. D... on aurait acheté sa santé très-cher, certes il ne paraissait pas souffrant ; cependant, en examinant la poitrine, on trouve à la base du poumon gauche du râle crépitant humide à grosses bulles dans l'étendue en hauteur de deux à à trois centimètres, plus haut, çà et là du râle sous-crépitant sec avec sibilance surtout à l'expiration ; à la percussion, bruit clair dans les deux tiers supérieurs, matité très-accusée en bas ; avec cela de la toux sèche par instants, grasse dans d'autres et peu d'expectoration. Rien au cœur, à l'exception de la gêne de la respiration et des accès d'oppression, toutes les fonctions en général sont normales.

Les deux traitements thermaux suivis par M. *** lui ont fait du bien, mais ne l'ont pas guéri. Le premier a enlevé la bronchite emphysémateuse ; l'œdème est resté à peu près ce qu'il était, du moins nous l'avons trouvé tel au début de la seconde saison. Après, le dégagement n'a pas été aussi favorable qu'on aurait pu l'espérer, considérant la riche organisation du malade, ce qui démontre, comme nous l'avons déjà exposé, que l'œdème de la base du poumon est une maladie très réfractaire. Beaucoup de personnes ainsi affectées n'en vivent pas moins pour cela. Je connais un agent de change que j'ai traité, il y a bien douze ans ; quoique toussant et fort essoufflé, il résiste et peut encore remplir les fonctions de sa charge.

112ᵉ OBSERVATION.

Dyspnée asthmatique, endocardite, rhumatismale, thrombose pulmonaire, cyanose constante. Disparition complète de ces symptômes graves après la première cure thermale.

Dans nos considérations générales sur l'asthme, il a été question de plusieurs exemples d'asthme cardiaque, dont les terminaisons n'ont pas été heureuses. Je ne puis pourtant passer sous silence les trois observations suivantes, comme preuves du bénéfice des eaux dans certaines maladies du

cœur, surtout quand il existe un principe rhumatismal.

Un avocat de Paris, cinquante-cinq ans, tempérament
sanguin, sujet à des douleurs rhumatismales vagues, s'enrhumait fréquemment et avait de la dyspnée. Un jour, à la suite
d'une averse, il fut mouillé, son rhumatisme devint aigu et
se fixa pendant une quinzaine sur les épaules et les genoux;
en même temps il avait une bronchite légère; les douleurs
disparurent, mais avec métastase sur les organes de la circulation et de la respiration.

Plusieurs vésicatoires furent successivement appliqués, un
mieux sensible en fut la conséquence; il n'en resta pas moins
des accès d'asthme attribués par M. Bouillaud à de l'endocardite et très-probablement à des infractus de thrombose
dans le poumon, la figure était violacée, bleuâtre, cyanosée.
La moindre marche ne pouvait être effectuée sans une grande
oppression.

Après trois mois de médications diverses, employées sans
succès, le célèbre médecin, tenant compte spécialement du
principe rhumatismal, cause des troubles sérieux mentionnés
ci-dessus, n'hésite pas à envoyer M. X... au Mont-Dore, en
me faisant toutes sortes de recommandations.

Mes investigations se portèrent de suite sur le cœur dont
les battements forts, mais réguliers, faisaient entendre un
léger bruit de souffle du côté de la trécuspide; ce qui me fit
supposer avec raison qu'il existait sur cette valvule une exsudation, suite d'endocardite végétante. A l'auscultation, la respiration n'offrait aucun bruit particulier, seulement elle était
faible et semblait manquer sur quelques points, ce que j'attri-
buai à quelques noyaux hypérémiés ou à de petites embolies
dans le centre des poumons. Les lèvres, les yeux étaient
injectés de sang noir, et toute la peau du facies, violette et

bleue de manière à étonner tous les commensaux de l'hôtel où était logé M. X...

J'avoue qu'il a fallu l'autorité justifiée d'un si grand maître pour ne pas renvoyer ce malade et me charger de sa cure thermale. Il ne pouvait rester au lit que demi assis ; enfin, toute l'enveloppe cutanée était froide, sans vitalité, violette, bleuâtre et couverte de vergetures, comme des sugillations.

Pendant les premiers jours, le traitement a consisté en trois verres d'eau minérale, des frictions au moyen d'une serviette imbibée d'eau de César avec massage sur tout le tronc et les bras ; les jambes et les cuisses baignaient seulement dans l'eau à 35°, séance de quinze à vingt minutes dans la salle d'eau pulvérisée. Je ne manquais pas de présider à ces détails. Rien de particulier ne se révèle, le malade ne va pas plus mal. Alors, le sixième jour, j'ordonne des douches en pluie sur tout le corps, spécialement sur les membres inférieurs, pulvérisations mêlée de vapeur, trente-cinq minutes : la peau se réchauffe, les jambes engourdies se détendent, la respiration est plus naturelle, le sommeil meilleur. Je considère ces légers phénomènes comme des préliminaires de crise salutaire.

J'étais dans le vrai. Pendant les sept ou huit jours qui suivirent, un changement remarquable s'opéra dans la personne de M. X..., comme l'avait pressenti le Professeur Bouillaud, des douleurs rhumatismales se firent sentir aux lombes, la peau devint chaude, onctueuse, les sugillations du corps diminuent sensiblement, la coloration de la figure est moins bleue, mais le malade éprouve une chaleur insolite dans la poitrine et il expectore quelques grumeaux d'un sang noir. Je ne doute plus alors de la présence d'embolies dans quelques vaisseaux ou de thrombose autour. La boisson est coupée avec du lait, les douches sont supprimées.

J'ausculte aussitôt la poitrine, dont la respiration est presque normale, les accès de dyspnée sont rares et peu intenses; chose plus étrange, le cœur est dégagé ; plus de souffle sur la tricuspide, pas de traces d'endocardite. Une fois assuré que l'hémoptysie n'était plus à craindre, nous reprenons notre traitement. Le vingt-deuxième jour, la transformation était complète, au grand étonnement de tout le personnel de la station.

Durant les mauvais jours, chez lui, M. X... s'observe et se ménage, il n'a plus d'asthme, mais en marchant un certain temps, la respiration est courte et exige quelques soupirs. Pour plus de sûreté, il revient l'année suivante n'étant plus reconnaissable, son teint était devenu naturel. Ce second traitement a produit une guérison radicale (voilà cinq ans). J'en ai l'assurance par une carte que M. X... a remise pour moi cette année 1874, à un malade que j'ai soigné aussi d'une affection très-grave.

114ᵉ OBSERVATION.

Asthme cardiaque et ADÉmateux endocardite rhumatismale, une cure, guérison apparente, mort un an après.

L'observation suivante est aussi extraordinaire que la précédente et démontre d'une manière péremptoire l'efficacité de nos eaux dans quelques circonstances d'une gravité extrême.

Un banquier de Paris, cinquante deux ans, d'un naturel fort impressionnable, souffrait souvent d'un lumbago et de douleurs névralgiques à la tête depuis deux ans ; il était sujet à des rhumes fréquents, accompagnés d'accès d'asthme affreux, à tel point que depuis six mois M. *** ne s'est pas couché ; aussi il arrive au Mont-Dore en août 1871, accompagné du fauteuil mécanique qui lui sert de lit.

M. le professenr Bouilland qui avait vu M. *** en consultation, jugea que les médications ordinaires étaient et resteraient sans efficacité, ayant d'ailleurs l'expérience de quelques merveilles de nos eaux dans certains cas analogues, m'adressa ce malade en me le recommandant d'une manière tonte spéciale.

Je fus tout aussi effrayé d'entreprendre la cure de M. *** que celle du malade précédent. Sous plusieurs rapports les symptômes étaient bien différents, teint jaune paille, peau inerte, faiblesse générale, anémie extrême, œdéme aux jambes, toux incessante, respiration courte, gênée, sibilante et muqueuse dans le haut, sous crépitante à grosses bulles dans le bas, il y avait enfin bronchite chronique, dyspnée asthmatique et œdéme de la base des poumons, surtout à droite.

Du côté du cœur, exagération des battements, bruit de souffle aortique, pouls petit, misérable, point de sommeil, imposibilité de se tenir debout et de faire un pas, heureusement que les digestions étaient bonnes et l'appétit assez soutenu.

Que faire en pareille occurrence ? J'ordonnais trois verres d'eau minérale avec du sirop de digitale. Comme le sommeil était nul, je fis porter M. *** entre trois et quatre heures du matin dans la salle d'aspiration, qui à cette heure est douce, lénitive et très peu chaude. Les premières séances étaient de quinze à vingt minutes. Frictions et massage des jambes dans la journée avec de l'eau minérale.

Pour corriger l'aglobulie du sang, le premier déjeûner se compose d'une tasse de chocolat ferrugineux, dans la journée quelques biscuits avec du vin de Malaga, au dîner deux pilules de Valette dans la première cuillerée de potage, et le soir, pour avoir un peu de calme la nuit, deux ou trois cuillerées de sirop de chloral.

Le temps étant superbe, je fais transporter le moribond dans les bois de sapin, deux heures, dans le milieu de la journée.

Une semaine se passe ainsi allant plutôt gagnant que perdant, une lueur de vitalité apparaît dans le regard; le dixième jour, la respiration et le pouls étant plus naturels, je fais coucher M. *** dans un lit, la tête et le tronc assez élevés, il dort quatre heures de suite, ce qu'il n'avait pas fait depuis six mois, se réveille en moiteur, urine beaucoup, ne tousse pas et respire mieux.

Au lever, les jambes sont désenflées, cette nuit est considérée comme un prélude de victoire qui va peu à peu se réalisant, les aspirations matutinales sont de trente à trente-cinq minutes, quatre verres d'eau minérale pure, le malade est porté dans une baignoire, les membres inférieurs seuls dans l'eau minérale, tout le corps est frotté, massé avec des serviettes mouillées à 35° par deux baigneurs, pendant quinze à vingt minutes; porté ensuite dans son lit bien bassiné, M. *** commence à suer, la peau reste chaude et douce dans la journée, enfin des douleurs de lumbago se font sentir. Le seizième jour, un dégagement manifeste a lieu dans les organes de la respiration et de la circulation.

M. le professeur Hardy, qui était alors au Mont-Dore, ayant aperçu ce malade pendant la première semaine de son arrivée, fut extrêmement étonné dix-huit ou vingt jours après, d'une résurrection aussi heureuse et accomplie en si peu de temps. La vérité est que ce fait rentre dans les cas rares.

A dater de ce moment, M. *** commence à faire quelques sorties dans le jardin de l'hotel, puis sur la promenade. Finalement, il part le vingt-cinqième jour, la circulation et la respiration libres, et se couchant dans un lit comme autrefois. Arrivé à Paris, le mieux s'accentue franchement et il reprend le cours de ses affaires, lorsqu'au printemps suivant, une broncho-pneumonie adémateuse survint et mit fin à ses jours.

115e OBSERVATION.

Asthme bronchique, persistance du trou de botal, cyanose de la figure et de la peau du corps. Trois cures thermales, chaque fois grand soulagement.

En 1870, M. Gendrin, médecin d'une grande expérience et connaissant aussi parfaitement l'effet de nos eaux dans des cas réfractaires aux médications ordinaires, m'adressa une demoiselle des environs de Paris, 35 ans, mauvaise constitution, mal réglée, qui, après avoir épuisé toutes les ressources de la thérapeutique, consulta le célèbre docteur qui constata un asthme datant de vingt ans, des bronchites souvent répétées et une cyanose constante depuis la plus tendre enfance, attribuée à la persistance du trou de botal et au mélange des deux sangs dans les oreillettes du cœur.

En m'adressant cette malade, il n'était jamais entré dans l'esprit de M. Gendrin que les eaux pourraient faire disparaître cette anomalie originaire ; seulement en agissant sur l'appareil respiratoire, la bronchite et l'asthme devaient guérir ou du moins être sensiblement diminués, par conséquent, la circulation moins troublée.

C'est en effet ce qui est arrivé. Mlle *** est venue à nos eaux trois ans de suite ; chaque fois, elle y a trouvé un très-grand soulagement, et surtout un excellent moyen de régulariser les pertes des mois qui avant étaient nulles ou irrégulières, et qui maintenant arrivent à époque fixe et en quantité suffisante.

Tel est en résumé ce fait qui, comme les deux précédents, a réclamé beaucoup de soins et d'attention de ma part.

Pour ne pas grossir ce volume, nous ne rapporterons pas d'exemples d'asthme dyspepsique, nous en avons parlé suffisamment dans les considérations générales sur l'asthme, et nous avons même donné l'analyse de quelques cas particuliers ; seulement, je rappellerai pour mémoire que la majorité de ces dyspnées sont considérées à tort comme des asthmes nerveux idiophatiques. Ce n'est que par action reflexe que l'oppression survient à la suite de digestions dyspepsiques. J'ajouterai même que, dans quelques cas, les eaux du Puits Chomel, à Vichy, produisent de bons effets, en régularisant les fonctions digestives.

DE L'ANGINE DE POITRINE

Les considérations et observations qui vont suivre sont extraites d'un mémoire que j'ai publié il y a quelques années, dans le journal des Connaissances médicales des Dʳˢ Caffe et Cornil.

Depuis cette époque, j'ai eu occasion d'observer un autre cas d'angine de poitrine sur une malade des environs de Bordeaux, envoyée au Mont-Dore par M. Axenfeld. En passant à Clermont, cette dame a éprouvé une crise terrible, calmée par mon collègue, M. Ledru, professeur à l'école de médecine de Clermont. Elle s'est parfaitement trouvée de notre traitement.

L'angine de poitrine est une maladie inquiétante.

1° Parce que dans une attaque violente, une terminaison fâcheuse peut en être la conséquence;

2° Parce que souvent les secours médicaux ne peuvent être administrés à temps pour conjurer les crises;

Parce que dans l'intervalle des accès, les médications les mieux entendues ne s'opposent qu'exceptionnellement aux retours de nouvelles atteintes.

Heureusement que cette névrose, qui n'est bien connue dans sa symptomatologie que depuis le commencement de ce siècle, est très-rare. Sur des milliers d'affections des organes de la phonation et de la respiration observées chaque année au Mont-Dore, depuis dix-huit ans, je n'en ai vu que neuf cas bien constatés.

Si nous rapportons ici des exemples de cette singulière affection, c'est que nous ne doutons pas que notre traitement puisse rendre quelques services aux personnes affectées de cette maladie grave qui, (abstraction de toute complication) paraît avoir pour siége primitif les plexus pulmonaire et cardiaque, dont les troubles de l'innervation se traduisent d'une manière si effrayante.

Sans entrer dans d'autres détails sur la nature et la marche de cette névrose qui est plutôt l'apanage des gens riches et aisés arrivés à l'âge de quarante-cinq à cinquante ans, nous avons hâte de rendre compte des huit observations que nous avons recueillies sur cinq hommes et trois femmes ; cette maladie est beaucoup plus commune au sexe masculin. Sur quatre-vingt-huit cas relatés par Jonh Forbes, la proportion est bien plus considérable : il ne se trouve que huit femmes.

Quoi qu'il en soit, sur les huit cas que je rapporte ici, trois sont guéris : un homme et deux femmes, deux sont tellement soulagés, un homme et une femme, que leur maladie semble annulée et qu'ils peuvent, à l'aide de quelques précautions, se livrer à leurs travaux et à leurs habitudes, comme antérieurement.

Enfin, trois hommes sont restés réfractaires à notre médication thermale, leurs accès n'ont été modifiés ni en bien ni en mal ; nous commençons par rapporter sommairement l'histoire de ces derniers ; d'ailleurs, comme date, le fait suivant est le plus ancien.

116ᵉ OBSERVATION.

M. D..., propriétaire dans la Haute-Loire, soigné à diverses reprises par MM. Raynaud et Porral, vint au Mont-Dore en 1862, d'après une consultation de M. Rayer. Ce malade, qui avait alors soixante ans, petit, maigre, nerveux, n'ayant jamais eu de maladies sérieuses, éprouvait, depuis sept à huit ans des crises à faire croire qu'il devait immédiatement succomber.

La première fois que je le vis dans mon cabinet, pour être monté au premier étage, il fut tellement suffoqué, et le pouls était si misérable, que je crus qu'il allait passer : sa femme habituée à ces préludes de mort subite, lui fit aussitôt sentir de l'éther, je lui mouillai le visage et cinq minutes après, M. D... revint à la vie.

C'est surtout en marchant et en montant les marches d'un escalier que ces accès se manifestent ; primitivement, ils survenaient surtout la nuit, après le premier sommeil.

A quelle cause attribuer cette ataxie pulmonaire et cardiaque ? impossible de la découvrir : pas de maladie organique de ces deux appareils importants, point d'hérédité, pas de diathèse, quelques douleurs rhumatismales vagues, voilà tout, seulement, M. D... était naturellement très-impressionnable et avait bien eu quelques préoccupations d'affaires, mais jamais de malheurs suffisants pour opérer un trouble si désordonné de la respiration et de la circulation.

Une fois la crise passée, et au repos, M. D... était tellement bien que rien ne pouvait faire supposer ·le retour d'accidents aussi formidables. Par exemple, une promenade, sans être longue, et l'action de monter, en étaient souvent les causes déterminantes.

Pendant son traitement thermal, M. D... a éprouvé, chaque jour, une ou deux crises, toutes à peu près égales en intensité : douleur déchirante, perforante, sternale et précordiale, s'étendant au cou qui était comme étranglé, et aux deux bras semblant contus et brisés ; arrêt presque complet de la circulation et de la respiration, figure grippée, pâle, traits égarés, visage recouvert de sueur froide, roideur générale de tout le corps. La durée de chaque accès était de quatre à cinq minutes et se terminait par quelques éructations gazeuses ; après un court sommeil, l'ordre se rétablissait.

Comme tout mouvement était compromettant, M. D... était porté de sa chambre, avec précaution, dans sa baignoire pour prendre un demi-bain, il était transporté de même à la buvette et dans la salle d'aspiration, de là dans un lit. Jamais il n'a eu de crises par le fait du traitement, ce qui m'avait engagé à lui faire administrer quelques douches en pluie sur le rachis et les jambes, dont le résultat fut sans effet.

Installé dans son hôtel à un second étage, je le fis placer au rez-de-chaussée, mais de modestes promenades ou quelques tentatives pour aller dans la journée boire un verre d'eau à la source, étaient souvent suffisantes pour arrêter M. D... qui s'asseyait au premier endroit venu jusqu'à la cessation des accidents.

M. D... quitta le Mont-Dore comme il était venu, condamné

pour vivre à un repos absolu. En 1868, j'appris par une dame du Puy qu'il existait encore, ne sortait plus et se trouvait toujours dans le même état.

117ᵉ OBSERVATION.

En 1866 et 67, j'ai soigné à deux reprises, un négociant en gros de Paris : 52 ans, grand, vigoureux, ayant abusé de ses forces dans le travail et le plaisir, qui, pendant une nuit, se trouvant à la campagne, fut éveillé brusquement par une douleur déchirante et constrictive dans la région sternale gauche, avec anxiété extrême, angoisse pénible, strangulation, demi-syncope, douleur vive dans le bras gauche. Un médecin de St-Maur, appelé en toute hâte, arriva quand la vie commençait à revenir. Peu à peu le mieux est suivi de sommeil. Au lever, il ne reste plus qu'un sentiment de fatigue générale.

Revenu à Paris, il n'éprouva rien, seulement comme le malade l'explique très-bien, soit crainte, soit réalité, il n'était pas aussi sûr de lui qu'avant. Au bout de six semaines, après une journée d'agitation, d'affaires et de courses multipliées, il dîna copieusement à huit heures, se coucha à dix et fut éveillé à minuit par des symptômes semblables à la première crise, mais plus accusés. Le médecin appelé crut à une mauvaise digestion, il prescrivit du thé et une potion éthérée : l'accès se passa suivi d'éructations gazeuses.

A une attaque suivante, cinq jours après, la crise se manifesta le matin au lever ; le docteur vit bientôt qu'il avait affaire à une angine de poitrine. Supposant une maladie de cœur, le professeur Bouillaud est consulté et déclare que les organes de la circulation sont en parfait état. A la suite d'autres crises semblables, le malade s'adressa à M. Barth qui n'hésita pas à rattacher les accidents éprouvés à la maladie dont nous parlons. Ces deux célèbres médecins m'adressèrent alors M. D... au Mont-Dore.

La même nuit de son arrivée, accès très-violent attribué à la fatigue du voyage par un temps très-chaud, repos pour cette journée, deux bains de pieds sinapisés seulement ; le lendemain, trois verres d'eau minérale, aspiration de vingt-cinq minutes, deux pédiluvés au Pavillon. Pendant quatre jours rien d'insolite ; le cinquième, au point du jour, crise tellement intense que le malade est près de succomber. Suivant l'exemple de Laënnec, je pratique aussitôt une saignée sur le bras droit, le bras gauche était fort engourdi et très-douloureux. A mesure que le sang coule, la respiration prend de l'ampleur, le pouls se relève, la vie revient, le malade est sauvé pour cette fois. Dans la soirée, M. *** est très-bien, j'explore avec la plus scrupuleuse attention la poitrine et le cœur, le jeu est régulier, pas d'indices ni de préludes de maladie ; je n'en prescris pas moins, pour la nuit, une pilule calmante, plus un lavement d'assa-fœtida camphré. Point d'accidents, sommeil réparateur.

Ce traitement est continué pendant quatre soirées ; le matin, deux verres d'eau et un pédiluve ; le mieux se soutient, nous revenons alors à des séances d'aspiration de vingt à vingt-cinq minutes ; le neuvième jour, un demi-bain de César et un verre d'eau en sus ; le quinzième, il survient une poussée hémorroïdale que je considère comme de bon augure. M *** paraît avoir une santé si florissante que chacun est à lui demander ce qu'il vient faire aux eaux. Six douches sont administrées sur le rachis et les jambes ; le vingt-quatrième, M. *** quitte le Mont-Dore guéri en apparence.

Je lui fis plusieurs recommandations importantes : modération sur tous les points de manière à ne pas troubler l'innervation, surtout ne plus fumer ; peu de café, point de thé ni de liqueurs ; vu sa riche et vigoureuse constitution ainsi que la manifestation hémorroïdale, si elle était sans flux, y suppléer tous les trois ou quatre mois par une application de sangsues à l'anus et se purger souvent avec de l'aloès.

Ce qu'il y a de certain, c'est que par l'effet du traitement thermal, des évacuations sanguines et des précautions indiquées, M. *** a été grandement soulagé. Pendant quatre mois, il n'a éprouvé aucune crise sérieuse ; revenu de la campagne à Paris, ayant repris le cours de ses affaires, se mêlant au tourbillon du monde comme avant, il fut sans cesse inquiété par des accès violents.

M. *** revint l'année suivante ; le traitement fut très-simple, considérant l'état grave dans lequel il se trouvait ; il mourut, quelques mois après, dans une attaque de son angine.

Je n'ai jamais pu entrevoir dans cette perturbation morbide si grave, d'autres causes que celles qui agitaient et surmenaient outre mesure l'innervation et dont nous avons parlé, peut-être qu'une disposition hémorroïdale était aussi de la partie.

118° OBSERVATION.

En 1870, le Dr Puydebas, de Bordeaux, m'adressa le consul de *** qui, quelques mois avant, avait éprouvé deux attaques d'angine de poitrine tellement intenses, qu'il faillit succomber. Depuis cette époque, M. ***, âgé de 65 ans, maigre et faible naturellement, était devenu anémique, nerveux, inquiet, et avait toujours besoin d'une personne de confiance près de lui, craignant le retour d'accès aussi pénibles.

La poitrine et le cœur auscultés avec soin ne présentaient aucun indice de maladie, la respiration était normale, le pouls régulier, a soixante-huit pulsations. M. D... avait de l'appétit, dormait bien, seulement il était d'une faiblesse extrême.

Impossible de rattacher cette névrose à une cause autre que des douleurs rhumatismales qui se faisaient sentir par les temps froids et humides sur le trajet du nerf sciatique gauche. D'aileurs, les symptômes étaient exactement les mêmes que dans l'observation précitée ; la seule différence, c'est que les avant-bras et les poignets étaient comme contus et brisés, et non les bras, que les douleurs sciatiques étaient fortement réveillées et que la syncope paraissait dominer sur la strangulation. C'est aussi ce que j'ai constaté pendant le cours de son traitement thermal dans une crise qui ne fut pas très-intense.

Pendant huit jours, je me suis contenté de faire boire quatre demi-verres d'eau minérale, d'indiquer une séance de vingt minutes dans la salle d'inhalation et quelques bains de pieds.

Les eaux étant très-bien supportées et les forces semblant revenir, nous ajoutons un demi-bain et, plus tard, quelques douches rachidiennes ainsi que sur les jambes ; le seizième jour, il survient pendant la nuit un peu d'étonnement dans le système nerveux, ce n'était que de la surexcitation thermale imitant cependant les phénomènes d'angine de poitrine. Une potion calmante morphinée arrêta ces préludes ; les bains et les douches sont suspendus, l'eau en boisson, les aspirations et les pédiluves sont continués jusqu'au départ qui s'opéra dans les meilleures conditions. Je n'en ai pas moins appris que dans les cours de l'hiver suivant, M. D... avait succombé presque subitement à la violence d'une attaque d'angine de poitrine.

119e OBSERVATION.

Ce cas, comme les deux suivants, ont trait à des malades qui sont complétement guéris.

En 1868, un jésuite de la province de Toulouse, 28 ans, grand, fort, bilieux, fils de goutteux, arthritique lui-même, était affecté de gravelle et fut, pour cette cause, envoyé aux eaux de Vichy. Pendant l'hiver et le printemps précédent, il avait éprouvé trois accès d'angine de poitrine, un en Amérique, un autre étant à Rome, un troisième à Toulouse, enfin un quatrième à Vichy pendant qu'il était en traitement ; c'est pourquoi le Dr Durand de Lunel me l'envoya au Mont-Dore.

Ce jeune religieux qui a beaucoup de talent et de chaleur dans le discours, avait quitté l'école de Saint-Cyr pour entrer dans les ordres. Avant sa première attaque qui fut très-violente, survenue à la suite d'un long sermon débité en plein air dans les environs de New-York, M. *** avait fait la remarque qu'il lui était arrivé plusieurs fois, en descendant de chaire, de se trouver énervé, oppressé et faible, enfin qu'il lui fallait quelques heures pour pouvoir se remettre d'une douleur déchirante et constrictive qu'il ressentait derrière le sternum.

Il paraît que la crise de Vichy fut des plus intenses ; elle était attribuée à un bain dans lequel M. *** avait eu froid. Pendant son traitement au Mont-Dore, qui fut de vingt-cinq jours, il n'est survenu aucun incident à noter, si ce n'est beaucoup de sables uriques qui furent rendus sans douleur.

Au départ, j'examinai avec soin notre malade et j'affirme que dans les organes de la respiration et de la circulation, il ne se passait rien d'insolite. Jamais M. *** ne s'était mieux porté. Je l'engageai fortement à ne point prêcher de longtemps et surtout à mettre moins d'animation dans ses sermons ; mes recommandations ont été mises à exécution. J'ai appris, en 1872, par un de ses confrères, qu'il se livre maintenant au professorat et que sa santé est excellente.

120ᶜ OBSERVATION.

La belle-mère d'un membre de l'Académie de Médecine de Paris, 63 ans, nerveuse, sanguine, très-active, bon tempérament, jamais malade, éprouvait depuis quelque temps, pendant la nuit d'abord, puis le matin, des symptômes de constriction douloureuse dans la région précordiale, accompagnée de gêne dans la respiration et de faiblesse générale qui la préoccupaient d'autant plus que les accès allaient se reproduisant le jour avec dyspnée plus prononcée. Demi-syncope, les deux bras étaient comme paralysés surtout le gauche ; enfin, à chaque accès elle croyait être à sa dernière heure, tant les sources de la vie semblaient anéanties.

Après avoir consulté les médecins de sa résidence, puis à Paris MM. Depaul et Guéneau de Mussy, Mme *** vint au Mont Dore en 1868 ; je l'examinai avec soin, les poumons, le cœur et les gros vaisseaux étaient sans maladie organique, point de diathèse, la ménaupose avait disparu sans accident depuis sept à huit ans. A quelle cause attribuer une pareille perturbation nerveuse sur une constitution aussi riche et si bien conservée ? Je ne pouvais entrevoir que la suivante : c'est que Mme *** était très-affectée de l'état maladif grave d'une ses filles qui ne pouvait se terminer que d'une manière fatale.

Quoi qu'il en soit, pendant les premiers jours, les prescriptions thermales consistèrent en pratiques assez modestes, peu à peu elles furent moins circonspectes et comme le mieux se faisait sentir, alors le traitement complet fut institué et bien supporté jusqu'au vingt et unième jour ; il réussit au delà de toute espérance. Pendant l'année suivante ; à l'aide de ménagements et de quelques prises de poudre de belladone, il ne survint aucun accident sérieux. Mme *** revint à la saison suivante pour compléter sa guérison. Elle est en effet aujourd'hui entière et radicale.

121ᵉ OBSERVATION.

Le cas suivant est beaucoup moins grave que les précédents la maladie était à la période initiale et Mme *** est beaucoup plus jeune, 34 ans. Bonne organisation, grasse, fraîche, mois réguliers, deux enfants. Elle est sous l'influence d'un principe rhumatogène qui se fait sentir par instants sur les épaules et au bas des reins, d'ailleurs la santé était excellente.

Lorsqu'en novembre 1869, étant à genoux, il lui fut impossible de se relever, arrêtée par une douleur violente, constrictive et perforante, s'irradiant du bas du sternum et s'étendant à gauche à travers la poitrine, jusqu'entre les deux épaules, dyspnée anxieuse, état syncopal ; les assistants crurent à une simple faiblesse. Quelques minutes après, la vie repris son cours, seulement Mme *** resta énervée toute la soirée, éprouvant encore du malaise dans la région précordiale.

A dater de ce jour, les douleurs de rhumatoïdes des reins et des épaules disparurent ; mais ce qu'il y avait de singulier, c'est que les crises avaient toujours de la tendance à reparaître lorsque Mme *** était à genoux, et se manifestèrent ainsi à diverses reprises. Une fois renseignée par l'expérience, elle ne fit plus ses prières dans cette humble position, alors les accès devinrent plus rares, mais il s'en manifestait quelques uns pendant la nuit, et même pendant le jour, à la suite d'une longue promenade et toujours avec l'idée d'une fin immédiate.

La douleur caractéristique des bras ou du côté gauche du cou n'a été ressentie que très-légèrement.

Les docteurs Roulland et Leprestre, de Caen, consultés, jugèrent bien qu'ils avaient affaire à une névrose, mais de quelle nature, de l'hystérie ? non, de l'asthme ? encore moins, une névralgie intercostale ? peut-être ; cependant le siége est tout différent. Une maladie de poitrine ou du cœur ? les organes auscultés ne présentaient aucun signe maladif. Ils se tinrent sur la réserve un certain temps ; plus tard, croyant leur appréciation mieux fondée, ils attribuèrent les symptômes observés à une névrose de cause rhumatismale, prenant les caractères de l'angine de poitrine. Après avoir fait usage de diverses préparations antispasmodiques, ils dirigèrent Mme D... sur le Mont-Dore.

Ce diagnostic fut aussi le mien, seulement la maladie n'avait pas encore éclaté complètement ; par exemple, le sentiment d'une mort subite inhérent à cette maladie, ne faisait pas défaut.

Le traitement thermal est institué en vue d'opérer une révulsion du principe rhumatismal, et l'appeler au bas des reins et sur les épaules, ses lieux d'élections, de manière à dégager les plexus pulmonaires et cardiaques, causes immédiates de l'angine de poitrine. Vers le huitième jour, nous avions dégagé la place, la respiration était régulière, sans gêne ni douleur, et le rhumatisme se faisait sentir sur les points indiqués, lorsqu'au douzième jour, le traitement fut suspendu : le mari de Mme D... était rappelé en toute hâte en Normandie, par suite des désastres de la malheureuse guerre qui a tant affligé la France.

Ce demi-traitement n'en a pas moins été utile; Mme D...
n'a ressenti aucune crise sérieuse, seulement des ma'aises.
Revenue en 1871, comme nous en étions convenus, le traitement a été complet et a porté ses fruits. Je sais que la guérison se maintient.

122° OBSERVATION.

Ce fait, comme le suivant, ne peuvent pas être considérés comme des guérisons absolues, mais en réalité, l'amélioration est tellement manifeste que les malades n'ont rien à craindre et peuvent se livrer à leurs affaires comme avant.

Un ingénieur des mines, fort apprécié et très-connu, 52 ans, gros, court, pléthorique, assez impressionnable, un peu herpétique, occupé d'affaires nombreuses, travaillant beaucoup au cabinet, me fut adressé en 1867, par M. le Dr Gendrin, pour s'opposer au développement d'une névrose dont les symptômes annonçaient un commencement d'angine de poitrine.

Dans le cours de l'hiver antérieur à sa saison thermale, le malade avait remarqué que sa respiration semblait s'arrêter tout court, avec pression et douleur vive dans la poitrine; quand il était dans des lieux où la chaleur était grande et énervante, comme au spectacle, dans les salons ou autres réunions nombreuses, les bras étaient tombants, douloureux, et il était obligé de sortir pour retrouver le grand air, qui le remettait aussitôt, mais s'il se mettait en marche, la douleur sternale et la dyspnée revenaient ; il était obligé de s'arrêter souvent pour reprendre haleine, alors l'anxiété disparaissait, rentré chez lui, il était las et énervé.

Jamais, au milieu de ses travaux ou pendant la nuit, il n'éprouvait rien de semblable ; la marche et la chaleur des salons ont toujours été les causes déterminantes de cette singulière affection. Quelle était la cause prédisposante ? L'herpétisme ne dominait pas suffisamment l'organisme pour entacher les fonctions des plexus nerveux. Je me figure que l'ataxie pulmonaire et cardiaque provenait plutôt d'une vie sédentaire passée le tronc incliné devant un bureau et occupé d'affaires minutieuses et importantes.

Quoi qu'il en soit, M. X. vint au Mont-Dore dans cet état, fort préoccupé, comme sont tous les malades atteints d'angine de poitrine, d'une fin prochaine. Le bien-être obtenu par la cure thermale lui rendit l'espérance. En évitant autant que possible les causes des crises signalées, l'année 1868 s'est bien passée et M. X. ne fit aucun traitement. Quelques éclairs d'angine survenus en 1869, engagèrent M. Gendrin à envoyer le malade à Barèges pour y combattre l'influence dartreuse ; cette cure fut peu avantageuse. D'autres crises ayant reparu pendant l'hiver et le printemps de 1870, M. X. revint au Mont-Dore, d'où il retira un succès presque complet, ce qui l'encouragea à revenir en 1871. En vérité il était fort bien ; avec quelques précautions, on peut le considérer comme indemne aujourd'hui.

123ᵉ OBSERVATION.

Une dame habitant Paris l'hiver et l'été la campagne, soignée dans sa jeunesse par M. Récamier pour des symptômes nerveux hystériformes, me fut envoyée en 1867 par M. Cruveilhier parce que la maladie avait changé de caractère, elle se produisait par des accès d'angine de poitrine.

Mᵐᵉ *** a cinquante deux ans, elle est grande, pâle, très-nerveuse, trois enfants bien portants, menstruation disparue depuis huit ans. De dix-huit à trente ans, très sujette aux maux de nerfs sans avoir ressenti jamais la boule hystérique ; arrivée à quarante ans, elle se trouva beaucoup mieux et hors de ces atteintes, lorsque pendant une nuit d'orage, en 1866, la foudre éclata sur son habitation à la campagne. L'électricité ne lui fit aucune brûlure, ni contusion, mais soit la peur, soit l'ébranlement de l'organisme, elle perdit connaissance et on eut beaucoup de peine à lui faire recouvrer ses sens.

Depuis cette époque, l'innervation fut troublée à un tel point que plusieurs fois, après le premier sommeil, elle s'éveillait en sursaut, haletante, suffoquée par la douleur vive, déchirante et constrictive de la poitrine, le bras gauche brisé comme paralysé, avec douleur s'irradiant à la région cervicale du même côté. Pendant plus de six mois ces symptômes furent attribués à une nouvelle aberration hystérique.

Sans rejeter entièrement cette manière de voir, M. Cruveilher, consulté, n'en observa pas moins les signes d'une angine de poitrine : ajoutez à cela que la marche, surtout en montant, provoquait quelquefois pendant le jour de semblables accès.

Cette dame, fort intelligente d'ailleurs, établissait très-bien la différence qui existait entre les crises actuelles et son ancienne affection nerveuse qui ne l'avait jamais effrayée, tandis qu'à chaque accès de son angine elle croyait être à la fin de ses jours.

Aucune diathèse n'existait chez cette dame, qu'une névropathie invétérée depuis longtemps ; d'ailleurs, point de maladie organique de la poitrine ni du cœur.

Comme la faiblesse était assez marquée, le traitement minéral fut institué avec prudence, il produisit néanmoins de la tonicité sur tous les systèmes, la figure devint naturelle, les traits épanouis, le teint un peu rosé. Peu à peu les médications furent portées à la dose ordinaire et Mme *** n'a eu qu'à s'en louer. A son départ, elle sentait qu'elle n'était plus la même.

Depuis, quelques rares préludes de crises ont semblé paraître, mais sans éclat, Mme *** est revenue au Mont-Dore trois ans de suite. Elle va bien maintenant et a repris ses habitudes en s'astreignant à quelques précautions et restant le plus longtemps possible à la campagne.

Conclusions : — D'après les faits ci-dessus relatés, nous sommes disposés à conclure sans autres commentaires :

1° Que les eaux du Mont-Dore ont une action salutaire sur l'angine de poitrine, maladie si inquiétante et fort rebelle aux médications ordinaires ;

2° Que si cette névrose est sous l'influence d'un principe arthritique ou herpétique, le succès est plus certain ;

3° Que si cette ataxie pulmonaire et cardiaque est le résultat de circonstances qui ont déprimé l'organisme outre mesure, les effets du traitement sont moins assurés et peuven nuls ;

4° Que moins la maladie est invétérée, mieux les eaux agissent ;

5° Enfin que si cette névrose ne guérit pas toujours, les crises peuvent être sensiblement modifiées et pour ainsi dire annulées.

DE LA TOUX CANINE.

La toux canine, bien différente de la coqueluche est une névrose aussi singulière que bizarre ; elle existe spécialement, chez quelques jeunes filles, à l'époque de la puberté, ou chez de jeunes femmes, mais sans affection hystériforme. Comme elle est assez rare, les auteurs classiques sont à peu près muets à son égard ; en dix-huit ans, je n'en ai vu que trois cas au Mont-Dore.

Cette affection est ordinairement le résultat d'une impression morale, vive, de l'influence du froid, le corps étant en sueur, ou d'une perturbation menstruelle. Sans gravité aucune, elle disparaît habituellement après quelques mois d'un traitement antispasmodique ; cependant, elle peut persister toute la vie. Nous en connaissons un exemple à Paris. Alors rien n'est plus désagréable. Les personnes ainsi affectées sont réduites à la vie de famille, tous les rapports sociaux sont interrompus, impossible d'aller en soirée, au théâtre ou à l'église sans être remarquées et troubler les assistants.

La toux est incessante, bruyante, spasmodique, imite plus ou moins celle du chien ; quelquefois, elle est férine au début, mais elle ne tarde pas à prendre le timbre de la toux canine, seulement avec beaucoup plus de force, de manière à se faire entendre d'assez loin. Si les accès de toux sont rapprochés et violents, par l'effet des secousses et de l'ébranlement qui en résulte, l'organisme est en souffrance, les digestions ne s'effectuent plus d'une manière normale, la nutrition va diminuant, il survient de la pâleur, de la maigreur et un état nervosique plus ou moins prononcé.

C'est dans cet état que j'ai soigné une jeune fille ainsi affectée. Les deux autres malades que j'ai vus et surtout entendus ont reçu les conseils de mes confrères Richelot et Mascarel.

———

124ᵉ OBSERVATION.

Toux canine datant de trois mois, épuisement général, anémie, dysménorrhée, une cure. Guérison.

La malade qui me concerne spécialement était épuisée depuis trois mois par des quintes survenant toutes les dix minutes, avec le bruit caractéristique de la toux de chien la plus accentuée, de manière à être entendue à cinquante pas de distance, sur la promenade ou dans la rue. Elle avait dix-huit ans et une assez bonne constitution.

Sa maladie était survenue à la suite de vives contrariétés, ses règles s'en étaient ressenties, elles avaient du retard et avaient sensiblement diminué. De la pâleur anémique et des palpitations s'en étaient suivies.

A la percussion, à l'auscultation et au laryngoscope, rien d'anormal dans les voies respiratoires, le cœur seul offre un bruit de soufflet au premier temps. Triste habituellement, fuyant le monde, Mlle *** aimait les promenades à cheval dans les bois; cet exercice favorisait l'appétit et le sommeil, mais la toux persistant, le docteur Vigla engagea la mère à conduire sa fille à nos eaux.

Le traitement thermal a duré trois semaines ; sur la fin de la seconde, Mlle *** éprouve dans tout l'organisme comme une commotion générale qui ramène partout l'équilibre physiologique. La peau se ranime, le cœur est plus régulier dans ses battements, l'appétit s'en ressent, les règles paraissent, la toux est moitié moindre et très espacée, son timbre est clair, moins bruyant, il y a un peu d'expectoration, l'amélioration va chaque jour s'affermissant. Bref, Mlle *** part en très-bon état. J'ai su l'année suivante, de son médecin, que la guérison s'était maintenue.

Relativement aux deux observations de mes confrères, je sais aussi que les deux jeunes filles en question sont parfaitement guéries; elles sont mariées aujourd'hui et mères de famille.

DES NÉVROPATHIES RHUMATISMALES,
NÉVRALGIES FACIALE, INTERCOSTALE, PRÉCORDIALE
FÉMORO-POPLITÉE ET AUTRES.

Ces maladies, qui ne sont bien connues que depuis le professeur Chaussier, la *Monographie* de Valleix et quelques thèses ou articles de journaux, peuvent exister sur des régions très-différentes, mais elles se ressemblent toutes par un caractère commun et dominant : la douleur ! qui est plus ou moins vive, quelquefois intolérable, fulgurante sur le trajet de certains nerfs, revenant souvent par accès et indépendante ordinairement d'une lésion matérielle appréciable.

Les causes les plus habituelles de ces névralgies sont principalement de nature rhumatismale, ou du moins le résultat de l'impression du froid et de l'humidité; cependant, elles sont liées quelquefois à une aglobulie du sang (anémie, chlorose), et ce qu'il y a de singulier, c'est que les nerfs superficiels y sont plus exposés que les autres.

Très généralement, la douleur va en s'irradiant du nerf malade, vers les extrémités nerveuses; dans quelques cas, comme l'a fait observer M. Piorry, elle se propage du côté de sa racine.

Quand la névralgie est légère, le siége le plus ordinaire est dans le névrilème, membrane fibreuse qu'affectionne de préférence le principe rhumatismal. Si elle est plus intense, le processus morbide s'étend jusqu'au nerf lui-même, alors les douleurs sont bien plus vives, et elles deviennent déchirantes et intolérables, s'il se propage au *cylinder axis*.

Ce qu'il y a d'extraordinaire, c'est qu'au summum d'un accès, si on examine les endroits atteints, on ne voit ni rougeur ni tuméfaction. Il y a ordinairement peu de chaleur. Par la pression ou par certains mouvements, les douleurs sont ravivées et peuvent devenir pertébrantes.

Pour que les eaux soient salutaires, il faut que la maladie soit à l'état chronique ou qu'elles soient appliquées à une époque assez éloignée d'accès douloureux, enfin, qu'il n'y ait plus d'acuité ; s'il existait de l'atrophie dans les muscles et autres parties affectées, en même temps qu'une grande faiblesse et un commencement de paralysie, les eaux, très-souvent, peuvent encore être utiles.

Les névralgies que nous avons traitées le plus communément sont la fémoro-poplitée (sciatique), la trifaciale et l'intercostale; viennent ensuite les douleurs précordiales et génito-urinaires. Il en existe beaucoup d'autres, sans aucun doute. Aujourd'hui, on en observe même de viscérales.

Quoique très-douloureuses, ces névralgies sont ordinairement apyrétiques et sans gravité. Par leur persistance, elles n'en empoisonnent pas moins l'existence et peuvent affaiblir le moral au point de troubler l'intelligence et porter au suicide. Il est donc important de calmer ces névropathies. Les plus réfractaires sont celles de la tête, les sus et sous-orbitaires, celles du maxillaire inférieur et de la région précordiale.

Heureusement que ces maladies sont le plus souvent rhumatogènes. Pour cette raison, je n'en rapporterai pas d'exemples. De temps immémorial les eaux du Mont-Dore ont fait leur preuve contre le principe rhumatismal, et je crois être en droit d'assurer que si notre traitement thermal n'affirme pas la guérison, il procure dans beaucoup de cas du soulagement, éloigne les crises et diminue leur intensité.

DES MYOSOPATHIES RHUMATOGÈNES, CERVICALE, DELTOÏDIENNE, PLEURODYNIQUE, LOMBAIRE, PRÉABDOMINALE, FÉMORALE ET AUTRES.

Les douleurs musculaires de nature rhumatismale sont fort communes surtout parmi les agriculteurs, les gens de la campagne et parmi les personnes exposées aux intempéries ; autrefois, nous voyions beaucoup de ces douleurs, isolées de toute autre affection, nous n'en observons guère aujourd'hui que sur des malades des quatre ou cinq départements voisins. Les médecins de Paris par exemple, dirigent, suivant les cas, leurs consultants soit à Néris, à Bourbon, à Aix ou ailleurs, nous réservant seulement les manifestations rhumatismales, lorsqu'elles sont liées à une maladie des voies respiratoires ou de la gorge, de sorte qu'en guérissant ces dernières affections, le principe rhumatismal est plus ou moins modifié avantageusement et à la rigueur peut être anéanti.

Parmi ces myosopathies, celles que nous observons le plus ordinairement sont la deltoïdienne, la lombaire (lumbago), la pleurodynie, la fémorale, la cervicale et la préabdominale.

En général, le traitement sauf quelques dispositions idiosyncrasiques est à peu près le même : bains du Pavillon, douches liquides, boisson et sudation. Lorsque la douleur est augmentée par la percussion de la douche, nous insistons sur les bains et douches de vapeur *loco dolenti*, le bien qui en résulte se manifeste par des sueurs profuses, un dégagement de la partie douloureuse qui reprend peu à peu sa liberté d'action physiologique, et s'il existe un état de maigreur locale dans la région en souffrance, même un commencement d'atrophie, la nutrition devenant plus active à mesure que l'innervation se réveille, les muscles et les chairs sortent de leur engourdissement, les régions lésées engraissent et les malades partent très-généralement beaucoup mieux qu'ils ne sont venus.

Parmi les nombreux cas que j'ai observés, je ne puis m'empêcher d'en rapporter quelques-uns qui offrent un certain intérêt, au point de vue du diagnostic.

125e OBSERVATION

Un officier de l'armée anglaise, 45 ans, rhumatisant, mais d'un bon tempérament, aimant à bien vivre, affecté d'une angine granulée, fut envoyé au Mont-Dore pour être traité de cette affection. En même temps, des douleurs vives par instants m'étaient signalées au bas des reins et étaient attribuées à un lumbago pour lequel diverses médications locales avaient été mises en usage inutilement.

M'en rapportant à l'exposé qui m'avait été fait, je prescris un traitement mixte, lorsque le dixième jour je suis appelé en toute hâte pendant la nuit : Milord X..., étant en proie à une colique néphrétique des plus douloureuses.

Depuis quelques jours, notre malade avait déjà remarqué dans ses urines une assez grande quantité de sable et ne m'en avait pas prévenu.

Dans le moment présent, la cause de ses souffrances était de petits calculs détachés des reins qui en parcourant les urethères le faisaient horriblement souffrir ; de plus, il en existait un plus volumineux engagé dans la fosse naviculaire, ce qui l'empêchait d'uriner. Je procédai aussitôt à l'extraction de ce calcul, ce qui me fut facile. Le canal étant libre, il sortit beaucoup d'urine trouble, sablonneuse et rouge, contenant en outre six graviers, les uns oblongs comme des grains d'orge, les autres arrondis comme une graine de chenevis ; mais à la surface inégale et raboteuse, celui que j'avais extrait avait le volume d'un pois.

Après avoir calmé l'éréthisme, suite de la colique calculeuse, nous reprenons le traitement thermal avec certaines modifications ; pendant sept jours, M. X. rend énormément de sable et de petits graviers, alors les urines devenaient claires et transparentes pendant que les douleurs du prétendu lumbago disparaissaient. M. X. partit ne se sentant plus de ses douleurs de reins. L'angine s'était aussi dissipée.

Pendant trois ans, M. X. s'est bien porté et avait repris son service de major dans l'armée. En 1872, il revint au Mont-Dore parce qu'il avait de nouveau ressenti des douleurs de reins, accompagnées de l'évacuation de sable et de gravelle. Le même traitement fut appliqué avec un entier succès.

Cette observation est importante en ce sens que des graviers et des calculs rénaux, peuvent en imposer et faire croire faussement à l'existence d'un lumbago, surtout quand l'organisme est entaché d'un principe rhumatismal.

126e OBSERVATION.

Douleur cervicale simulant une maladie de la racine de la moëlle ou du cervelet.

Un médecin très-judicieux, 52 ans, rhumatisant, éprouvait depuis trois ou quatre ans, à la région cervicale en arrière, des douleurs qui, du milieu du cou, s'étendaient en haut, jusqu'aux insertions des muscles trapèze, splenius et complexus. Cette pathogénie était survenue à la suite de refroidissements successifs, exposé au vent, au froid, à la pluie, étant à cheval ou dans une voiture découverte. Peu accentuées d'abord, ces douleurs devinrent plus vives surtout par les changements de température ; les mouvements du cou étaient gênés, principalement la rotation, tellement que ce confrère tenait sa tête droite et raide sans aucun mouvement, comme un soldat à l'exercice, afin d'éviter des douleurs et surtout des craquements qui l'inquiétaient dans les articulations des deux premières vertèbres et de l'atlas avec les condyles de l'occipital. Ce bruit était facilement entendu par le médecin qui observait le malade, et ce dernier croyait avoir une maladie réelle du bulbe rachidien ou du cervelet.

Plusieurs vésicatoires, des ventouses, un séton furent appliqués sans avantage. Enfin M. X. vint au Mont-Dore, mais ce ne fut pas sans crainte. Bref, les bains du Pavillon, les douches sur la nuque et dix à douze minutes passées chaque matin dans les cabinets de vapeur, firent disparaître en vingt et un jours cette maladie; les muscles avaient acquis de la souplesse, leur contraction était sans douleur et la synovie était revenue dans les articulations, il ne fut plus question de craquements.

Ce docteur est venu deux ans de suite au Mont-Dore. Depuis il se porte bien et voit ses malades comme autrefois.

J'ai vu souvent des douleurs de cette nature, mais à des degrés différents, les unes étaient le résultat de l'impression du froid humide, de courants d'air, les autres étaient survenues par des refroidissements, la nuit les épaules et les bras se trouvant hors des couvertures; d'autres fois, la douleur, comme paralytique, était l'effet d'un coup, d'une chute de voiture, enfin d'une cause traumatique.

Tantôt la douleur est circonscrite dans le deltoïde, tantôt elle s'étend jusqu'au nerf circonflexe et même à l'articulation de l'épaule, alors le bras est pendant, impossible de le lever, de le porter à la tête; le malade ne peut prendre les manches de son habit sans un aide, et ce qu'il y a de remarquable, c'est que les douleurs sont plus accentuées la nuit que le jour.

Je pourrais, sur ce sujet, rapporter beaucoup d'observations heureuses. Je me bornerai à trois, dans lesquelles il y avait un commencement d'atrophie.

___

127ᵉ OBSERVATION

Myositis deltoïdien chronique, impossibilité d'élever le bras, commencement d'atrophie du muscle deltoïde, une cure thermale. Guérison.

Un propriétaire agriculteur de l'Allier, quarante-cinq ans, bon tempérament, n'ayant jamais eu de maladies sérieuses, fut mouillé et trempé jusqu'aux os en allant à une foire voisine ; où il passa la journée sans changer de vêtements, et exposé à un vent froid. Le soir et le lendemain il fut tout courbaturé, mais ce qui l'ennuyait spécialement était une douleur sourde, contusive dans l'épaule gauche : il ne lui était pas possible de mouvoir le bras et surtout de l'élever sans de vives souffrances.

Il resta dix à douze jours dans cet état, appliquant tout simplement une couche de laine grasse, *loco dolenti*, sans éprouver aucun soulagement, d'ailleurs il sortait encore autour de son habitation, son bras mis dans une écharpe. Les souffrances, loin de se dissiper, persistèrent, avec exacerbations la nuit. Un médecin, consulté, ordonna des embrocations avec un liniment calmant ; plus tard, deux vésicatoires furent appliqués. Les douleurs diminuèrent un peu, mais l'épaule, toujours engourdie, ne permettait aucun mouvement ; peu à peu, les muscles allaient s'atrophiant, lorsque cinq mois après l'invasion du myositis, M. X... fut envoyé au Mont-Dore.

Les bains et les douches du Pavillon, les bains et les douches de vapeur calmèrent promptement le malade. Les douleurs diminuèrent de jour en jour, pendant que la souplesse devenait plus facile. On voyait aussi le bras et l'épaule reprendre de la vie, les chairs se raffermir, enfin le bras recouvrer ses mouvements ; le deltoïde, muscle le plus malade, devint libre. La guérison fut complète le vingt-et-unième jour.

128ᵉ OBSERVATION.

M. ***, cinquante ans, gros et gras, forte organisation, tombe en versant d'une charrette de chasse, sur l'épaule gauche ; il en résulte une contusion énorme, avec douleur violente ; impossibilité d'exécuter le moindre mouvement ; les assistants croient l'épaule cassée ou démise, un médecin déclare que non. Des compresses d'arnica sont appliquées aussitôt : une large ecchymose se produit ; on met des sangsues ; frictions d'eau-de-vie camphrée. Le malade est un peu soulagé, mais la douleur deltoïdienne persiste ; les mouvements de l'épaule sont pour ainsi dire impossibles ; les muscles s'atrophient. C'est dans cet état, que trois mois après M. *** vint au Mont-Dore.

Un traitement analogue à celui du malade de l'observation précédente est prescrit, il produit d'aussi bons effets. La guérison était complète le vingtième jour.

129ᵉ OBSERVATION.

Dans le cas présent, non-seulement les muscles de l'épaule droite sont atrophiés, mais aussi ceux du bras. Depuis quatre mois, Mᵐᵉ X... porte son bras en écharpe, elle ne peut s'en servir aucunement, et elle attribue sa paralysie, comme elle l'appelle, à des refroidissements successifs, qu'elle ne croit être autres que l'impression du froid, la nuit les bras et les épaules étant hors des couvertures. D'ailleurs pas de rhumatisme ni aucun autre principe diathésique.

Non-seulement je fais baigner et doucher cette dame au Pavillon, mais l'épaule est massée, frictionnée ; la synovie faisant défaut dans l'articulation, le bras est tiré, et des mouvements sont exécutés en différents sens.

Pendant les premiers jours, la douleur augmente, mais la peau du bras devient chaude, rosée et turgescente, ce que je considère comme de bon augure ; alors, les douches liquides sont suspendues et remplacées après le bain par des douches de vapeur.

Vers le milieu du traitement, une amélioration notable se manifeste, les chairs sortent de leur engourdissement, la nutrition semble revenir, les douleurs sont presque nulles, la malade peut, sans aucun secours, exercer quelques mouvements. Peu à peu, l'action des muscles atrophiés se réveille davantage ; enfin, la vie se révèle dans le membre, au point que vers le vingt-cinquième jour Mme X... peut porter son bras à la tête et s'en servir presque aussi bien qu'autrefois.

Ajoutons en terminant, qu'avant de venir au Mont-Dore, Mme X... avait suivi divers traitements locaux excitants et révulsifs sans le moindre avantage, pas même quatre séances d'électricité.

DE LA PLEURODYNIE.

Cette affection, qui a spécialement son siége dans les muscles intercostaux, est le plus ordinairement de nature rhumatogène, et résulte de l'impression du froid, de l'humidité ou des courants d'air ; quelquefois cependant, elle dépend d'une cause traumatique, et les parties contuses font appel au principe rhumatismal.

Il n'est pas toujours facile de distinguer la pleurodynie de la névralgie intercostale. Dans le premier cas, la douleur est particulièrement fixée sous le sein dans la région précordiale, occupant une plus large surface, tandis que la douleur de la névralgie est plus limitée, avec le doigt on peut suivre son parcours sur le trajet du nerf affecté au bord inférieur des côtes. La douleur est aussi plus vive dans la névralgie ; dans les deux cas, par la pression ou de fortes inspirations, elle augmente sensiblement, autrement, l'une et l'autre affection, à l'état chronique, sont apyrétiques et, règle générale, sans danger.

La pleurodynie peut cependant, par la continuité des douleurs, s'étendre en profondeur, agacer, irriter la plèvre et déterminer une pleurésie. Pour cette raison, notre traitement thermal est d'une grande utilité, soit pour guérir la pleurodynie ou du moins l'atténuer au point de ne pouvoir nuire. Comme preuves, nous pourrions rapporter beaucoup d'observations heureuses, surtout chez les habitants des campagnes.

Les deux exemples suivants, concomitants de complications sérieuses, peuvent servir seuls de démonstration ; le traitement est d'ailleurs le même que pour les myosopathies relatées ci-dessus.

130ᵉ OBSERVATION

Pleurodynie très douloureuse, concomitante d'un asthme bronchique, douleurs rhumatismales. Guérison.

Un chef d'escadron de hussards me fut adressé en 1872, par le Dʳ Thomas, de Tours, parce qu'il était atteint d'un asthme bronchique et qu'en dehors des accès, il ne pouvait respirer sans éprouver une douleur vive dans le côté droit de la poitrine, depuis le sein jusque vers le sommet du scapulum.

Couvert de douleurs rhumatismales vagues, contractées en Afrique, couchant souvent dehors ou sous la tente, il était raide et impotent des membres, le matin, toussant, crachant et suffocant. Une fois dégourdi et la poitrine vidée, l'insolation le remettait et il pouvait faire son service.

Pendant notre malheureuse guerre de 1870 à 1871, ayant passé plus d'une nuit sur la neige ou sous des hangars, exposé à tous les vents, le principe rhumatismal se fixa particulièrement sur le point de la poitrine ci-dessus indiqué, la bronchite et l'oppression n'avaient point augmenté, mais la douleur de côté était si violente, qu'il fut obligé de se faire soigner pendant quinze jours. A peine remis, il reprend son service ; bref, étant à Tours, il souffre tellement à chaque inspiration, qu'il est obligé de demander un congé. Alors le Dr Thomas l'envoie au Mont-Dore.

Impossible de constater autre chose dans la poitrine que le râle muqueux et sibilant de la bronchite ; rien au poumon ni à la plèvre ; en touchant les muscles intercostaux et en pressant un peu, la douleur augmente sensiblement sur tout le trajet des muscles intercostaux.

Ce brave militaire est baigné et douché d'abord au pavillon Saint-Jean, prend ensuite des douches de vapeur *loco dolenti*, respire vingt-cinq à trente minutes dans les salles d'aspiration, boit quatre verres d'eau ; trois semaines après, il part guéri de sa bronchite et de sa pleurodynie. Je l'engage à porter habituellement, sur tout le côté malade, une feuille de papier Fayard, et, en hiver, une peau de chat camphrée ; enfin, à éviter autant que possible toutes les causes de rhume et de rhumatisme.

131ᵉ OBSERVATION.

**Pleurodynie, suite de pleurésie droite, persistance de la
douleur de côté, douleurs rhumatismales. Guérison.**

Le marquis D..., habitant les environs de Laval, fut envoyé au Mont-Dore en 1867, par le docteur Grisolle. Ce
malade a cinquante-deux ans, il est grand, fort, a chassé
beaucoup, et éprouvait, par les temps froids et humides, des
douleurs articulaires qui ne l'obligaient pourtant pas à garder le repos. En 1865, M. D... est atteint d'une pleurésie
droite très intense; deux fois les médecins ont délibéré si on
ne ferait pas la thoracentèse; peu à peu, l'épanchement a été
résorbé, enfin la guérison survint après deux mois de maladie.

Il n'en resta pas moins dans le côté malade une douleur
augmentant pendant l'inspiration, qui fut attribuée à quelques adhérences néo-membraneuses; cependant, la douleur
était plus vive par les changements de temps, et M. D...
ne ressentait plus son rhumatisme dans les articulations.

A l'époque où je vis le malade, deux ans et demi après,
malgré la plus scrupuleuse attention, je ne pus découvrir
aucune maladie interne dans la poitrine, peut-être pouvait-il
exister quelques adhérences, dans tous les cas, elles étaient
impossibles à constater. Ce qui était certain, c'est que par la
plus légère pression sur les muscles intercostaux, presque
tout le côté droit devenait aussitôt fort douloureux; ce signe
est plutôt caractéristique de pleurodynie que d'adhérence.

Comme d'autre part l'affection rhumatismale ne se faisait
plus sentir ailleurs depuis plus de deux ans, je fus de l'avis
du savant professeur· Grisolle; nous avions affaire à une
pleurodynie, concomitante probablement d'une névralgie intercostale, ce qui, en pareille occurence, est assez difficile à

distinguer. Heureusement que pour notre traitement thermal, cette distinction n'a pas une grande importance.

Le marquis D... est soigné à peu de différence près comme le chef d'escadron ci-dessus ; le résultat a été aussi heureux. Au départ, guérison complète sans douleur dans le côté ; je conseille les mêmes précautions. J'ai su que depuis son traitement thermal, aucune douleur n'avait reparu dans les parois de la cage thoracique.

J'ai vu souvent la pleurodynie se compliquer de pathogénie, du côté des principaux organes de la respiration ; alors les malades étaient soignés avec beaucoup plus de circonspection, surtout si le cœur ou les gros vaisseaux étaient entrepris ; eh bien ! même dans ce cas, si la pleurodynie était sous l'influence d'une cause rhumatismale, ordinairement une amélioration réelle se manifestait. Quant aux pleurodynies simples, sans complication, la guérison a été presque toujours la règle.

DE L'ARTHRITE CHRONIQUE ET DE SES CONSÉQUENCES,
RAIDEUR DES JOINTURES, ANKYLOSE,
ÉPANCHEMENTS DE SYNOVIE, ENGORGEMENT DES
SURFACES ARTICULAIRES, TUMEUR BLANCHE, CARIE,
ABCÈS FISTULEUX, ETC.

C'est dans l'excellent ouvrage publié en 1853, par mon ami Bonnet de Lyon, un des plus éminents chirurgiens de notre époque, enlevé trop tôt à la science et à l'humanité, que l'on trouve les notions les plus précises sur ces maladies et les moyens les plus efficaces pour y remédier.

Malheureusement, beaucoup d'entr'elles sont au-dessus des ressources de l'art, parce qu'une disposition générale diathésique les produit ou les entretient. Les deux causes les plus ordinaires sont l'influence du principe scrofuleux ou du rhumatisme.

Au début de l'arthrite chronique, les eaux du Mont-Dore sont d'une importance extrême pour combattre ces deux diathèses, la dernière surtout; de même, après un traitement local topique, chirurgical ou orthopédique, une fois maître en apparence de la lésion, les effets sont aussi avantageux pour consolider le bien obtenu, fortifier l'organisme, et s'opposer au retour de la maladie ou de ses conséquences. Bonnet était tellement convaincu de la puissance d'une médication générale en pareil cas, que, les circonstances le permettant, il ne manquait jamais de conseiller les bains de mer, les eaux sulfureuses ou les eaux alcalines ; il considérait même ces dernières comme donnant des résultats plus satisfaisants.

Nous observons encore, à chaque saison thermale, un certain nombre de ces maladies avec des nuances variées, moins cependant qu'autrefois. Depuis quelques années, les eaux de la Bourboule et de Saint-Nectaire sont considérées comme plus spéciales. Le fait est-il bien certain ? Je ne saurais répondre. Ce qu'il y a de fondé, c'est que maintenant au Mont-Dore, comme du temps de M. Bertrand, chez les enfants, les jeunes filles lymphatiques et les rhumatisés, les résultats sont aussi favorables, de même pour les névropathies rhumatismales. Nous croyons inutile d'en rapporter des exemples, tant la notoriété, depuis des siècles, est acquise sous ce rapport à cette station thermale.

DE LA COXALGIE ET DE LA LUXATION SPONTANÉE.

La coxalgie est une maladie très grave, qui consiste dans l'inflammation de l'articulation coxo-fémorale, se terminant moins souvent qu'on ne le prétendait il n'y pas encore longtemps, par une luxation dite spontanée, mais pouvant donner lieu aux plus grands désordres des surfaces articulaires, si l'affection n'est pas soignée avec beaucoup d'attention dès le début. En effet, non-seulement le membre s'atrophie, mais les cartilages se ramollissent, avec destruction des ligaments, carie des os, abcès et autres dégénérations.

C'est spécialement dans l'enfance et la jeunesse qu'on observe cet état pathologique, surtout si l'organisme est entaché de scrofulose et de rhumatisme ; alors, par l'effet du gonflement des cartilages articulaires et quelquefois de la paroi osseuse du cotyle, le ligament rond s'engorge, le tissu cellulo-adipeux interne se tuméfie, le bourrelet cotyloïdien se relâche, la cavité se remplit de fongosités ou d'épanchement, la tête du fémur peut être repoussée peu à peu au dehors, le bassin prend une position vicieuse, le membre s'allonge ou se raccourcit, il survient de la claudication avec douleur dans la région de la hanche, s'étendant jusqu'au genou, et, si l'on n'y prend garde, la luxation va bientôt s'effectuer, soit par le progrès naturel de la maladie, soit par un mouvement inopportun.

De toute nécessité, il faut alors avoir recours à la chirurgie pour remettre dans leur situation normale les surfaces articulaires, et savoir les maintenir par le repos, la gouttière de Bonnet de Lyon ou autres appareils appropriés, sous peine de voir les malades être estropiés pour toujours, et surtout d'éviter la carie ou des abcès qui peuvent conduire à la fièvre hectique et à une terminaison funeste.

C'est dans la première période de cette maladie ou après un traitement chirurgical très méthodique, que l'intervention thermale est utile, surtout si la coxalgie est de cause rhumatismale. Une fois la luxation produite, il est difficile de comprendre que les eaux seules puissent remettre les surfaces articulaires en place; cependant Michel Bertrand, édition 1823, rapporte deux exemples de coaptation spontanée qui paraissent péremptoires, et il ne semble pas y avoir eu erreur de diagnostic. A la vérité, ces luxations étaient de cause externe.

Pour mon compte, je n'ai jamais vu de cas semblables. Par exemple, j'ai traité avec succès dix-huit à vingt coxalgies sans luxation effectuée, il y avait seulement tuméfaction de la hanche, douleur articulaire s'étendant au genou, amaigrissement ou atrophie du membre, allongement ou raccourcissement suivant l'inclinaison du bassin, le pied n'étant pas encore dévié. Un degré de plus, la luxation se serait opérée.

Le plus souvent c'est en haut et en dehors, sur l'ileum ou vers le trou obturateur, que la luxation s'effectue. Dans le premier cas, adduction, tuméfaction de la hanche, saillie du trochanter, raccourcissement du membre, le genou et le pied sont déviés en dedans ; dans le second, abduction, tumeur vers la fosse obturatrice, dépression de la hanche, allongement du membre, pied tourné en dehors. Chaque fois que j'ai rencontré ces symptômes, je n'ai pu obtenir des eaux qu'un certain degré de tonicité locale et générale, et quelquefois un peu plus d'étendue des mouvements. Je vais plus loin ; si la luxation est ancienne et la fausse articulation bien établie, rien ne serait plus imprudent que d'en tourmenter les rapports par des tiraillements, des attouchements ou des massages. Dans bien des cas, cès manœuvres ne pourraient qu'être nuisibles et développer des accidents inflammatoires de la plus haute gravité.

Il n'en est pas de même lorsque les os ont encore conservé leurs rapports naturels. Je vais en rapporter plusieurs exemples.

———

132ᵉ OBSERVATION.

Coxalgie rhumatismale sans luxation effectuée. Allongement du membre. Claudication, tuméfaction de la hanche. Deux Cures thermales. Guérison après la première.

Un jeune homme fort et bien constitué, 20 ans, va par un temps très-chaud, à une fête de village; en revenant, fatigué et tout en sueur, il s'assied au bord d'un pré où il s'endort pendant une heure. Au réveil, il se sent engourdi, revient cependant à pied chez lui et passe une bonne nuit.

En se levant, il éprouve une gêne douloureuse dans le genou et l'articulation coxo-fémorale du côté droit; il n'en vaque pas moins à ses travaux de bureau et reste huit jours dans cet état.

Le médecin consulté ordonne le repos, des frictions avec un liniment ammoniacal camphré; les douleurs et la claudication persistent au même degré. Deux vésicatoires n'ont pas un meilleur résultat.

Trois mois après, ce jeune homme est envoyé au Mont-Dorc. Ne constatant pas de déviation du pied, mais seulement de l'allongement apparent par rapport à l'inclinaison du bassin, légère abduction avec flexion, je diagnostiquai une coxalgie rhumatismale, avec tendance à la luxation. Le traitement a démontré que je ne m'étais pas trompé : les bains, les douches de vapeur, l'eau en boisson, ont si bien agi sur ce jeune homme, que l'arthrite a disparu en même temps que la douleur ; la tête du fémur, évidemment repoussée, mais encore en place, était rentrée dans sa cavité, l'allongement n'existait plus, de même que l'inclinaison du bassin.

Je recommande à ce jeune homme, une fois rentré chez lui, un mois de séjour la nuit, dans la gouttière de Bonnet ; après cette dernière épreuve, la guérison était complète ; pour plus de sûreté, il revint l'année suivante ; depuis, il s'est toujours bien porté.

<hr>

133ᵉ OBSERVATION..

Constitution scrofuleuse et arthritique. Coxalgie suivie de luxation spontanée. Réduction par Bonnet de Lyon. Envoi au Mont-Dore pour remédier à la faiblesse locale et générale, dyménorrhée.

Une demoiselle de la Suisse, pâle, lymphatique, dysménorrhéïque, fille de goutteux, ayant eu, dans son enfance, des glandes au cou et des écoulements auriculaires, sujette à des douleurs arthritiques, attribuées à la croissance, fait une chute sur la hanche gauche, qui produit une douleur contusive, et de la difficulté dans la marche. Peu à peu l'appel du rhumatisme se fait dans l'articulation coxo-fémorale qui devient douloureuse, le genou ne l'est pas moins ; le membre se porte dans l'adduction et se fléchit sur le bassin.

Traitée de la manière ordinaire : repos, vésicatoires, cautères, la luxation ne s'opère pas moins vers l'os iliaque. C'est dans cet état que Bonnet procède à la réduction et immobilise le membre dans sa gouttière pendant cinq mois. La guérison est la conséquence de ce traitement. A la saison thermale suivante, il envoie cette demoiselle au Mont-Dore pour fortifier l'articulation, tonifier l'organisme en général, et régulariser le flux de chaque mois d'une manière plus assurée.

La hanche n'est plus déformée, la longueur du membre est la même qu'à droite, Mlle... marche sans boiter ; cependant, après une promenade assez longue, elle éprouve une certaine douleur qui s'exaspère quand le temps est humide et froid, ainsi qu'aux époques menstruelles, qui d'ailleurs sont fort irrégulières et durent vingt-quatre ou trente-six heures.

Cette jeune malade est baignée et douchée avec prudence ; pendant les premiers jours elle boit quatre demi-verres d'eau minérale, ensuite elle va aux bains et aux douches de vapeur, alternativement, dans le but d'éviter la percussion douloureuse de la douche liquide. Bref, elle gagne en forces et en vitalité de jour en jour ; la marche devient plus sûre, sans fatigue, les règles ont coulé trois jours, ce qui n'était jamais arrivé.

Au départ, rien autre qu'un retour véritable à la santé ; guérison complète.

134e OBSERVATION.

Luxation spontanée iliaque, effectuée depuis plus de quarante ans. Douleurs rhumatismales. Fausse ankylose. Marche difficile et pénible. Grande souplesse acquise par le traitement.

Un notaire du Loiret, 55 ans, est envoyé au Mont-Dore pour se soigner d'un vieux catarrhe, avec oppression asthmatique; depuis quarante ans, il est sujet à des douleurs rhumatismales au bas des reins, dans les genoux et surtout dans la région de la hanche droite ; il boite beaucoup, marche péniblement, s'enrhume facilement en hiver, et se trouve alors assez oppressé; d'ailleurs les autres fonctions importantes de l'économie s'exercent d'une manière normale.

Tout en soignant son catarrhe, voyant que la hanche est déformée, que la cuisse et la jambe sont atrophiées, j'engage M. X... à se baigner et à prendre des douches en pluie sur les reins, la hanche, et les membres inférieurs. Je l'envoie même aux douches de vapeur; il se trouve très-bien de son traitement pour la poitrine, se loue de la salle d'aspiration et boit quatre verres d'eau minérale. Ce qui l'étonne davantage, c'est qu'il ne souffre plus de ses douleurs de la hanche, que les mouvements sont plus souples et plus étendus; enfin, qu'il peut marcher plus longtemps et plus facilement. Aussi, à son départ, il se propose bien de revenir l'année suivante ; ce projet est mis à exécution avec non moins d'avantages; M. X... reste trois ans très-bien, sans faire aucun traitement, il revient en 1872, autant pour sa hanche que pour son catarrhe et obtient un aussi bon résultat qu'en 1868 et 1869.

135ᵉ OBSERVATION.

Coxalgie droite, considérée comme une luxation spontanée suite de rougeole. Lymphatisme. Une cure thermale. Guérison.

Une petite fille des environs de Limoges, 12 ans, assez développée pour son âge, lymphatique, fut affectée d'une rougeole bénigne ; très mal soignée pendant la convalescence, l'enfant sortit trop tôt, par un temps froid et humide, en février 1865 ; sept à huit jours après, elle ne pouvait marcher sans éprouver des douleurs dans la hanche droite ; elle n'en continua pas moins ses sorties jusqu'au moment où elle fut arrêtée par une claudication des plus douloureuses ; il fallut des béquilles. On plaça un vésicatoire, ensuite des cautères autour de l'articulation ; la coxalgie n'en suivit pas moins sa marche, le membre semblait s'allonger et se porter dans l'abduction ; un parent médecin me la conduisit au Mont-Dore dans cet état.

Après un examen fort minutieux, j'exposai à mon confrère que le principe morbilleux n'ayant point été éliminé suffisamment, il avait été appelé sur l'articulation malade à droite, par l'effet de l'impression de l'humidité froide ; mais que bien pénétré de la véracité des doctrines modernes, sur la coxalgie, j'étais convaincu que la luxation n'était point encore effectuée et que la tête du fémur devait se trouver vers l'échancrure du bourrelet cotyloïdien, en rapport encore avec le cotyle, à la vérité sur le point de l'abandonner pour se diriger vers la fosse ovale ; enfin, que très-probablement je lui guérirais sa petite malade.

Mon honorable confrère, peu crédule, s'obstina à me soutenir le contraire, s'appuyant sur d'anciennes raisons classiques qui, j'en conviens, ont aussi leur valeur. Comme conclusion finale, il m'accorda que si la guérison se réalisait, il croirait à ce qui a été révélé sur cette grave maladie par Bonnet, Valette de Lyon, Follin Martin, Collineau et les célébrités chirurgicales du jour.

Je ne fus point trompé dans mon attente, la petite malade guérit parfaitement, elle partit du Mont-Dore sans boiter, le membre avait repris sa forme et sa direction naturelle, sa santé générale ayant gagné. Pour plus de sûreté, se coucher pendant trois mois dans la gouttière de Bonnet, quelques promenades le jour, sans secousses, usage des amers et des dépuratifs; à ces conditions, cette jeune fille s'est très bien portée, il n'a plus été question de coxalgie ni de luxation.

Nous bornerons là nos observations sur ce chapitre, bien persuadé que nos eaux peuvent souvent prévenir ou arrêter des difformités aussi désagréables que pénibles. En effet, quand la coxalgie ne tue pas, elle conduit infailliblement à l'impotence ou à la claudication affreuse et caractéristique des déhanchés.

DES MALADIES DES VOIES DIGESTIVES, GASTRALGIE, ENTÉRALGIE, DYSPEPSIE, DIARRHÉE CHRONIQUE.

Parmi les maladies des voies digestives, celles que nous observons le plus ordinairement sont les gastro-entéralgies, les dyspepsies et la diarrhée chronique ; encore sont-elles presque toujours concomitantes de pathogénies des voies respiratoires ou gutturales. Quand elles sont simples, isolées de toute autre affection, nous n'en voyons que sur les personnes qui accompagnent, autrement ces malades sont envoyés à des eaux considérées comme plus spéciales, telles que Vichy, Pougues, Plombières, Royat, etc. ; cependant, nous ne pouvons dissimuler que dans certaines circonstances, les eaux du Mont-Dore ont une influence réelle, surtout si ces affections sont liées à un principe rhumatogène ou herpétique. Dans tous les cas, elles dépendent plutôt d'un trouble de l'innervation gastro-intestinale que d'une lésion de texture.

Rien de plus fréquent que la dyspepsie et les gastro-entéralgies, névroses qui, quelquefois encore, sont confondues avec la gastrite chronique et offrent autant de nuances et de bizarreries dans leurs crises qui sont rémittentes ou intermittentes, qu'il y a d'individus affectés. Chez les uns c'est une douleur épigastrique ou abdominale, avec un sentiment de pression ou de constriction ; chez d'autres, un ballonnement avec une distension gazeuse ; ailleurs c'est une anxiété pénible avec nausées douloureuses et pyrosis; la douleur peut s'étendre à la région dorsale, dans certains cas elle se fait sentir sur ce point particulièrement.

Ordinairement, les crises augmentent deux ou trois heures après avoir mangé. Si le malade rend quelques gaz, il est soulagé, mais il n'a pas toujours cette chance ; alors des borborygmes surviennent, souvent accompagnés de coliques sourdes, et si des selles ne s'en suivent pas, les malades sont le plus souvent constipés, le malaise est extrême; enfin, si pendant longtemps les digestions restent lentes, difficiles, pénibles, les personnes ainsi affectées deviennent sombres, moroses, mélancoliques ou hypochondriaques.

Ce qu'il y a de singulier dans ces sortes de névroses, c'est que l'appétit, bien que capricieux, est généralement conservé ; par instants même, il est porté jusqu'à la voracité, et les aliments qui paraissent les plus indigestes sont ceux qui conviennent le mieux à certains instants donnés. Enfin, il y a rarement de la fièvre, aussi la durée de ces affections, quoique très-variable, peut exister à des degrés divers, pendant nombre d'années, et quelquefois pendant toute la vie, sans que les malades soient trop affaiblis, quoique souvent valétudinaires.

On remarque encore que ces névroses affectent de préférence la jeunesse et l'âge adulte, plutôt les femmes que les hommes et les individus nerveux à impressions vives. Joignez à ces prédispositions les veilles, les travaux exagérés du cabinet, des abus de régime et de la vie. Les gastro-entéralgies, les dyspepsies se déclarent, surtout s'il existe un principe rhumatogène, herpétique ou hémorrhoïdal; c'est dans ces derniers cas surtout, que nous avons constaté un grand bienfait des eaux du Mont-Dore.

DE LA DIARRHÉE CHRONIQUE ET CATARRHALE.

Dans cette maladie, la muqueuse est plutôt affectée dans sa texture, les villosités, les glandes de lieberkun et les follicules mucipares sont plus ou moins tuméfiés, congestionnés et sécrétant une quantité de liquide bien plus considérable que dans l'état normal. Chez les sujets ainsi atteints, l'absorption étant moindre que la sécrétion, ils sont obligés d'aller au siége plusieurs fois par jour; ils sont en général amaigris, parce que la nutrition est en souffrance.

Tantôt l'altération anatomique existe dans l'intestin grêle seulement, d'autres fois dans le gros intestin, souvent les deux portions digestives et ejectives sont affectées en même temps. Ce flux muqueux, très-rebelle, passe et revient par l'effet du moindre écart de régime, de l'ingestion d'une boisson glacée, de l'impression de l'humidité et d'un simple refroidissement des pieds. Les enfants, dans le jeune âge et surtout à l'époque de la dentition, y sont très-sujets ; on l'observe aussi chez les étrangers, dans le premier temps de leur séjour à Paris, à Londres ou autres grandes villes, et on accuse l'eau, bien qu'il y ait des causes diverses.

Ce qu'il y a de certain, c'est que très-souvent, pendant les grandes chaleurs d'août, nous voyons venir des malades de Vichy, qui, après y avoir suivi un traitement thermal, sont atteints d'un flux intestinal exhubérant qui les ennuie et surtout qui les affaiblit beaucoup. Cette espèce de cholérine ne résiste pas à nos eaux : en deux ou trois jours, elle disparaît. Les anciens inspecteurs de Vichy, MM. Prunelle et Petit, étaient tellement convaincus à cet égard, qu'en présence d'évacuations ainsi répétées, ils ne manquaient pas d'envoyer ces malades au Mont-Dore. M.

Willemin suit aujourd'hui cette tradition et s'en trouve bien. En boisson, le fer, l'arséniate de soude et les chlorures sont très-probablement les substances qui agissent avec le plus d'efficacité ; les bains font un appel prompt et vif sur la peau, de manière à opérer une forte révulsion.

Les douches ascendantes sont d'une importance majeure sur la muqueuse, enfin l'air pur et tonique des montagnes doit contribuer à fortifier l'organisme.

Parmi les observations recueillies à cet égard, j'en trouve trois qui méritent d'être rapportées.

136e OBSERVATION

Diarrhée chronique datant de cinq ans, constitution détériorée, une seule saison. Guérison.

Un marchand de bois du département de l'Yonne, quarante cinq ans, tempérament mixte, point de diathèse apparente fût envoyé au Mont-Dore en 1868 par M. Denis, ancien médecin de la préfecture de police. M. X. est assez ordinairement valétudinaire ; bien qu'il eut de l'appétit, les digestions étaient si promptes et si mal faites, accompagnées de fréquents borborygmes, qu'il allait cinq à six fois par jour au siége et rendait des matières souvent à demi digérées, de sorte qu'il était assez amaigri, de plus il ne pouvait voyager sans être incommodé d'avantage, ce qui le gênait fortement dans ses affaires de commerce, enfin le froid, surtout aux pieds, augmentait ses déjections.

C'est dans cet état que je vis M. X. Prescriptions : trois demi-verres d'eau minérale d'abord, bains à 34°, douches ascendantes de deux jours l'un, régime de l'hôtel, sans fruits ni de pâtisserie.

Vers le cinquième jour, deux selles au lieu de cinq, presque point de borborygmes, digestion et sommeil meilleurs, l'eau à boire est augmentée d'un demi-verre, douches ascendantes deux jours de suite, repos le troisième, l'amélioration continue, le ventre est moins ballonné, plus ferme, comme le dit le malade, les évacuations ont lieu après la douche du matin et une fois le soir, mais les matières sont liées.

Vers le douzième jour, selles seulement après la douche, rien dans la journée, ce qui n'était pas arrivé depuis cinq ans. A dater de ce moment, la régularité des évacuations a lieu seulement le matin, très rarement une seconde fois. M. X. part le vingt et unième jour, satisfait et guéri.

137ᵉ OBSERVATION

Une dame Anglaise vint au Mont-Dore en 1870, accompagnée de sa fille ; la mère avait une laryngo-bronchite, je ne doutais pas que les eaux lui seraient salutaires. Quant à Miss ..., qui était affectée d'une diarrhée catarrhale depuis trois ans, son docteur lui avait dit que peut-être les eaux du Mont-Dore pourraient lui être utiles, qu'il fallait, sous ce rapport, consulter le médecin de l'établissement.

D'après ce que j'avais observé dans des circonstances à peu

près analogues, je ne vis aucun inconvénient à essayer avec prudence, d'autant plus que Miss ... était fort ennuyée de se présenter quatre à cinq fois par jour à la garde robe. Deux heures après avoir mangé, il survenait des borborygmes incessants, suivis d'un besoin irrésistible d'aller. Peu de matière chaque fois, beaucoup de mucosités et de gaz.

Bien entendu que la nutrition était en souffrance, cette jeune fille, qui avait 23 ans, était longue, maigre, assez anémique et dysménorrhéïque. Une foule de traitements pharmaceutiques avaient été enployés en Angleterre sans succès.

Je conseillai trois demi-verres d'eau minérale, des bains et des douches ascendantes, en recommandant qu'après avoir rendu la première douche, il fallait en reprendre une seconde et la garder le plus longtemps possible, afin d'agir sur la muqueuse pour en modifier sa texture maladive.

Ce traitement produisit un effet tellement remarquable, qu'en huit jours ce flux muqueux fut arrêté, de même que les selles et le roncus gazeux, très-désagréable à entendre ; tellement que Miss.. n'allait plus que le matin, par l'effet de la douche ascendante. Ce moyen fut alors suspendu, nous nous contentâmes de l'eau en boisson et de quelques bains ; alors, pendant trois jours, nous fûmes en présence d'une constipation. J'ordonne une nouvelle douche : des matières liées sont rendues avec abondance ; à dater de ce moment, seizième jour, les bains sont supprimés ; seulement trois verres d'eau à boire. Deux jours se passent sans évacuation, il en vient une naturellement, le dix-huitième jour ; depuis ce moment, une seule a lieu le matin. Miss... part entièrement guérie, et son état général avait beaucoup gagné.

138ᵉ OBSERVATION.

Le fait suivant est digne de remarque, parce que la malade était dans le plus mauvais état.

Une dame de la Normandie, soixante ans, mais paraissant en avoir soixante-dix, était diabétique, affectée d'une laryngo-bronchite avec demi-aphonie, en même temps elle avait une diarrhée catarrhale rebelle qui l'affaiblissait extrêmement.

Mᵐᵉ... avait déjà passé trois saisons à Vichy pour son diabète, et elle s'en trouvait bien ; une fois sa cure terminée, plus de sucre, seulement, après chaque traitement, elle a été prise, pendant plusieurs mois, d'une diarrhée muqueuse qui l'obligeait à se présenter au siége six ou sept fois par jour. Ce flux résistait aux médications pharmaceutiques les mieux appropriées, et finissait par se modérer à la longue en entretenant un état de faiblesse allant jusqu'à l'infiltration du bas des jambes.

Après avoir fait une saison de dix jours à Vichy, en 1870, le Dʳ Willemin m'adressa cette malade afin de remédier à la laryngite et à la débilité générale, suite du relâchement en question.

Je fis suivre à Mᵐᵉ... le même traitement qu'aux deux malades précédents. Après sept à huit jours, nous étions déjà maîtres de la situation. De plus, pour combattre la maladie des voies respiratoires, les séances de la salle d'aspiration et de pulvérisation n'étaient point négligées.

La peau, qui était sèche, ridée, chagrinée au début, devint turgescente avec une certaine moiteur, indice de bon augure.

En effet, la voix perd de sa raucité, elle devient plus douce, la toux laryngée est moins râpeuse, la respiration bronchique plus faible, mais, par-dessus tout, la diarrhée avait disparu et réduite à deux selles liées dans la journée.

Encouragé par cette amélioration manifeste, le traitement est continué jusqu'au vingt-et-unième jour. Mme... partit alors parfaitement rétablie, n'ayant plus de diarrhée, point d'enflure aux jambes, et ayant beaucoup gagné généralement.

Pour plus de sûreté, je conseillai de l'eau minérale à boire à domicile en novembre et en avril, enfin, une seconde cure thermale l'année suivante, parce que l'affection laryngée existait encore à un certain degré.

Mme... revint en effet, sans s'arrêter à Vichy ; son traitement fut un peu modifié et sans douches ascendantes, vu que le catarrhe intestinal était à peu près annulé. Cette dernière fit merveille ; au départ, la guérison était réelle, et j'appris qu'elle s'est maintenue, même sans apparence de diabète.

DU CATARRHE UTÉRIN ET DE LA LEUCORRHÉE.

Les eaux du Mont-Dore ont une action toute spéciale : 1° sur la muqueuse utérine, parce qu'elle est tapissée d'un epithelium cylindrique à cils vibratils, qui peut être considéré comme type ; 2° sur la muqueuse du vagin qui revêt le cul-de-sac de ce canal, dont l'epithelium est de même nature, tandis que celui de la plus grande partie de ce tube, jusqu'à son orifice externe, est pavimenteux, aussi les glandes mucipares sont-elles fort rares dans ce trajet, excepté à l'ouverture et ce n'est point de là que proviennent les écoulements leucorrhéiques. Leur siége est bien où je le précise, dans le fond du vagin, autour du museau de tanche, et bien plus souvent dans la muqueuse de la matrice.

De quelque source que proviennent les *fleurs blanches* (nous ne parlons pas des écoulements spécifiques) cette affection n'en est pas moins très-commune chez les femmes de dix-huit à quarante-cinq ans, principalement chez celles qui sont lymphatiques, habitent les grandes villes, mènent une vie sédentaire, molle et adonnées aux plaisirs. Cette maladie est fort rare chez les femmes de la campagne.

La couleur de l'écoulement est loin d'être toujours d'un blanc laiteux; il est quelquefois jaunâtre, verdâtre, d'autrefois muco-purulent ou sanguinolent sans qu'il y ait pour cela de maladie organique, et avec odeur *sui generis*. Relativement à la consistance, il est tantôt limpide comme de la sérosité claire, d'autrefois épais comme une forte solution de gomme, ou ressemblant à l'albumine du blanc d'œuf; enfin, l'ouverture du museau de tanche peut être remplie d'une matière glutineuse assez adhérente, formant comme un bouchon.

Quand la leucorrhée existe depuis longtemps et qu'elle est portée à un certain degré, les femmes éprouvent des douleurs obtuses dans l'hypogastre et dans les lombes, des tiraillements douloureux d'estomac, des dérangements dans les fonctions digestives ; enfin, un état de pâleur et de langueur générale avec anémie ; si le liquide est d'une nature âcre, les parties génitales sont plus ou moins irritées, de même que la peau de la partie interne des cuisses, qui devient erythémateuse. Dans ce cas, la virulence peut communiquer à l'homme une balanite, une blennorrhée ou même une blennorrhagie.

Comme la durée de cette affection est indéterminée, il est urgent de la soigner dès le début pour l'empêcher de passer à l'état chronique. Quand elle provient d'une cause sthénique, il est rare qu'elle résiste à une thérapeutique appropriée : à la vérité, elle peut reparaître facilement.

Mais si elle est chronique et d'une matière asthénique avec boursoufflement et congestion passive de la muqueuse, les eaux du Mont-Dore sont ordinairement fort avantageuses, non-seulement pour remédier à l'état local, mais pour fortifier l'ensemble de l'organisme. Nous pourrions en rapporter de nombreux exemples.

139ᵉ OBSERVATION.

**Catarrhe utérin, leucorrhée, mucus épais et albumineux,
affaiblissement de l'organisme, anémie. Guérison.**

Une dame de l'Anjou fut envoyée au Mont-Dore, en 1867,
par le Dʳ Laroche, d'Angers. Cette jeune femme a 26 ans,
grande, assez bien établie, mais lymphatique et dysménorrhéïque, mariée depuis trois ans, pas d'enfants.

Quelques mois après son mariage, les règles ne viennent
pas, Mᵐᵉ D... se croit enceinte; vers le mois suivant, elles
arrivent en abondance, on suppose une fausse couche; ce
qu'il y a de certain, c'est que la perte a été considérable.
Depuis cette époque, l'anémie domine, des pertes blanches
se manifestent; elles deviennent de plus en plus considérables
et fort épaisses avec malaise douloureux dans le bassin et la
région utérine, tiraillement d'estomac, dyspepsie, pâleur
générale.

Mᵐᵉ D... consulte à Paris; l'avis du Dʳ Laroche est par-
tagé, le voyage du Mont-Dore est effectué. La malade veut
bien se soumettre à un examen au speculum; je constate une
rougeur exagérée de la muqueuse vaginale sans aucune sécrétion de ce côté, l'orifice utérin est bouché par un flocon
épais de mucus plus dense que le blanc d'œuf. Je ne puis
l'enlever qu'avec peine, tant il est filant et aussitôt il en
paraît un autre. Le col utérin est lisse, uni, mais rouge et
tuméfié; j'introduis facilement une sonde en gomme dans la
cavité cervicale; le catarrhe utérin étant bien constaté, je ne
veux pas aller au delà, dans la crainte d'irriter la matrice.

Le traitement du matin consiste en deux verres d'eau
minérale, un bain de César à 33° et plusieurs douches vagi-

nales ; dans la soirée, un autre verre d'eau et quelques irrigations vaginales.

Le huitième jour, les règles en retard de dix-sept jours
arrivent suffisamment ; le traitement est suspendu pendant
cinq jours, sauf l'eau en boisson. Repris ensuite, Mme D... se
trouve bien mieux, j'examine avec le speculum ; la tuméfaction et la rougeur du col sont naturelles, point de mucus
albumineux à l'ouverture, l'amélioration est très-sensible ;
elle se convertit en guérison au départ. La santé générale
avait énormément gagné, le teint était devenu rose, les traits
épanouis, les digestions et les nuits excellentes. J'ai appris
depuis que la guérison s'était maintenue.

140ᵉ OBSERVATION.

**Leucorrhée blanche excessive, anémie, disposition à la
phthisie, amélioration considérable dès la première
cure. Guérison après la seconde.**

Une dame de Lyon, dont la poitrine est faible, délicate, disposée à la phthisie est envoyée au Mont-Dore, en 1869, par
M. le Dr Bouchacourt. En même temps, elle est épuisée par
des flueurs blanches des plus abondantes, avec anémie, dyspepsie, palpitations, souffle carotidien, enfin faiblesse extrême.

Cette dame a 32 ans, nervoso-lymphatique, très-amaigrie,
elle vit très-retirée, presque toujours dans ses appartements,
craignant l'impression de l'air ; elle passe pourtant l'été à la
campagne pour y mener une vie aussi sédentaire, mère de
deux enfants, mois assez réguliers, sang séreux, toux sèche le
matin, accompagnée quelquefois de crachats perlés. Au

moindre mouvement, fortes palpitations, sans maladie organique, autrement à la percussion et à l'auscultation, rien de
significatif ni de précis en fait de pathogénie pulmonaire.

Au speculum, on voit tout le vagin abreuvé d'un liquide
blanc laiteux ; après l'avoir essuyé, il est facile de constater
que les papilles sont pâles, boursoufflées ; dans le fond du
canal les glandes muqueuses sont flasques, engorgées, le col
utérin est très-volumineux, mou, d'un rose clair, l'ouverture
est très-grande ; il en coule un liquide qui est bien le
type des flueurs blanches.

Comme les digestions sont très-capricieuses chez cette dame
et qu'elle est d'une faiblesse névrophatique au physique et au
moral, l'eau à boire est essayée pendant les premiers jours à
trois demi-verres avec du sirop d'écorce d'oranges, bains tempérés une demi-heure avec addition d'amidon, aspiration vingt
à vingt-cinq minutes ; de plus, irrigations vaginales dans le
bain, à l'aide d'un tuyau en caoutchouc ; avant le déjeuner
et le diner, une prise de vingt-cinq centigrammes d'Ethiops
martial ; après chaque repas, une bonne cuillerée de vin de
Malaga.

Soit les eaux, l'air, les lieux, le régime, ce traitement convient ; Mme D... en ressent de bons effets. Vers le sixième
jour, l'eau minérale est bue pure ; peu à peu la dose en est
portée à quatre demi-verres, les médications externes sont
continuées presque sans interruption avec de l'eau minérale
naturelle. En vingt jours, une transformation miraculeuse
s'était opérée dans la santé de cette dame, de manière à étonner tous les assistants. Je fais mes recommandations, en
attendant l'année suivante. Mme D... revient en 1870, son
traitement a été à peu près semblable, et elle s'en est allée,
guérie de sa poitrine, de la leucorrhée et des symptômes
pénibles et variés, dont elle a été douloureusement tourmentée
pendant plus de six ans.

141ᵉ OBSERVATION.

Catarrhe utérin, écoulement mucoso-purulent, anciennes granulations du col guéries, deux érosions fissurales sur la lèvre postérieure du museau de tanche. Une seule cure. Guérison.

Une dame de Paris vint au Mont-Dore, en 1870, accompagner son mari affecté d'une bronchite emphysémateuse. M. Gendrin, qui avait vu cette malade en consultation, l'engagea à me voir, par rapport à son affection de matrice et à l'écoulement, qui en était la conséquence.

Mᵐᵉ *** a quarante-trois ans, mère de quatre enfants ; elle est forte, sanguine, tourmentée par la ménopause. Depuis sept à huit mois, elle a été cautérisée à diverses reprises pour faire disparaître des granulations aujourd'hui guéries, mais la lèvre postérieure du col est fortement tuméfiée, rouge, et dépasse de beaucoup l'intérieure ; en dilatant doucement, avec une pince, on distingue parfaitement deux fissures saignantes, enfoncées dans les plis de la muqueuse et du tissu utérin ; nul doute que l'écoulement purulent provenait spécialement de cet endroit, ainsi que de l'intérieur de la matrice, dont la muqueuse était, elle-même, fort irritée.

Dans le but d'aider à l'action des eaux, je pratique, séance tenante, une cautérisation avec le nitrate d'argent ; quatre jours après, une autre, avec le nitrate acide d'hydrargyre ; en même temps, le traitement minéral est prescrit comme chez les deux malades qui précèdent.

Cette dame est guérie, comme par enchantement, la matrice s'est dégorgée, les érosions se sont cicatrisées, les deux lèvres se trouvent au même niveau et il n'existe plus aucune marque d'écoulement.

Les observations ci-dessus suffisent pour démontrer la puissance résolutive des eaux dans les cas de leucorrhée rebelle, même quand il existe des érosions non spécifiques, et que la matrice est tuméfiée, congestionnée d'une manière passive.

DE LA SPERMATORRHÉE, CONSOMPTION DORSALE, TABES DORSALIS.

La spermatorrhée est un état maladif qui peut devenir très-grave quand les déperditions séminales sont trop souvent répétées et hors de proportion avec les forces vitales, qu'elles provoquent une faiblesse générale avec perturbation manifeste de l'innervation et de la circulation, suivies souvent de désordres organiques aussi variés que nuisibles à l'existence.

Ces déperditions sont volontaires ou involontaires : les premières sont provoquées par des abus de coït ou d'onanisme; les secondes sont occasionnées par des pollutions plutôt nocturnes que diurnes, par des émissions pendant ou après la miction ou la défécation, quelquefois par l'équitation.

Volontaires ou involontaires, les conséquences
sont toujours les mêmes ; il est plus facile de remédier aux premières qu'aux dernières ; que
faut-il faire pour cela ? la cessation des deux abus
déjà signalés ! Pour atteindre ce but, une volonté
ferme est indispensable, mais arrivés à un certain degré d'entraînement, les jeunes gens ne
sont pas toujours maîtres de leurs passions.

Les uns, nourris de pensées et de lectures las-
cives, abrutis ou inconscients, vont chaque jour
à leur perte en passant par des phases affreuses,
très-bien indiquées par Hyppocrate sous la dénomination de consomption dorsale, un peu exagérées par Tissot, mais parfaitement déduites par
Sainte-Marie, Deslandes et surtout Lallemand de
Montpellier.

Les autres, connaissant parfaitement le danger
d'une aussi funeste continuité, n'en persistent
pas moins dans leur détestable habitude qui dégénère en frénésie, en une monomanie, pour
aboutir à la même fin ou à des pertes séminales
involontaires.

C'est principalement des pertes séminales involontaires dont s'est occupé le professeur Lallemand ; ce sont aussi celles qui doivent davantage
nous intéresser, parce que quelques-unes de ces

déperditions peuvent avoir lieu à l'insu des malades, et plusieurs ne se doutent pas que c'est à cette cause qu'il faut attribuer les états morbides qu'ils éprouvent, surtout quand les émissions ont lieu par l'effet de la miction ou de la défécation, sans éréthisme, sans plaisir, comme sans douleurs, connaissances fort négligées avant les travaux du célèbre clinicien de Montpellier.

Relativement aux pollutions, on les observe spécialement chez des individus jeunes, vigoureux, à impressions vives, continents par état ou par nature. Si elles ne sont pas trop répétées, elles peuvent être utiles plutôt que nuisibles, parce que dans la jeunesse, la sécrétion du sperme se fait facilement et rapidement. Une fois les vésicules séminales remplies, bondées outre mesure, elles se vident par l'effet de la moindre cause, la chaleur, la mollesse du lit, des rêves ou des pensées agréables.

Si, au contraire, ces pertes sont trop fréquentes, les sujets deviennent alors impressionnables, nerveux, ils pâlissent, maigrissent, les fonctions de l'intelligence et de l'entendement s'obscurcissent, les reins deviennent faibles, douloureux, une promenade ordinaire dégénère en fatigue, ils éprouvent de la céphalalgie, de l'oppression, des palpitations, l'appétit est tantôt nul, d'autres fois celui d'un glouton, alors les digestions sont mauvaises, la nutrition est en souffrance, une aberration de l'innervation s'en suit avec toutes les conséquences du tabes dorsalis.

Après un certain temps, il arrive aussi que chez ces tabescents, la liqueur séminale ne conserve plus sa même nature, elle est plus fluide, les zoospermes sont mal formés, sous le champ du microscope, on voit que la queue et la tête n'ont point leur développement normal ; si ce liquide spermatiforme continue à s'échapper, il n'en produit pas moins l'épuisement de l'organisme. Bien mieux, il arrive quelquefois que s'il existe un rétrécissement de l'uréthre même léger, une partie de ce mucus pseudo-séminal rebrousse chemin du côté de la vessie et se mêle à l'urine ; c'est alors que l'on peut rencontrer dans ce liquide les petits grumeaux d'oxalate de chaux dont a parlé le docteur Donné.

Chez de tels malades, toutes espèces de désordres organiques et nerveux peuvent se manifester, quand ils sont inconscients. Il est donc de la plus haute importance, pour éviter des erreurs de diagnostic, d'analyser avec soin tous les symptômes bizarres, incohérents et complexes que l'on observe pour arriver à découvrir leur provenance, autrement les médications prescrites à faux ne procureraient aucun bien, les déperditions continueraient, et des pathogénies plus ou moins ataxiques empireraient.

Parmi les tabescents, les uns deviennent sombres, taciturnes, mélancoliques, et sont souvent poursuivis d'idées de suicide ; les autres, hébétés, s'affaiblissent et meurent dans le marasme et la consomption, sans avoir pour cela de fièvre hectique marquée.

La thérapeutique pharmacologique n'a pas ordinairement une grande puissance dans le traitement de cette maladie ; le meilleur moyen, sans contredit, est la cautérisation du fond du canal par le procédé Lallemand. Beaucoup de malades ne veulent point s'y soumettre ; il importe alors de recourir en toute hâte à des médications générales, énergiques, toniques et réparatrices pour arrêter de si funestes émissions et en prévenir le retour. L'hydrothérapie, les eaux minérales de Spa et celles du Mont-Dore ont été spécialement indiquées pour atteindre ce double but et reconstituer l'organisme souvent fort détérioré.

Je pourrais mentionner nombre de cas plus

ou moins heureux par l'effet de nos eaux ; de telles observations rapportées en détail, n'offrant rien d'attrayant pour l'auteur et sans utilité pour le médecin, je m'abstiendrai. D'ailleurs, les praticiens savent très-bien aujourd'hui que notre médication est souveraine pour conjurer les accidents les plus pressants, en éloigner les conséquences fâcheuses et qu'enfin une guérison radicale peut s'en suivre si les principaux organes ne sont point altérés dans leur texture, mais seulement dans leur vitalité.

DE L'EAU MINÉRALE BUE A DOMICILE, SURTOUT APRÈS UN TRAITEMENT THERMAL.

Le traitement thermal du Mont-Dore, comme nous l'avons vu, est des plus sérieux, et les maladies auxquelles il s'adresse, souvent de nature grave, sont sujettes à retour, de sorte qu'après cette médication, il faut que le malade se considère comme en convalescence, et s'observe afin d'éviter les rechutes.

Une hygiène appropriée est d'autant plus opportune que pendant la cure il ne se sera pro-

duit aucune crise et peu ou point d'amélioration.
Tout n'est pas perdu pour cela! assez souvent,
dans ce cas, ce n'est que vingt ou trente jours
après, que les effets secondaires de la médication
altérante et substitutive se font sentir. Bien
mieux, lorsque les effets sont immédiats, il est
urgent de ne point troubler ce travail moléculaire et interstitiel, dans l'organisme, dont la
durée est aussi de quatre à cinq semaines.

Pendant ce laps de temps, point de remèdes
actifs, à moins d'une nécessité absolue. Régime
doux, bien que substantiel et nourrissant, éviter
avec soin l'humidité froide des soirées et des
matinées, pas d'exercices fatigants, de courses
exagérées, se coucher de bonne heure, se lever
tard; enfin, mener une vie extrêmement calme
et régulière.

Une fois arrivé vers le premier novembre,
l'expérience a appris qu'après un traitement
thermal, dans le but de fortifier la poitrine et
spécialement la muqueuse des voies aériennes,
boire de l'eau minérale chez soi, pendant vingt
jours, est le moyen le plus sûr d'éviter les rhumes, bronchites et autres affections pulmonaires.

Il y a plusieurs manières de boire l'eau du
Mont-Dore, pure ou mêlée à diverses substances.

Si l'eau est bue pure, elle doit être chauffée au bain-marie à 36° ou 40°, afin de réveiller les réactions chimiques. Dans ce cas, il vaut mieux se servir d'eau en flacons: ces flacons contiennent un quart de litre, et, suivant les circonstances, on doit en boire un ou deux chaque matin, à demi-heure de distance, pendant vingt jours.

Quand il existe plus ou moins de suractivité maladive, les eaux seront mélangées à un tiers ou quart de lait bouillant, ou d'une infusion pectorale, avec addition d'une cuillerée de sirop de gomme, de tolu, de goudron et autres balsamiques térébenthinés.

Une troisième manière de les boire est la suivante, surtout chez les dyspeptiques. En boire deux ou trois demi-verres le matin, avec une infusion de tilleul, de camomille, ou de feuilles d'oranger, bouillante et sucrée ; le reste, sera bu, dans du vin, au déjeuner et au diner. Alors, il faudra demander l'eau en bouteille ou en demi-litre, suivant la disposition des malades à boire plus ou moins.

Vers le milieu de mars, pendant vingt jours encore, se conformer aux mêmes prescriptions pour éviter les grippe, laryngite et maux de gorge de cette époque.

Attendre ensuite l'ouverture de la nouvelle saison thermale, pour revenir suivre un nouveau traitement, s'il y a nécessité ; car, il faut bien le dire, deux cures sur les lieux, suivies immédiatement, sont souvent indispensables pour obtenir un résultat certain, et, quelquefois, il en faut trois, surtout si la maladie est sous la dépendance d'une diathèse. C'est au malade et particulièrement au médecin habituel qu'il appartient de décider la question.

Les personnes affectées des maladies dont nous avons parlé et qui ne peuvent venir suivre un traitement au Mont-Dore même, pourront boire de l'eau minérale chez elles, en suivant les indications ci-dessus données ; seulement, elles seront obligées de faire une saison de plus en juillet, et elles doivent s'attendre à ce que les effets du remède seront moins salutaires que ceux d'une cure sur place.

Comme il est fort possible qu'en même temps des gargarismes, des irrigations ou des pulvérisations soient indispensables, alors elles se procureront de l'eau en bouteilles de litre, dont elles boiront les deux ou trois premiers verres, le reste de l'eau sera employée dans un pulvérisateur ; il y en a, aujourd'hui, un grand nombre de forces différentes et de mécanismes divers, parmi lesquels nous recommandons particulièrement ceux de nos confrères Pyreire et Joal, qui nous semblent remplir les meilleures conditions.

Telles sont les remarques et observations qui nous ont servi de base pour la composition de cet ouvrage. Toutes nous ont été suggérées par un exercice de vingt ans, près des thermes du Mont-Dore. Si, comme nous en avons l'espoir, notre expérience ainsi formulée, peut être utile aux malades et aux médecins qui feront encore mieux dans l'avenir, notre but sera atteint, et notre satisfaction sera complète.

TABLE DES MATIÈRES

Vichy. — Imp. Wallon.

RENSEIGNEMENTS UTILES

L'établissement thermal du Mont-Dore est ouvert du 1er juin au 1er octobre.

On s'y rend par Clermont-Ferrand, où l'on trouve des voitures particulières et plusieurs services de messageries très-bien organisés.

SERVICE DES MESSAGERIES.

Départs de Clermont.

GORSSE et Compagnie, rue Blatin, n° 1, 8 heures et 9 heures du matin. Calèches à volonté (aller et retour).

ANDRIEUX frères, place de Jaude. Diligence : 9 heures du matin.— Courrier : 10 heures et demie du soir.

Calèches à volonté (aller et retour).

Départs du Mont-Dore

GORSSE et Compagnie, rue Ramond, 11 heures du matin. Calèches à volonté.

ANDRIEUX frères, place Michel-Bertrand, 11 heures du matin ; courrier, 1 heure du soir. Calèches à volonté.

On travaille aujourd'hui très-activement au chemin de fer de Clermont à Bordeaux, par Tulle, et tout fait espérer qu'il sera prochainement terminé. De la gare projetée à l'établissement thermal du Mont-Dore, il n'y aura pas une heure de voiture.

TÉLÉGRAPHE

Le bureau est ouvert tous les jours, de 9 heures du matin à 7 heures du soir; les dimanches, de 8 à 10 heures du matin et de 3 à 6 heures du soir.

POSTE AUX LETTRES

ARRIVÉE DES COURRIERS :— 5 heures du matin et 2 heures du soir.

DISTRIBUTION — 6 heures du matin et 3 heures du soir.

DÉPART DES COURRIERS :— 1 heure du soir et 9 heures et demie du soir.

DERNIÈRES LEVÉES DE LA BOITE : — Midi et demi et 9 heures du soir.

Le bureau est ouvert tous les jours de 7 à 10 heures du matin et de 11 heures à 7 heures du soir; les dimanches et jours fériés, il est fermé définitivement à 3 heures.

HOTELS

Les principaux sont :

Veuve Chabaury aîné ;
De Paris, } (Léon Chabory) ;
Hôtel du Parc }
Boyer Bertrand ;
De la Poste (Bellon) ;
Grand Hôtel et Hôtel du Balcon (Mme Taché-Serizaie) ;
De l'Univers (Baraduc Tournade) ;
De France (Cohadon Bertrand) ;
Brugière aîné ;
Des Thermes (Mme Payot) ;
De Lyon (Baraduc) ;
Ramade aîné ;
Boyer Parisien ;
De la Paix (Gilbert Cohadon) ;
Du Nord (Cohadon-Doucet) ;
De Bordeaux (Chabory-Bellon) ;
Du Vatican (Ducros) ;
Du Capucin (Richard Roux) ;
Bardet Chanonat (près l'église) ;
Madeuf Baraduc (près la promenade) ;
Ramade-Chabosson (près l'église).

Il existe en outre une soixantaine de maisons meublées, villas ou chalets.

Les appartements présentent de bonnes conditions d'hygiène et de confortable.

Le service est à volonté, à la carte ou à table d'hôte, mais séparément ; l'alimentation est saine et variée.

PHARMACIE DE L'ÉTABLISSEMENT

Parfaitement administrée par M. Gauthier-Duché. Les médicaments sont de premier choix et très-bien préparés.

On y trouve aussi les produits spéciaux à l'eau minérale concentrée : Pâte pectorale du Mont-Dore, Pastilles, Sucre d'orge, etc., ainsi que les principales eaux minérales de France et de l'étranger.

Il y a en sus une autre pharmacie très-bien tenue, rue Ramond.

HOPITAL THERMAL

Ouvert seulement pendant la saison des eaux, il est tenu par les religieuses du Bon Pasteur. Les malades n'y sont admis qu'en juin et août.

LIBRAIRIE ARMET

Parfaitement approvisionnée ; on y trouve les ouvrages les plus en vogue, soit à titre d'achat, soit en location.

De plus, tout ce dont on peut avoir besoin pour correspondances ou bureaux, de même que les meilleures Photographies sur le Mont-Dore et les environs.

ADMINISTRATION
DE L'ÉTABLISSEMENT THERMAL

J. CHABAUD, *Concessionnaire;*

J. ARMET, *Directeur;*
BAROT, *Sous-Directeur;*
DECOISY, *Conservateur;*
FALVARD, *Distributeur des eaux.*

BUREAU

Ouvert le matin, de 6 à 10 heures.
Le soir, de 2 à 5 heures.

L'heure de 5 à 6 est réservée pour la distribution des cartes gratuites.

Il n'est point délivré de cartes gratuites pendant le mois de juillet.

Pour visiter l'intérieur de l'Établissement et les Sources, s'adresser au Conservateur, de midi à deux heures. .

En ce qui concerne le tarif des bains, inhalations, boisson, etc., comme les prix sont variables en juin, juillet, août et septembre, s'adresser au Bureau de l'Administration, afin d'avoir des renseignements complets, de même que pour les abonnements au Salon, Concerts, Spectacles, ainsi que pour les billets de porteurs.

PROMENADES

EN VOITURES, A CHEVAL OU EN FAUTEUILS

LOUEURS DE VOITURES

MM. Ballet-Martin,
Baraduc-Laroche,
Joseph Baraduc-Tournade,
Bouchaudy-Richard,
Gouzon,
Madeuf-Baraduc,
Manaranche,
Manaranche-Gouzon,
Pellissier,
Rabette,
Sersiron.

Les voitures sont des Calèches ou des Chars-à-Bancs, à deux chevaux. On les loue à raison de vingt francs par jour en moyenne.

Presque tous les habitants du Mont-Dore sont loueurs de chevaux, les prix varient de trois à huit francs, selon la longueur de la promenade et la sérénité du temps. Il en est de même des fauteuils; chaque homme est payé de trois à cinq francs.

En général, bien faire ses conventions à l'avance, pour éviter les contestations.